临床心血管疾病介入诊断治疗学

主 编 刘志远　王广兴　李容飞　等

河南大学出版社
HENAN UNIVERSITY PRESS
·郑州·

图书在版编目（CIP）数据

临床心血管疾病介入诊断治疗学 / 刘志远等主编 .— 郑州：河南大学出版社，2020.5
ISBN 978-7-5649-4222-9

Ⅰ . ①临… Ⅱ . ①刘… Ⅲ . ①心脏血管疾病 – 诊疗②心脏血管疾病 – 介入性治疗 Ⅳ . ① R54

中国版本图书馆 CIP 数据核字 (2020) 第 057867 号

责任编辑： 林方丽
责任校对： 阮林要
封面设计： 陈盛杰

出版发行：	河南大学出版社
	地址：郑州市郑东新区商务外环中华大厦 2401 号
	邮编：450046
	电话：0371-86059750（高等教育与职业教育出版分社）
	0371-86059701（营销部）
	网址：hupress.henu.edu.cn
印　刷：	广东虎彩云印刷有限公司
版　次：	2020 年 5 月第 1 版
印　次：	2020 年 5 月第 1 次印刷
开　本：	880 mm × 1230 mm　1/16
印　张：	13.5
字　数：	437 千字
定　价：	88.00 元

（本书如有质量问题，请与河南大学出版社营销部联系调换）

临床心血管疾病介入诊断治疗学

主 编 刘志远 王广兴 李容飞 等

河南大学出版社
·郑州·

图书在版编目（CIP）数据

临床心血管疾病介入诊断治疗学 / 刘志远等主编 .— 郑州：河南大学出版社，2020.5
ISBN 978-7-5649-4222-9

Ⅰ . ①临… Ⅱ . ①刘… Ⅲ . ①心脏血管疾病 – 诊疗②心脏血管疾病 – 介入性治疗 Ⅳ . ① R54

中国版本图书馆 CIP 数据核字 (2020) 第 057867 号

责任编辑： 林方丽
责任校对： 阮林要
封面设计： 陈盛杰

出版发行：	河南大学出版社
	地址：郑州市郑东新区商务外环中华大厦 2401 号
	邮编：450046
	电话：0371-86059750（高等教育与职业教育出版分社）
	0371-86059701（营销部）
	网址：hupress.henu.edu.cn
印　刷：	广东虎彩云印刷有限公司
版　次：	2020 年 5 月第 1 版
印　次：	2020 年 5 月第 1 次印刷
开　本：	880 mm × 1230 mm　1/16
印　张：	13.5
字　数：	437 千字
定　价：	88.00 元

（本书如有质量问题，请与河南大学出版社营销部联系调换）

前 言

心血管系统疾病对人类健康有巨大的危害，随着社会的飞速发展和人们生活水平的日益提高，心血管疾病发生率不断提高，其中心血管疾病死亡率已日益增长。为进一步提高心内科临床医师对疾病诊断的准确性，提高心血管疾病患者的治愈率，编者根据自己丰富的临床阅历，并参考大量国内外最新心内科学研究成果，著此书，供学者学习。

本书首先详细介绍了心血管病的基础、冠状动脉粥样硬化性心脏病、心律失常、心脏瓣膜病、先天性心脏病；其次全面讲述了冠状动脉造影技术、急性冠状动脉综合征介入治疗、冠状动脉内支架置入技术、心律失常射频导管消融技术、心脏起搏技术、先天性心脏病的介入治疗、经皮心脏瓣膜成形术。本书从基础到临床较为全面地阐述了心血管疾病的诊断和治疗，内容丰富，是心血管疾病临床医师难得的参考用书，为大家提供了丰富的临床知识和学习机会。

本书的编写在临床上具有较高的参考价值，但编者水平和写作时间有限，难免有纰漏和不足之处，恳请广大读者予以批评、指正，以便再版时修正。

编 者
2020 年 5 月

目 录

疾病篇 1

第一章 心血管系统的解剖特征 2
第一节 心脏的形态结构 2
第二节 心脏的血管 9
第三节 心脏的神经 14
第四节 心包 15
第五节 心脏的传导系统 15

第二章 心血管疾病基础 23
第一节 心血管病的分类 23
第二节 心血管病的症状 24
第三节 心血管病的体征 24
第四节 心脏病的周围血管征 25

第三章 冠状动脉粥样硬化性心脏病 27
第一节 稳定型心绞痛 27
第二节 隐性冠心病与无症状性冠心病 34
第三节 不稳定型心绞痛和非 ST 段抬高型心肌梗死 38
第四节 ST 段抬高型心肌梗死 45

第四章 心律失常 62
第一节 期前收缩 62
第二节 心房颤动 66
第三节 室上性心动过速 72
第四节 室性心动过速 77
第五节 病态窦房结综合征 80
第六节 房室传导阻滞 83

第五章 心脏瓣膜病 88
第一节 二尖瓣狭窄 88
第二节 二尖瓣关闭不全 91
第三节 主动脉瓣狭窄 94

	第四节	主动脉瓣关闭不全	96
	第五节	三尖瓣关闭不全	98
	第六节	三尖瓣狭窄	99
	第七节	肺动脉瓣狭窄	100
	第八节	肺动脉瓣关闭不全	101

第六章　先天性心脏病 ... 103

- 第一节　房间隔缺损 ... 103
- 第二节　室间隔缺损 ... 106
- 第三节　动脉导管未闭 ... 108
- 第四节　肺动脉瓣狭窄 ... 111
- 第五节　法洛四联症 ... 113
- 第六节　完全性大动脉转位 ... 115

技术篇 ... 117

第七章　冠状动脉造影技术 ... 118

- 第一节　冠状动脉造影总论 ... 118
- 第二节　冠状动脉造影的术前准备 ... 118
- 第三节　冠状动脉造影术 ... 120
- 第四节　冠状动脉造影结果分析 ... 124
- 第五节　冠状动脉造影的并发症及处理 ... 129

第八章　急性冠状动脉综合征的介入治疗 ... 131

- 第一节　急性 ST 抬高的心肌梗死的 PCI 治疗策略 ... 131
- 第二节　特殊人群急性冠状动脉综合征的 PCI 治疗策略 ... 136

第九章　冠状动脉内支架置入术 ... 141

- 第一节　冠状动脉内支架置入的指征 ... 141
- 第二节　支架置入的术前准备与术后处理 ... 152
- 第三节　冠状动脉支架置入的操作技术 ... 155

第十章　心律失常射频导管消融技术 ... 158

- 第一节　心律失常射频导管消融技术总论 ... 158
- 第二节　导管消融治疗的原理 ... 159
- 第三节　射频导管消融的适应证、禁忌证和并发症 ... 160
- 第四节　射频导管消融术的操作步骤和原则 ... 163

第十一章　心脏起搏技术 ... 169

- 第一节　心脏起搏技术总论 ... 169
- 第二节　永久人工心脏起搏器 ... 170
- 第三节　临时心脏起搏器 ... 178
- 第四节　心脏的再同步化治疗 ... 179

第十二章　先天性心脏病的介入治疗 ... 181

- 第一节　房间隔缺损的介入治疗 ... 181

第二节 室间隔缺损的介入治疗 186
   第三节 动脉导管未闭的介入治疗 191
第十三章 经皮心脏瓣膜成形术 199
   第一节 适应证和禁忌证 199
   第二节 危险性和并发症 200
   第三节 经皮二尖瓣球囊成形术 201
   第四节 经皮主动脉瓣球囊成形术 204
   第五节 经皮肺动脉瓣球囊成形术 206
参考文献 210

疾病篇

第一章 心血管系统的解剖特征
第二章 心血管疾病基础
第三章 冠状动脉粥样硬化性心脏病
第四章 心律失常
第五章 心脏瓣膜病
第六章 先天性心脏病

第一章 心血管系统的解剖特征

第一节 心脏的形态结构

心位于中纵隔，被心包囊包裹，居胸腔中部，但其中大部斜偏于中线左侧。生活状态下，心有节律地搏动着，其形状、大小和位置是不恒定的，尤其是心的位置随个体的体型和呼吸状态而改变，瘦长型的人吸气时为垂直位，较胖体型者呼气时呈水平位。

一、心的外形

心的外形近似前后略扁的倒置的圆锥体，尖指向左前下方，底朝向右后上方。由于原始心管的盘曲和逆时针方向扭转的结果，容纳静脉性血液的右（半）心占据心的前部，而容纳动脉性血液的左（半）心位居心的后部。心的长轴贯穿左心室心尖部和主动脉根部，位于自右肩到左肋下区之连线上，与身体的水平面成30°，与正中线成45°。由于心的斜位，每一半心的心室均位于心房的左侧。心的表面近心底处有分隔心房与心室的环形沟，称为冠状沟，几呈额状位。该沟的前方被主动脉和肺动脉隔断。心底位于冠状沟以上，大部分由左心房构成，小部分由右心房构成。心底后面在上、下腔静脉与右肺静脉之间有纵行的房间沟，此即左、右心房在后表面分界标志线，也是房间隔或左心房手术的进路。心底前面在肺动脉和主动脉根部的两旁可见有左心耳和右心耳覆盖其前面，它们分别是左、右房向前突出而成，冠状沟的前下方为心室部，在心室部的前、后面各有一条自冠状沟向下达心尖右侧（心尖切迹）的纵行沟，称前室间沟和后室间沟，也称前、后纵沟，它们是左、右心室在心表面的分界。心尖由左心室构成，游离于膈的上方，在左侧第5肋间隙距锁骨中线内侧1~2cm处贴近胸壁，故可在此处触摸到心尖冲动。从外观上游离的心脏可习惯地区分为心尖、心底、三个面（胸肋面、膈面、肺面）和三个缘（右缘、左缘、下缘）。

（一）心的前面观

心的胸肋面的绝大部分呈三角形，由右心室组成。三角形的尖朝向左上方，是肺动脉的起始部。隔着冠状沟，在右心室的右上方是右心房，它向前突出的部分是右心耳，覆盖在主动脉起始部的前方。冠状沟在胸肋面被右冠状动脉、心小静脉和脂肪所填充。上腔静脉居于升主动脉右侧，由上而下垂直注入右心房上部；胸肋面左侧小部分由左心室构成，主要形成心左缘和心尖。左心房向前突出的部分包绕着肺动脉起始部之左侧，称为左心耳，它是心的前面观左心房唯一能见到的部分。左、右心室之间的前室间沟内有左冠状动脉的前室间支及心大静脉行走，又填充有脂肪。前室间沟下行达心尖的右侧延伸到膈面。两肺膈以胸膜腔覆盖心的胸肋面大部分，吸气时只有位于胸骨和左肋后方的一小部分心前面未被肺遮盖。

（二）心的左面观

从左侧面看，心表面的大部分是左心室的外侧壁及其上部的左心房构成肺面。冠状沟近乎垂直行走，冠状窦和左冠状动脉的旋支即位于此沟内，后室间沟自冠状沟向下达心尖切迹处，内有右冠状动脉的后室间支及心中静脉行走，两沟内都填有脂肪。

（三）心的后面观

心的膈面向后下，贴于膈肌上，大部分由左心室后壁及其上方的左心房构成，而右心室及右心房只占小部分。房间沟、后室间沟与冠状沟在膈面呈十字形交叉，此交汇处称为房室交点区，是四个心腔在膈面的临界区域。在这里冠状窦和左冠状动脉旋支、右冠状动脉后室间支及心中静脉亦形成十字形交叉。房室结动脉亦在此区域发起。左、右肺静脉各有两支从后方注入左心房；下腔静脉到达心的膈面（下壁），于冠状窦右后上方注入右心房。

（四）心的右面观

从右侧观察心，可区分为前、中、后三部。右面上缘由肺动脉干和右心室动脉圆锥由上向下延伸而成，占据右面的前方；右侧面大部分居中，是右心房和右心室；在右房后方的上、下端分别有上腔静脉和下腔静脉回到右心房。在右心室上部最靠前方有肺动脉干向左上后弯行；在肺动脉与上、下腔静脉之间的中部有主动脉从心底上行。

心的右缘垂直，由右心房的外侧缘构成，向上、向下分别与上腔静脉和下腔静脉侧缘相延续；心的左缘即肺面的钝缘，由左心室及小部分左心耳构成，它向上延续为肺动脉和主动脉的侧缘；心左、右缘下端的连线即为心的下缘，它几乎与膈的平面一致，比较锐利，又称为锐缘，主要由右心室构成（仅只近心尖处的锐缘为左心室构成）；左、右缘上端的连线可认为是心的"上缘"。

心一般稍大于本人的拳头，我国成人男性心重约（284±50）g，女性（258±49）g，正常心的重量约为体重的 1/200。但其重量可因年龄、身高、体重、体力活动等因素而有个体差异，一般认为超过 350 g 者则为异常。心长轴约为 12~14 cm，横径 9~11 cm，前后径 6~7 cm。四个心腔的体积大致相等，安静时约为 60~70 mL。

二、心的位置和毗邻

（一）位置

成人心约 2/3 居正中线的左侧，1/3 位于其右侧，位于胸骨体和第 2~6 肋软骨之后方，第 5~8 胸椎体的前方。心底被大血管根和心包返折线所固定，而心室部分较为活动。心外面包有心包，隔着心包腔与其他器官相邻。

（二）毗邻

1. 前面

前面与胸骨及第 2~6 肋软骨相对，仅胸骨体下部的左侧半和第 4~5 肋间才直接与心包相接触（心包裸区），其余大部分均被肺的前缘和胸膜覆盖。左肋纵隔窦在左心耳和左心室的前方。青春期以前，胸腺居于心包的前上方，成年人的胸腺残余仍位于心包前上部大血管的前方。心尖位置恒定，位于左侧第 5 肋间距锁骨中线内侧 1~2 cm 处。

2. 左侧面（肺面）与右侧缘

左侧面（肺面）与右侧缘，分别与左肺、左侧纵隔胸膜和右肺、右侧纵隔胸膜相接触，两肺的心压迹均在肺根的前方，故呼吸时肺体积的改变对心活动会有所影响。心的两侧与纵隔胸膜之间，肺根前方有膈神经和心包膈动、静脉自上而下穿行。

3. 后面

心底向后与第 5~8 胸椎体相对，左心房与其后方的左主支气管、食管、左迷走神经和胸主动脉相邻。有心房向后与右主支气管相邻。

4. 心膈面

心膈面紧贴膈中心腱，并与其下面的肝左叶、胃底，有时也可与结肠左曲相对。

三、心的内部构造

心分为右心房、右心室、左心房和左心室四个腔，由房间隔分隔左、右心房，室间隔分隔左、右两心室。正常情况下左右心房间、左右心室间不相通，心房经房室口与心室相通。

(一) 心腔

1. 右心房

右心房，壁薄腔大，近乎四边形，构成心右缘，在正中线之右，居最浅层，是四个心腔中最靠右侧者，其主轴几乎呈垂直位。按原始心管的发生和内腔结构，右心房可分为前后两部：前部称固有心房，由原始心房演化而来；后部称腔静脉窦，由原始静脉窦演化而成。二部间的分界在心外表面以界沟为标志，此沟是自上腔静脉入右心房处向下至下腔静脉入右心房处的一浅沟。与之相对应，心腔内面二部的分界是一条纵行肌嵴，称为界嵴，又称为终嵴。界嵴起自右心耳，延伸到房间隔并与卵圆窝的上缘相连续，在上腔静脉口处，界嵴的主体部分包围上腔静脉口，并从上腔静脉口前方跨越右心房顶部达外侧壁，近垂直下行经过下腔静脉口前方，到达冠状窦口右下方。界嵴内有后结间束通行。

固有心房内壁较粗糙，外侧壁的内面有许多梳状肌，它们起自界嵴，肌束呈平行的隆起状，止于右房室口。梳状肌之间房壁较薄，韧度亦较差，呈半透明状。如果右心房因病变扩大，房壁变得更薄，此时做右心导管插管，需注意避免损伤梳状肌之间的薄壁。固有心房向前突出部分即右心耳（right auricle），呈三角形，覆盖于主动脉根部的右侧，其内面的肌束发达且交织成网状，故右心耳内壁凹凸不平。当出现心机能障碍时，血液在心耳内流动缓慢而瘀积，则易致血栓形成。右心耳是外科切口的常用部位。

腔静脉窦居右心房后部，其内壁光滑，故界沟以后的部分是常用的右心房手术入路。该部的上方有上腔静脉开口，而其下部有下腔静脉开口。在下腔静脉口的前外侧缘有胚胎时残留的半月形的下腔静脉瓣，也有人称之为"欧氏嵴"。此瓣之形状、大小存在个体差异，有的呈筛状，亦有缺失者。下腔静脉瓣连于界嵴末端与卵圆窝缘之间，故在胎儿时期它有引导下腔静脉回右心房的血液经卵圆孔流入左心房的作用。在下腔静脉口与右房室口之间有冠状窦口，其开口处的下方也有一小而薄的半月形瓣膜，称冠状窦瓣，此瓣也可呈筛状或缺如。冠状窦口的横径为 5～11 mm，纵径为 6～17 mm。如冠状窦口较大，有时做右心导管插管可能误入冠状窦内，甚至引起导管在窦内盘曲，造成窦壁的损伤。由于冠状窦口临近房室交点区，房间隔下部与室间隔膜部亦在此处与心后壁相交，又易与右房室口处的位置混淆，手术操作时应注意确认其准确位置，避免误伤。

右心房的内侧壁是房间隔，其上有卵圆窝、考克三角和主动脉隆凸等具有重要临床意义的解剖学标志。卵圆窝位于右心房内侧壁的后部，居房间隔的下1/3，它是胚胎时期卵圆子所在处，出生后卵圆孔闭合，遗留下浅的凹陷痕迹。它的边缘隆起，称卵圆窝缘，该缘的前部及上部较为显著，而下部常缺如。窝底较薄，是从右房入左房心导管穿刺的理想部位，因为此处主要由纤维结缔组织构成，所以卵圆窝缘可作为导管进入卵圆窝的解剖标志。卵圆窝出生后若未闭合，则为房间隔缺损，即卵圆孔未闭。有些正常的心，出生后卵圆窝虽然在生理上是关闭的，但在卵圆窝底上方仍留有一潜在性的解剖学通道，有学者观察 50 例标本发现此类通道有 19 例（占 38%）。正常时，左心房压力高于右心房，故不会产生病理性血液分流现象。但在右心房压力高于左心房时，血液可经此通道发生右向左分流，或做心导管插管时，可经此潜在性的通道从右心房进入左心房。右心房内侧壁的前下部，位于卵圆窝的前方，房间隔有一个三角形区域，称为考克三角（triangle of Koch），它是由冠状窦口的前缘、托特洛腱和三尖瓣隔侧尖的附着缘围成的三角。若使下腔静脉瓣紧张，则此三角可清楚显示，因为 Todaro 腱位于下腔静脉瓣内，它是一细长圆形的胶状纤维束，从右纤维三角穿经房间隔而向后延伸，向下连于下腔静脉瓣前端，且被薄层心房肌遮盖。Todaro 腱附于右纤维三角处，恰好是位于房室结与房室束延续部上方，故该腱可作为房室结与房室束分界的标记。Koch 三角的尖（顶角尖）对着膜性室间隔的房室部，三角的顶角内是房室结的所在地。右心房内侧壁前上部邻接主动脉根部，在膜性室间隔和卵圆窝前上方之间，由于其左侧的主动脉右后窦及前窦而形成膨隆，故称为主动脉隆凸。临床上主动脉窦动脉瘤或先天性主动脉窦瘘可经此破入右心房。

右心房的出口位于前下方，称为右房室口，血液经此进入右心室。

2. 右心室

右心室居右心房的左前下方，是四个心腔中位于最前面的部分，它占据了心胸肋面的大部分和膈面的一小部分。由于它的前壁直接与胸骨体的下部相邻，当右心室强烈收缩或右心室扩大时，可在胸骨左缘下部触摸到其搏动。因为右心室前壁在胸骨左缘第 4、第 5 肋软骨后方，无胸膜腔和肺缘遮盖，故在胸骨旁第 4 肋间隙做心内注射时多直接注入右心室。右心室壁薄，室间隔凸向右心室这一面，在心横切面上右心室腔呈现新月形，右心室腔整体则略呈三角锥体形，其底为位于后上方的右房室口和左上方的肺动脉口所在处，其尖向左前下方。右心室借右房室口与右心房相通，经肺动脉口通向肺动脉。右心室内腔可以室上嵴为界，区分为后下方的流入道（即窦部）和前上方的流出道（即漏斗部）两部分。

（1）窦部或流入道，入口为右房室口，下界为隔缘肉柱，其壁粗糙不平，室壁肌束纵横交错隆起，右心室腔面观，示流入道及三尖瓣复合体、动脉圆锥至呈海绵状，统称为肉柱。按形态，肉柱有三种类型：第一种是附于心室壁的嵴状隆起；第二种是两端固定于室壁上呈桥状跨过室腔，例如隔缘肉柱，从室间隔连于前壁前乳头肌根部，又称为"节制索"，这一依附特征，有利于防止右心室壁的过度扩张，也形成了右心室流入道的下界，由于节制索内有房室束的右束支通过，且有前组乳头肌的血管通行，手术操作应注意保护；第三种为根部附于心室壁而尖端伸向心室腔的肉柱，称为乳头肌。右心室窦部有三尖瓣复合体，由右房室口处的三尖瓣环、三尖瓣、腱索和乳头肌等构成。当右心室收缩时，有利于关闭房室口并防止瓣膜反转，防止血液向右心房逆流。右房室口较大，一般可容纳 3~4 指尖，其周缘附有三块近似三角形的帆状瓣膜，即右房室瓣，又称"三尖瓣"，依其附着部位分别称为前尖、后尖和隔侧尖。它们的底附着于房室口的纤维环上，该环称为三尖瓣环。三尖瓣实际上是一个完整连续的幕状膜性结构，呈袖管状起于三尖瓣环，膜性幕状瓣全降至心室腔内，在瓣膜的游离缘上可见多个缺痕将其分成为三个尖瓣。两个相邻的尖瓣之间的裂凹顶部的膜性组织称为联合，分别称前后联合、前隔联合和后隔联合，瓣膜粘连即多发生在这三个联合处。三尖瓣的前尖最大，介于右房室口与动脉圆锥之间；隔侧尖贴附于室间隔的膜部和肌部，其附着线横过室间隔膜部，于是膜性室间隔右心室面被分为后上、前下两部分。后上部分隔右心房和左心室，即为室间隔膜部后上部的房室部（房室中隔），故室间隔膜部后上部缺损时使右心房与左心室相通，而出现左心室至右心房的分流。前下部分隔右心室与左心室，此即室间隔膜部的室间部。有时隔尖可部分地或完全地遮盖室间隔膜部的缺损，往往不易发现该缺损。后尖被切迹分成三个小瓣，称为前（后）扇叶、中间扇叶和（后）隔扇叶。尖瓣的房面光滑，室面由于有腱索附着而粗糙不平，且依腱索止点分布不同可分为三个带，从游离缘到附着部依次为粗糙带、透明带和基底带。腱索在粗糙带室面附着较多，由于瓣膜关闭接触，粗糙带呈现出在游离缘附近的厚而不平滑的半月形接触区，它的上界即称为闭合线。透明带薄而光滑，无或很少接受腱索。基底带在近三尖瓣环的 2~3 mm 处，内有血管或心房肌的延伸。各尖均借腱索附于乳头肌上。

右心室的乳头肌有三组：前乳头肌、后乳头肌和隔侧乳头肌。前乳头肌较大，起于前壁中下部；后乳头肌起自后壁；隔侧乳头肌起自室间隔，又称为圆锥乳头肌；它恒定地位于动脉圆锥与右心室流入道之间。偶见隔侧乳头肌起自隔缘肉柱，也可不发达，甚而缺如。右心室乳头肌通常位于两侧尖瓣联合下方，可以是单个，也可呈顶端分叉状，还可是多个一组。腱索起自乳头肌或室壁，止于尖瓣的粗糙带、游离缘及基底带。止于瓣膜联合处者，先呈单干状到达联合游离处后才放射状分散开来，这种扇状腱索是寻找瓣膜联合的标志。从同一乳头肌发出的腱索分别依附于相邻的两个尖瓣。当心室收缩时，血液推顶瓣膜，封闭右房室口，此时相邻瓣膜粗糙带相互对合，由于乳头肌收缩，牵拉了腱索而使瓣膜不至于翻转入右心房，能有效地防止血液逆流。从功能上看，三尖瓣环、三尖瓣、腱索和乳头肌四者是一个整体，保证了血液能在心内定向流动，其中任何一个部分的结构有损伤，将会导致血流动力学上的改变。

（2）漏斗部是右心室的流出道，居于右心室的前上部，其内壁光滑无肉柱，又称为动脉圆锥。流出道与流入道大致成 45° 交角，两者"中轴线"呈"U"形。漏斗部向左上延续为肺动脉干，两者借肺动脉口相通。肺动脉口的周缘有三个彼此相连的半环形纤维环称为肺动脉瓣环，其上附有三个袋状的半月形的肺动脉瓣。在离体心观察，可见肺动脉瓣一个在前（前半月瓣）、两个在后（左半月瓣、右半月瓣）。当心室收缩时，血流冲开肺动脉瓣，使半月瓣贴壁，血液进入肺动脉干；当心室舒张时，三个袋状半月瓣被倒流回的血液充盈，形成关闭肺动脉口的"塞子"，阻止了血液反流入右心室。

右心室流入道与流出道相界处，在肺动脉口与右房室口之间，有跨越室间隔上部（隔肢）和右心室前外侧壁（壁肢）之间的强大的弓形肌性隆起，这就是室上嵴，其隔肢向前延续可连至隔缘肉柱，而壁肢延伸到达三尖瓣前尖基部的室壁上。当心室收缩时，室上嵴的收缩能使房室口缩窄，且能参与使心尖做顺时针方向的旋转。室上嵴肥厚可引起漏斗部狭窄。

3. 左心房

左心房构成了心底的大部分，位居其他心腔的最后方，它的位置也比其余的心腔高，并靠近中线。由于它被前方的升主动脉、肺动脉及其他心腔遮挡，故正常的后前位X线摄像不能显示出左心房。食管和胸主动脉与左心房后面紧邻，故左房增大时可压迫其后方的食管，右前斜位或左侧位X线钡餐造影时可显示出左心房扩大。左心房向前呈指状突出的部分是左心耳，露出于心的胸肋面。左心耳较右心耳细长，位于肺动脉干的左侧，它长而窄，也有弯成钩状者，其内侧面有2～3个切迹。左心耳占据了左心房的前部，其内有发达的梳状肌，二尖瓣狭窄等病变引起左心房血流淤滞时，左心耳内常可形成血栓。左心耳还是常用的经左心房探查二尖瓣的手术进路，左心耳的上缘面对肺动脉干的凹面，此处心耳壁较薄，故手术操作时须谨防撕破此薄壁。左心房后部内壁光滑，两侧各有上、下两个肺静脉口。

肺静脉口无瓣膜，然而左心房壁肌肉伸展到肺静脉根部约1～2cm，似袖套样包绕肺静脉，有部分"括约肌"样作用，有利于减少心房收缩时血液向肺静脉内逆流。左心房的右侧壁（内侧壁）是房间隔，在相当于卵圆窝的部位，可见到一半月形的皱襞，称为卵圆孔瓣，又称为隔镰，是胚胎时房间孔的遗迹。整个左心房内腔呈长方形（亦有人认为呈一个不规则六面体，但上、下壁无特殊结构），其出口是左房室口，位于左心房的前下方，血液经此口入左心室。左心房后壁邻近脊柱，当二尖瓣关闭不全，反流血液射向左心房后壁时，吹风样杂音可向背部传导，甚至可沿脊柱向上或向下传导。

4. 左心室

左心室位于右心室的左后方、左心房的左前下方，是四个心腔中居最左侧的一个，构成心左缘、心尖和心膈面的大部分。左心室壁的厚度约为右心室的2～3倍。左心室腔横切面呈圆形，整个腔室呈细而长的圆锥形，其尖即心尖，底被彼此贴近的左房室口和主动脉口所占据，前者居左后且位置稍低；后者居右前，且位置稍高。与右心室相类似，左心室腔也可区分为左后方的左心室流入道（亦称窦部）和位于右前方的流出道（又称为主动脉前庭），两者的界限是二尖瓣的前尖。流入道起自左房室口，该部室壁有肉柱，流入道上有二尖瓣复合体的装置，包括有左房室口上的二尖瓣环、左房室瓣即二尖瓣、腱索和乳头肌等结构。

左房室口较右房室口小，约2～3指尖大，其周缘有两片帆状瓣膜，即二尖瓣，它有前尖和后尖，其基底附于二尖瓣环，游离缘突向心室腔，形成一个对向左前下方的漏斗形口，引导左心房的血液流到左心室。前尖位于右前方（即前内侧），呈椭圆形或半圆形或近似长方形，也有呈三角形。它介于左房室口与主动脉口之间，并与主动脉壁直接延续。前尖仅有粗糙带和透明带，房室两面均较光滑；后尖位于左后方（即后外侧），它的游离缘有两个切迹将后尖分成三个小扇叶，其中，前外侧扇叶和后内侧扇叶均较小，而中间扇叶较大。前尖的附着缘约占二尖瓣环的1/3，后尖的占2/3，但前尖的高（即从游离缘至附着线的"宽度"）是后尖的一倍左右，故一般认为两瓣的表面面积大致相等。前尖的活动度大，而后尖活动度较小，主要起支持作用。前尖与后尖的主瓣间有两个较深的裂凹，此二处两瓣分隔并不完全，因其裂隙并未达到二尖瓣环，在裂凹顶部的膜性组织即为前外侧联合和后内侧联合。前外侧联合邻接左纤维三角，对向左腋前线；后内侧联合邻接右纤维三角，对向脊柱右缘。瓣膜的粘连或关闭不全多发生在联合处。后尖与左心房内膜相延续，与纤维环附着部位大，其活动主要是纤维环的收缩而引起，故活动度小。由于纤维环后部缺如，故当左心房扩大时，对后尖有一种牵引力，从而可缩小本来就较窄的后尖的有效面积，导致二尖瓣关闭不全。

二尖瓣借腱索连于左心室乳头肌上。左心室乳头肌有两组：前乳头肌和后乳头肌，前者位于左心室前壁和外侧壁交界处，常常为单个且较粗大；后者位于后壁和近隔壁交界处，通常可见有2～3个。乳头肌起自心室壁中、下1/3交界处，前、后乳头肌的尖端分别对向前外侧和后内侧（瓣）联合，所以乳头肌也可作为瓣膜联合定位的标志。乳头肌相对地平行排列于左心室壁，通过腱索，在心等容收缩期开始以至心室射血期，给瓣膜以最理想的垂直张力，使两个瓣膜一起活动，射血时防止瓣膜向心房内翻转。如果乳头肌与二尖瓣环不呈垂直状排列，例如当左心室球形扩大时，乳头肌则向外侧移位，这时乳头肌收缩通过腱索作用于瓣膜的力,还有一个向外侧的分力,作用于前瓣则可影响二尖瓣的对合,故导致二尖瓣关闭不全。腱索发自乳头肌的尖端,连于两侧尖瓣的相邻边缘,可终止于瓣膜游离缘、心室面的粗糙带和基底带,至后尖的腱索较到前尖者细而短,依此腱索可分类为扇形腱索、基底腱索和游离缘腱索,约有 90% 的人,二尖瓣的前尖有两个分别由前外侧和后内侧乳头肌发起的粗大的腱索,特称为"支柱腱索"。若支柱腱索断裂,可致二尖瓣严重关闭不全,引起血流动力学的严重紊乱。若因病变引起腱索融合,则减少了腱索间的缝隙,就会影响由左心房进入左心室血流的周围部分的通道,也产生二尖瓣狭窄一样的变化。

有临床资料认为,乳头肌基底部的心室壁和左心房都与二尖瓣的生理功能和病理变化有关。也有学者主张二尖瓣复合装置应包括乳头肌附着处的左心室壁和与二尖瓣有延续关系的部分左心房。

左心室流出道称主动脉前庭,又称为主动脉下区,该部室壁光滑无肉柱。流出道的前壁是室间隔,后壁为二尖瓣的前尖,其出口为主动脉口。实际上左心室因壁厚,腔相对狭而尖,流入道与流出道仅在心舒张期其"轴线"相连才呈"V"形,且其入口(左房室口)和出口(主动脉口)几乎贴近,故在心收缩时,左心室腔成为一个完整的射血通道。先天性主动脉瓣下狭窄的发生部位即是主动脉口以下的主动脉前庭。若前尖的附着变异或前乳头肌的异常牵拉,可导致主动脉前庭阻塞。若室间隔膜部缺损,则可使左心室内血液向右心房分流。主动脉口居于左心室的右(前)上角,口上附有三个半月形的主动脉瓣,与之相对应的升主动脉根部的管壁向外膨出,在主动脉瓣游离缘以下的升主动脉壁与主动脉瓣之间的内腔称为主动脉窦或称 Valsalva 窦。从离体的心上看,成人主动脉窦两个在前,一个在后,分别称为主动脉左前窦、右前窦和后窦,后窦又称为"无冠状动脉窦",因为左、右冠状动脉分别在主动脉左前窦和右前窦内起自升主动脉。当心舒张时,半月瓣关闭,可阻止血流向左心室内逆流。从左心室面观察室间隔,其膜部恰位于主动脉瓣右前瓣和后瓣的瓣间联合下方。

(二)心的纤维支架

在不停运动着的心中,有部分相对稳定的结构,作为心肌束和瓣膜的附着点,它们位于心底部,主要由致密结缔组织构成,支持心肌、瓣膜及有弹性的冠状动脉,故称之为心纤维支架。心纤维支架包括左纤维三角、右纤维三角、四个瓣膜纤维环(主动脉瓣环、肺动脉瓣环、二尖瓣环和三尖瓣环)、圆锥韧带、室间隔膜部和瓣膜间隔等结构。这些结构不仅起到骨骼肌依附在骨上的类似作用(故人们又称纤维支架为心的骨骼或心纤维骨骼),在外科临床上,心纤维支架在室间隔缺损的修补和人工心瓣膜的缝合方面具有十分重要的作用。随着年龄的增长,心纤维支架可出现不同程度的钙化。

心纤维支架的主体是右纤维三角,习惯称之为"心中心体",其大小约为 20 mm × 10 mm × 5 mm,触之有软骨样感,隐藏在室间隔膜部上缘之上,位于左、右房室口之间和主动脉口的后方(即位于二尖瓣环、三尖瓣环和主动脉后瓣环之间),有的教科书称其为中央纤维体。右纤维三角向下向前伸展延续于室间隔膜部;向后发出一圆形纤维束,伸入右心房心内膜深面,称为 Todaro 腱;右纤维三角沿右房室口延伸成三尖瓣环;向后发出镰刀形半环纤维束参与构成二尖瓣环。左纤维三角位于主动脉左瓣环外侧与二尖瓣环连接处,即位于主动脉口之后和左房室口之前。从左纤维三角向后亦发出弧形纤维束,参与构成二尖瓣环。

近年有研究证明,左房室口纤维环并不是完整的环状纤维束,左、右纤维三角向背侧伸出的"U"形的腱样结构只能达房室口的一半,故左房室口的背侧 1/3 ~ 1/2 处不存在纤维结缔组织束,故二尖瓣的后尖并无坚实的依附点。后尖与左心房心内膜是延续的,一旦左心房扩大,可牵拉后尖向后移位而导致二尖瓣关闭不全。在主动脉根部,三个半月瓣的附着点形成三个扇形纤维环,统称为主动脉瓣环,其中后半月瓣(无冠状动脉瓣)的扇形纤维与右纤维三角相连,左半月瓣(即左冠状动脉瓣)附着到左纤维三角,而右半月瓣的扇形纤维束的附着点达室间隔膜部。以上三个扇形结构之下是三个近似三角形区域,称主动脉下跨架。在主动脉左瓣环与后瓣环相对缘之间的主动脉下跨架,其两侧附着于左、右纤维三角,向下移行于二尖瓣的前尖,这一膜性结构特称为瓣膜间隔或主动脉下隔,亦有人称之为主动脉下垫。它被一层薄层的心房肌所覆盖,当心室收缩时主动脉下隔突向二尖瓣区,但心室舒张时它又突向主动脉前庭,故主动脉下隔是一个可移动位置的帘状结构,可以调节二尖瓣的开闭。主动脉瓣环、二尖瓣环和三尖瓣环这三部分彼此相互连接,但肺动脉瓣环则比较"独立",它位于前三者较高的平面,且借圆锥韧带与主动脉瓣环相连。由于圆锥韧带可扭曲变形，可以防止左、右心室因不同的射血方向所产生的分离力，保证了心室肌收缩的稳固性。室间隔膜部靠近主动脉口，有时室间隔膜部缺损影响到主动脉瓣，导致主动脉瓣关闭不全。

房室束穿过右纤维三角的右上面，向下行到达室间隔膜部与肌部交界处离开右纤维三角，故房室束是在右纤维三角上面通过房室结连接心房肌和心室肌的。由于右纤维三角与二尖瓣、三尖瓣和主动脉瓣的解剖紧邻关系，临床上处理二尖瓣后内侧联合、主动脉后半月瓣下端或室间隔膜部，操作时应特别注意不要误伤房室束。

（三）心肌

心肌纤维聚集成束，心房肌和心室肌借心传导系统联系，二者肌束是不连续的，被心纤维支架分隔开来，因为心房肌和心室肌是分别附于纤维环和纤维三角上的，故心房、心室可分别收缩，而且当心收缩时，心房、心室都向心底的方向运动，心发生顺钟向旋转。心肌纤维的排列十分复杂，尤其是心室肌的构筑各家描述不一致。一般认为心房肌和心室肌都是分层排列的。心房肌较薄，仅由深、浅两层肌组成，其浅层者横行，环绕左、右心房，故为两心房所共有，深层肌则为各心房所固有。心室肌较厚，可分为浅、中、深三层，浅层和深层为左、右心室所共有，而中层为各心室所固有。心室浅层肌斜行，在心尖处捻转形成心涡，然后进入室壁深部移行为纵行的深层肌，形成肉柱和乳头肌。中层心室肌呈环行分布，且为各个心室所固有。总的看来，心肌的浅层、深层肌纤维走向复杂，且有互相交叉或吻合。由于它们分别起自心纤维支架和止于纤维支架，故心收缩时都向着动脉口的方向运动，浅层、深层肌收缩，心室向心底运动且心腔变短；而中层肌收缩则使心腔变窄。又因有心涡的形成，浅层肌均伸入深层参与形成房间隔与室间隔，部分心室肌束呈螺旋状移行，故心收缩时均伴有顺钟向旋转，有利于由心尖向心底充分射血。不过，右心室压力远低于左心室。右心室从功能上表现为容量泵（低压泵），左心室内压力高，它是一个壁厚的压力泵（高压泵）。

（四）心的间隔与瓣膜

1. 心的间隔

心的间隔将左心内的动脉（性）血和右心内的静脉（性）血分隔开来。分隔左右心房的是房间隔，左、右心室被室间隔分隔开。房间隔与室间隔的移行区特称为间隔的瓣膜段。

（1）房间隔：房间隔在心表面并无明显的标志，不过其右侧缘与房间沟的位置相当。房间隔较薄，呈由左前偏向右后的倾斜位（偏斜的额状位），与身体正中面相交呈45°，故左心房被隔在右心房的左后方。房间隔两侧房面均有心内膜，中间夹有结缔组织和少量肌束。房间隔近似长方形，高为宽的2倍，其下1/3部有最薄的区域——卵圆窝。房间隔厚约4 mm，而卵圆窝中心厚仅约1 mm，卵圆窝的长轴呈垂直方位，其右侧面呈凹状，左侧面轻度突向左心房腔，约30%的人有一小孔，为潜在性解剖学通道。

（2）室间隔：其表面标志是前、后室间沟，相当于它的前后缘，也呈45°的斜位。室间隔整体呈三角形，基底位于心底部（上方），顶（角）相当于心尖部。室间隔上方呈额状位，随着向下至心尖部呈顺时针螺旋形扭转，导致室间隔的前部转为弯曲，后部较平直，从而使得左右心室腔的形态不一致。室间隔两侧面也为心内膜构成，大部分两层心内膜之间夹有心肌，较厚，称为肌部。但在室间隔上部，在主动脉口下方处有一小的卵圆形区域，较薄，缺乏心肌，称为膜部。

（3）瓣膜段：实际上是位于房间隔、室间隔的移行处，是室间隔缺损的好发部位，此段紧邻主动脉窦与肺动脉根部的半月瓣，向下与三尖瓣的隔侧尖和二尖瓣的前尖贴近，故在形态及病理变化上有它的临床意义。从形态及位置上又可将此段区分为前部、中间部及后部三个部分。瓣膜段的前部与主动脉和肺动脉的半月瓣相傍，此部的横切面上呈"S"形，其前半凹向右心室，参与构成肺动脉圆锥，后半凹向左侧，组成主动脉的起始部。瓣膜段此部缺损可使主动脉右半月瓣下方与肺动脉右半月瓣相互沟通。瓣膜段的中间部，即为室间隔膜部主体部分，呈卵圆形，其长轴为前后走向，宽10～12 mm，高6～8 mm，厚不超过1 mm，面积约为1 mm×0.8 mm = 0.8 mm^2。其左侧面嵌入主动脉右半月瓣与后半月瓣附着点之间，且跨越后半月瓣中部的下方；其右侧面有三尖瓣的隔侧尖的附着线跨过，故室间隔膜部被划分为后上、前下二区，前下区分隔左、右心室，称室间部，室间隔缺损常发生于此区；后上区介于主动脉前庭与右心房之间，故称为房室部或称此区为"房室隔"。瓣膜段的后部，向后上达其后缘即为右心房壁，故称此部为房室区。二尖瓣前尖的后部与三尖瓣隔侧尖的后 3/4 分别附于膜的左面和右面，且前尖附着点高于隔侧尖的附着点。

2. 心的瓣膜

心像一个肌性"动力泵"。因为在房室口和动脉口，具备顺血流开放、逆血流关闭的房室瓣和动脉瓣，它们类似于泵的闸门，保证心内血液定向流动。前已述及，右房室瓣是由前尖、后尖和隔侧尖三个瓣尖所组成；左房室瓣较三尖瓣厚，只由前尖和后尖两个瓣尖组成，围成漏斗状的血流入口（二尖瓣口），两个尖瓣的表面面积大致相等。肺动脉瓣和主动脉瓣分别由三个半月瓣组成，但主动脉半月瓣位置稍低，且结构较厚。左、右冠状动脉的开口均位于半月瓣游离缘水平以上，当心室收缩时，主动脉瓣开放但不会封闭冠状动脉口，故不妨碍血液流入冠状动脉；室腔内血流推压房室瓣而关闭，腱索之牵拉使瓣膜不会翻转入心房，血流不至于逆流入心房，而只能被推送入脉干，动脉瓣被血液推开而开放。当心室舒张时，室内压降低，血流虽可从动脉逆流入室，但此时动脉瓣被动关闭而防止了血流逆流。同时，房室瓣开放，心房内血流灌流入室，且因大动脉的弹性回缩保证了外周血液连续向前流动。但当瓣膜复合装置发生病变，引起瓣膜关闭不全或不能完全充分开放，均可导致心内血流发生紊乱。

第二节 心脏的血管

一、冠状动脉

冠状动脉是心的营养血管，它是升主动脉的第一个分支，起始于主动脉窦。在体心的左冠状动脉起自主动脉左后窦（离体心为左前窦），右冠状动脉起自主动脉前窦（离体心为右前窦）。两个冠状动脉均开口于主动脉窦内，即左、右冠状动脉口都位于窦上嵴水平以下。左冠状动脉口的位置稍微高于右侧者，不过左右冠状动脉口分别占据主动脉窦的中 1/3 部分。由于选择性冠状动脉造影广泛开展，冠状动脉口的形态就有一定临床意义。左冠状动脉口呈横位椭圆形，边缘清楚，尤以其下界更为明显；但右冠状动脉口较左侧者为小，呈漏斗状，边缘不太明显。有时右冠状动脉近侧端的正常分支可直接起始于主动脉前窦，左冠状动脉的前降支、左旋支也可能直接起始于主动脉左后窦。这种分支异常开口可以较大，主动脉窦内尚可见在右冠状动脉口前出现较小的开口，它们往往是小的动脉圆锥支或肺动脉壁支，或者是右室前支或右房前支，Symmers 称这些多余的开口为副冠状动脉开口，选择性动脉造影时应了解它们与右冠状动脉口的位置关系。

（一）冠状动脉的分布类型

左、右冠状动脉在心的胸肋面分布范围较为恒定，但它们在心的膈面的分布范围，由于左、右冠状动脉发育不同而有差异。有关它们的分布类型各家划分方法不尽一致，有些过分偏重于形态学的特征，过于烦琐，不便于临床应用。目前，通用的是按 Schlesinger 的分类法区分为三型，即以左、右冠状动脉何者跨越了房室交点来划分为右优势型（国人 70% 以上）、左优势型和均衡型。我国学者亦有采用 4 个类型来概括冠状动脉在心膈面的分布差异。于彦铮、左焕琛等对 138 个心铸型标本的研究，吴晋宝和于彦铮在 1966 年观察了中国人 530 例不同年龄、性别的心，都说明中国人右冠状动脉分布于左室膈面的占多数，分布类型与性别和年龄并无关系。四个类型的分法，相当于 3 型基础上加一种右室膈面由左冠状动脉供应。四个类型具体是：Ⅰ型——左心室膈面主要由左冠状动脉分布；Ⅱ型——左心室膈面主要由右冠状动脉分布；Ⅲ型——左心室膈面是由左、右冠状动脉以后室间沟为界均匀分布；Ⅳ型——右心室膈面由左冠状动脉分布。按四个类型，于彦铮观察 138 例铸型标本结果是Ⅱ型出现 78 例（56.52%），Ⅰ型出现 31 例（22.46%），Ⅲ型出现 27 例（19.57%），Ⅳ型出现 2 例（1.40%）。吴晋宝和于彦挣的 530 例国人心冠状动脉观察结果是Ⅱ型（39.4±2.12）% 和Ⅲ型（37.0±2.09）% 出现率高，而Ⅰ型（17.0±1.64）% Ⅳ型（6.6±1.08）% 出现率较少。

（二）左冠状动脉

左冠状动脉起于主动脉左后窦，在肺动脉干和左心耳之间沿着冠状沟行向左前方，主干长约 0.5～1.0 cm，随即分为前降支和旋支。主干的前面有肺动脉干，后面是左心房的前壁，左上方有左心耳，主干的下方是左纤维三角和二尖瓣环的前内侧份。左冠状动脉主干的长度变异较大，国人以 1.0 cm 多见，最长的可达 2.25 cm，亦有报告 670 例中有 11 例没有左冠状动脉主干，前降支（前室间支）及旋支则分别开口于主动脉左窦。我国儿童主干长 0.6～1.0 cm，少有超过 1.1 cm 者。

1. 前降支

前降支又称为前室间支，是左冠状动脉的二大终末支之一。从行进方向看，它可看作是左冠状动脉的延续，沿前室间沟下行，绕过心下缘至后室间沟上行，终止于后室间沟下 1/3 范围者约见于 60%、终止于后室间沟中 1/3 范围内的约见于 10% 的标本，另有 30% 的标本前室间支终止于心尖区，一般多在后室间沟内上行 1～3 cm。前降支在前室间沟中段常常潜入表层心肌之内，潜入心肌层内的动脉称为壁冠状动脉，而覆盖壁冠状动脉的心肌称为心肌桥。国人壁冠状动脉发生率可高达 60%，且最常见于前降支。壁冠状动脉在选择性冠状动脉造影时，由于心室收缩期动脉表面的心肌收缩，可使动脉管腔局部狭窄，很像病变，但舒张期狭窄消失，在造影阅片时应注意鉴别。前降支在心室区可向三个方向发出分支，即左室前支、右室前支和前隔支。

（1）左室前支以锐角起自前降支，有 3～9 支，供应左心室前壁（胸肋面）的中下 2/3 的心肌。左室前支粗细不等，其中第 1 支常常可以很粗大，亦称之为对角支，但也常有直接起始于左冠状动脉分为前降支和左旋支的分叉处。近端的分支一般口径大，分支长，可分布到钝缘；远端分支的口径小，分支亦短，也行向钝缘。多数前降支的左室前支呈弥散型分布，其形态特点是前降支的分支数目少，仅只有 1～2 条左室前支，且其口径与前降支的相似，多与前降支的主干平行行走一段后再向心钝缘下份分布。仅有少数左室前支呈干线型分布，这些分支的形态特征是前降支发育强大，左室前支由近侧端向远侧端依次起自前降支的主干向心钝缘分布。

（2）右室前支为平行排列的数条短小的分支，起自前降支后，即分布于室间隔附近的右心室胸肋面（右心室前壁）。其第 1 个分支大约在肺动脉瓣的高度分出，较恒定地分布于动脉圆锥前壁，又称为左圆锥支，常常与右冠状动脉的圆锥支吻合，一般右室前支的分布范围是距前室间沟右侧约 20 mm 之内，有时口径较大的右室前支的分布也可超出这个范围，跨过右心室前壁可远达右心室前乳头肌的基底部，偶尔可见有右室前支直接分布于前乳头肌。

（3）前隔支又称为前穿通支，有 8～22 支，起自前降支进入室间隔肌部。由于前降支多终止于后室间沟的下 1/3，且前隔支比来自后室间支的后隔支长，故室间隔的前上 2/3 多由前隔支供应。前隔支的支数较多，且大小、长短又不一致，其中近侧端的第 1 支或第 2 支往往较为粗大，在室间隔向后下方行走，有的人这种粗大的分支可以经右心室的节制索而分布于右心室的前乳头肌。前隔支与后隔支在室间隔内有丰富的吻合，此处（多在室间隔中 1/3 区内）是左、右冠状动脉吻合的重要部位。但室间隔的血供 75%～90% 是来自前室间支的。若前降支闭塞，可致左心室前壁和室间隔心肌梗死（前间壁梗死）。

2. 左旋支

左旋支是左冠状动脉的两大终末分支之一，与前降支几成直角分开，向左行于冠状沟内，绕过心左缘至左心室的膈面，多终止于心钝缘与房室交点区之间。亦有 10% 的人，左旋支在冠状沟内继续向右行可达房室交点，甚而向下转折下行于后室间沟，这属于左优势型供血。左旋支在左心室的分支有：

（1）左室前支，多是 1～3 支较细小的分支，分布于左心室前上部；

（2）左室后支，可为 0～5 支，分布于左室膈面的左侧半；

（3）左缘支，又称钝缘支，是较为恒定的一个分支，沿左心室最外侧缘，向心尖的主向下行，且较为发达，它分布于心钝缘及邻近的左心室壁，钝缘支可作为冠状动脉造影时辨认分支的标志之一，多数人此动脉为 1 支，也有出现 2 支或 3 支者；

（4）左房支，可有 1～2 支，分布于左心房，若左旋支闭塞，可导致膈壁或左室侧壁心肌梗死。

（三）右冠状动脉

右冠状动脉起自主动脉前窦，在肺动脉干与右心耳之间进入冠状沟，向右下行，表面被较多脂肪所包埋，继而绕过心右缘上端到达心膈面，沿冠状沟后部向左行至房室交点区，在此，该动脉向深部弯绕心中静脉而形成"U"形弯曲，且分为两个终末支。"U"形弯曲也是冠状动脉造影时的标志之一。右冠状动脉的分支有以下几种。

1. 动脉圆锥支

动脉圆锥支是右冠状动脉的第 1 个分支，也是右室前支中比较恒定的分支，恰位于右冠状动脉与前室间支之间，分布于动脉圆锥前方，故又称为圆锥动脉、漏斗支，也有人称其为脂肪动脉。此动脉较细，但通常不形成阻塞，故它是左、右冠状动脉间的一个重要侧支循环动脉，其分布恒定但起点多变化，例如它可直接起自主动脉窦，这时可称其为"第 3 冠状动脉"，实属副冠状动脉，国人出现率约为 43.5%～56.5%；也有的起自右室前支。在动脉圆锥处，它可与左冠状动脉的同名支吻合。值得注意的是，圆锥支的位置可以恰位于右心室的外科切口处，而左、右冠状动脉的圆锥支形成的吻合 Vieussens 环这一重要的侧支循环路径即位于动脉圆锥前上方，相当于肺动脉半月瓣的高度，手术切口宜注意避免损伤 Vieussens 吻合环及半月瓣。

2. 右室前支

右室前支分支数目变动于 1～7 支之间，以 2～4 支多见，分支粗细不均，长短不等。分支数目多者其管径小，分支数目少则管径较大，均分布于右心室前壁（胸肋面）。右室前支行径的特点是分支与主干约呈直角，并略呈弓曲向上继而向下，弯向右心室前壁之内。

3. 右缘支或称锐缘支

右缘支或称锐缘支是右冠状动脉行径于右心室锐缘处，或在锐缘前方发出的分支，较为恒定且较大，它沿锐缘或其附近往下行。锐缘支也是冠状动脉造影辨认分支的标志之一，只有 1 支的多见，2 支的较少，有时也可缺如，这时右心室锐缘区域的血供由邻近的右室前支的分支和右室后支的分支替代。据于彦铮等观察的 138 例冠状动脉铸型标本显示，有发育强大且分支分布锐缘全长的锐缘支 105 例，占 76.09%。其余的均较为弱小，仅止于锐缘的上半部，而锐缘下半部的血供则借助于右室前支，共见有 33 例，占 23.91%。

右心室胸肋面的血供来自左、右冠状动脉的右室前支。来自右冠状动脉的右室前支数目可达 7 支，但分支大小不均。右心室前壁的动脉分支之间的分布有相互消长的趋势：当锐缘支弱小时，则必有发育强大的右室前支向左下方分支分布于锐缘的下方，以替代锐缘支的下段；当起自右冠状动脉的右室前支数目多时，则起自左冠状动脉前降支的右室前支分支较细小，此时右心室前壁几乎全由右冠状动脉的分支分布；当来自前降支的右室前支强大时，则右心室胸肋面上半部为右冠状动脉分支分布，而下半部分则为前降支的分支分布。

4. 右室后支

右室后支可有 0～2 支，细小，分布于右心室后壁（膈面）。右心室膈面的血供来源有 3 个：其外侧份由锐缘支供血；内侧份由后室间支（后降支）分支分布；近右房室间沟的区域由右冠状动脉主干发出的右室后支供血。但因这些分支细小，在活体冠状动脉造影时常不易显影。

5. 后室间支

后室间支又称为后降支，是右冠状动脉主干的延续，沿后室间沟下行于心中静脉的右侧或左侧，分支分布于左、右心室的后壁一部分和室间隔后下 1/3 部（后隔支）。后降支的止点多在后室间沟的下 1/3 或心尖区。有时可出现双后降支，两支后降支沿后室间沟下行于心中静脉的两侧，并分别向室间隔发出后隔支，分布于室间隔的后份。后降支的起始部位常常偏离房室交点区（crux 点）的右侧。靠近房室交点区的室间隔血供来源是多源性的。双后降支和先是单干后降支再分为双干型的后降支占了变异例的大多数，它们均可分别发出后隔支，以双排后隔支进入室间隔的后份。若后降支发育弱小时，右室后支、右缘支、左室后支可补充分布室间隔的后份。这些解剖学上的特征，对于搭桥手术、选择性冠状动脉造影及冠状动脉疾患的病理分析都是值得注意的。

6. 左室后支

右冠状动脉在靠近房室交点区发出 1 支或数支短小的左室后支,分布于左心室后壁的右半部和室间隔后部的上 1/3。当后降支发育较差并终止较高,仅达后室间沟的上、中 1/3 交界处时,起自右冠状动脉的强大左室后支或右缘支可斜跨右心室膈面而进入后室间沟的中份,分布到后室间隔中 1/3 区域。

7. 右心房支

临床上大部分下壁心肌梗死的病例多因右冠状动脉闭塞所致。

(四) 心段

Didi 等提出,以冠状动脉的大分支为形态基础,可以把人的心分成七个段,于是近十多年来有"心段"这一概念。由于心血管形态上的差异,心室壁各动脉支分布范围是有差异的。

右心室分为三段:圆锥支段、右缘支段和后降支段。

左心室分为四段:前降支段、外侧支段、左缘支段和后心室支段。

(五) 左心室壁内的动脉分支分布

1. 左心室壁内的动脉分支类型

冠状动脉的分支在心外膜下发出细小分支深入至心肌层。进入肌层的小血管分支有两类:一类以锐角形式分出,仅营养心室肌层的外 2/3;另一类血管以直角形式分出,垂直深入达心内膜下,构成心内膜下丛,肉柱和乳头肌是由这种直支(直型)血管供应的。于彦铮和左焕琛等根据血管的形态和分布,将左心室壁内的血管分成四种类型:

(1) 心外膜支是直接发自主干的短小丛状细小分支,仅分布到心外膜的脂肪层;

(2) 直支以直角从主干发出,沿途较少分支而直达肉柱;

(3) 乳头肌支为直型的特殊类型,在心室壁内分支少,口径大,直达乳头肌;

(4) 树枝状支可达心室肌层外 2/3 或全层,并有分支到达肉柱,它们可参加构成心内膜下血管丛并在心内膜下和直支吻合。

2. 左心室的乳头肌动脉和前乳头肌动脉

其全来自左冠状动脉,发起的形式可以有:

(1) 单独发自前降支的分支;

(2) 单独来自左旋支左缘支的分支;

(3) 由前降支和左旋支的分支共同分布;

(4) 由前降支与对角支的分支共同分布。

当前降支梗阻时,虽然可累及前乳头肌,但因多数人心前乳头肌为二分支联合供应,故不至于累及整个的前乳头肌血供。

后乳头肌的血液供应并不是与膈面上动脉分类类型相一致。右优势型心后乳头肌血供可以仅来自左冠状动脉的分支,也可单独来自右冠状动脉的分支,还可由左、右冠状动脉的分支共同分布。

后乳头肌比前乳头肌小,而且数目较多,位置较低,血供多来自左、右冠状动脉的末端分支,口径较细,其动脉多呈直钩形分支,从乳头肌基底部向其尖端,延长了末端血管分支的距离。这些解剖学上的特征,可能是后乳头肌缺血较多见于前组的形态学基础。

(六) 心房动脉

心房动脉是左、右冠状动脉的分支,可分为房前支、房中间支、房后支。

1. 心房动脉的分支

(1) 左、右房前支分别起自左、右冠状动脉的近侧端,分布于左、右心房前壁的心耳,多数有 1 ~ 3 支,口径为 0.2 ~ 2.0 mm,右房前支起点距右冠状动脉口 1 ~ 45 mm,左房前支起点距左旋支起点 1 ~ 35 mm。口径大于 1 mm 以上的左、右房前支多数为供应窦结区的窦结动脉。

(2) 左、右房中间支分别起于心钝缘附近的左旋支和锐缘附近的右冠状动脉。右房中间支较为恒定,多为 1 支,口径 0.4 ~ 1.5 mm,行程较垂直地沿右心房向上行,分布于右心房外侧壁及后壁。右房中间支靠近上腔静脉口,可以与窦结动脉相吻合。偶见该支动脉缺如,则由右房前支供应右房中间支的分布区域。左房中间支的出现不如右房中间支那样恒定，若缺如时其分布区血供由左房前支或左房旋支替代；偶尔可见发育强大的左房中间支；可远行达上腔静脉口附近，成为窦结动脉。

（3）左房旋支是起于左旋支近侧端的分支，行程之特征是它平行于左房室沟的上方，向左行，经左心室钝缘水平分布于左心房的后壁。该支口径 1.2～2.3 mm。强大的左房旋支也可形成窦结动脉，可与其他心房支吻合。这也是左冠状动脉的分支之间或左、右冠状动脉的分支之间的侧副循环径之一。

（4）左、右房后支在心的膈面发自冠状动脉。右房后支多起自右冠状动脉，常为 1 支，口径在 1 mm 以内，多分布于房室沟以上约 1 cm 范围内的右心房后壁。左房后支起自左冠状动脉，偶尔起于右冠状动脉，多为 1 支，其口径稍大于右房后支，为 0.4～1.8 mm，分布于左心房和右心房后壁。

2. 窦结动脉

窦结动脉因其分布于窦结而得名，它的形态特征是其终末端围绕上腔静脉口基部，所以 Gross 称这支动脉为上腔静脉口支。该动脉可以起于右冠状动脉近端，口径 1.2～2.2 mm，呈逆时针方向绕上腔静脉口基部；也可起自左旋支近端即起始段数毫米内；偶见起于左冠状动脉主干者。统计国人 1 503 例，起于右冠状动脉者，占 66.7%，起于左冠状动脉只占 31.9%，另有少数人（1.34%）有两支窦结动脉分别起自左、右冠状动脉。无论窦结动脉起始于何处，它在行程中与房间前沟和房间束（即 Bachmann 束）的紧邻关系密切。窦结动脉起于右冠状动脉者，则是它的第 1 个分支，行经右心耳与主动脉之间，靠近右心房前壁向内上行，直达房间前沟，于 Bachmann 束下方潜入该肌束，继沿房间前沟上行至上腔静脉根部形成一个围绕上腔静脉口的动脉环，该环穿过窦结的中央。起始于左冠状动脉者，常发自左回旋支起始段数毫米之内，在主动脉和肺动脉干的后方，沿左心房的前壁向右横过并穿入 Bachmann 束，跨过房间前沟，绕上腔静脉口。故对于房间前沟的手术切割、钳夹、结扎均有可能误伤窦结动脉，操作时应提高警惕。

窦结动脉与上腔静脉口的关系有 3 种形式：①左右窦结动脉以逆时针方向绕上腔静脉口者占多数；②窦结动脉分叉形绕上腔静脉口者次之；③动脉以顺时针方向绕上腔静脉者更少。窦结动脉起点的变异可见起自左房旋支，也可由右冠状动脉末端延伸而成。

窦结动脉是心房的动脉中最为强大者，其口径大，行程曲折，除对窦结供血外，在行程中还广泛分布到左、右心房壁及房间隔，还可和其他心房支吻合，所以它是心房壁的主要动脉。Brodi 称窦结动脉为心房主要动脉。由于窦结动脉上述行程的特征及其分布的广泛性，而且其终末又是恒定的，故几乎最小的房壁梗死都会合并有窦结的梗死，出现房性心律失常。若冠状动脉在窦结动脉分出之前发生阻塞，可致窦结缺血而产生窦性心动过缓、窦性停搏、窦房传导阻滞和心房颤动等房性心律失常。

3. Kugel 动脉

1927 年 Kugel 首先描述了心耳大吻合动脉，也有人称其为前房中隔动脉。它起自左旋支近端，也可起自左冠状动脉的近端，也可为右房前支的分支。该动脉的特征是：位置较低，行于主动脉根部的后方及二尖瓣环的上方，并沿心房前壁到达房间前沟，继穿入房间隔的下分，行走于卵圆窝的下方。它是二尖瓣前尖和主动脉半月瓣的血供来源。它也是左、右冠状动脉的胸肋面的分支与膈面的分支间吻合的重要途径。该动脉的口径平均为 0.1～0.75 mm，在房间隔内，Kugel 动脉向后与心房后壁的左、右冠状动脉的分支吻合，也可以与房室结动脉或窦结动脉吻合。

4. 房室结动脉

房室结动脉是右或左冠状动脉行经房室交点区时的一个分支，亦称为中隔纤维支。它行经左、右房室口之间，并进入考克三角（Koch 三角）内，终止于房室结。在其起始处，右冠状动脉常呈现"U"形弯曲，而房室结动脉起自"U"形弯曲的顶端，解剖观察表明，教科书中记述的房室结动脉起始于右冠状动脉"U"形样之顶端的概念，并不是恒定的。国人 1 492 例观察结果显示，房室结动脉起自右冠状动脉者占 92.16%，只有 7.44% 起自左冠状动脉，而左、右冠状动脉各发 1 支者占 0.4%。由于房室结动脉起点的变异性，其行径中与左、右房室口的关系有下列 3 种形式：①房室结动脉行经左、右房室口之间者，占 55%；②房室结动脉行径偏向左房室口者，占 25%；③ 20% 的房室结动脉的行径偏向右房室口。因此，在二尖瓣或三尖瓣的手术或在房室口附近的插管等操作，均要防止损伤房室结动脉。房室结动脉进入房室结后，并不贯穿结的全长，其末端多形成弯曲，分支营养附近心肌及房室束。

（七）心房动脉的吻合

冠状动脉在心房壁上的分支，在左、右侧心房的动脉分支之间，在同侧心房的动脉分支之间或心房动脉与心室动脉的分支之间都可形成吻合，而窦结动脉、房室结动脉、Kugel动脉则是心房动脉分支间吻合的重要途径。选择性冠状动脉造影发现有部分较长期患冠心病的患者，虽然前降支、左旋支、右冠状动脉有严重的狭窄，但Kugel动脉、窦结动脉、房室结动脉或左、右心房动脉之间可形成吻合，从而承担了心的供血。

二、心的静脉

心的静脉可以分为三个系统：

（1）心壁内的一些小静脉称心最小静脉，又称为Thebesian静脉，主要位于右心房和右心室壁内。Thebesian静脉直接开口于心各腔。由心最小静脉回流入心腔的血液不足于心肌循环血量的10%。

（2）右心室前壁有2~3支较大的静脉称心前静脉，在右冠状动脉的表面或深面跨过冠状沟，直接开口于右心房。

（3）心其他大部分静脉先汇集于冠状窦。冠状窦位于心膈面的冠状沟内，左心房与左心室之间，其右侧端开口于右心房。其属支有：①心大静脉与左冠状动脉的前降支伴行，向后上至冠状沟绕心左缘到达心膈面注入冠状窦的左端；②心中静脉与右冠状动脉的后降支伴行，向上注入冠状窦即将开口于右心房处；③心小静脉行于心膈面冠状沟的右部，与右冠状动脉伴行，从右向左注入冠状窦右端；④左房斜静脉位于左心房后面；⑤其他位于左心室左缘及后面的小静脉支，都注入冠状窦。

心前静脉和冠状窦的属支之间有许多吻合，而且较大（正常口径1~2mm）。冠状窦属支之间亦有丰富的吻合。

窦结的静脉回流有两个流向：①其上部和中间部的静脉血流向上方，注入上腔静脉与右心房邻接处；②其下部和中间部的血液则流向下方，在梳状肌之间注入右心房。

房室结的静脉回流有三个流向：①房室结和房室束的血液主要经过心小静脉回流；②伴行于房室结动脉的静脉注入心中静脉；③房室束下部的血液回流入心大静脉。

第三节　心脏的神经

一、传入部

心神经的传入部，即感觉神经，传入纤维是和交感、副交感传出纤维同行的。

（一）与交感神经伴行的感觉纤维

来源于上部4~5胸神经后根脊神经节细胞的周围突，随交感神经至心丛，分布于心及大血管。脊神经节细胞中枢突进入脊髓后角及侧角，在中枢内具体行程目前尚不明确，但一般认为心血管的一般内脏感觉冲动可传向丘脑下部、背侧丘脑和大脑皮质。近年有研究者提出，心的痛觉传导经过伴交感路径的纤维上传。具体通路是：心包、心脏结缔组织、心外膜和心壁的痛觉区域经各心支、交感神经的颈下和颈中神经节，再下达胸交感干，经上四个胸交感神经节及其交通支进入上4~5个胸神经，最后经其后根而入相应神经节。后根脊神经节细胞的中枢突至脊髓后角，与该处灰质内的二级神经元形成突触。由二级神经元发出上行纤维交叉至对侧，经脊髓丘脑前束上升至背侧丘脑，终止于丘脑腹后核，在该核团内整合而感知心的疼痛。

（二）与副交感神经同行的感觉纤维

这部分感觉纤维是来自迷走神经结状神经节细胞的周围突，经迷走神经及其心支经过心丛分布于心。结状神经节细胞的中枢突经迷走神经进入延髓的迷走神经背核、孤束核及延髓网状结构，其作用是可反射性地使心跳减慢，感觉冲动也认为是传至丘脑下部、背侧丘脑和大脑皮质。

二、传出部

心神经的传出部即心的运动神经，有交感神经和副交感神经两部分。

（一）心的交感神经

低级中枢位于脊髓上胸脊髓节，节前纤维经第 1～5 胸神经及白交通支进入胸交感干，上升至交感干的颈上、颈中、颈下神经节。由三个颈交感干节发出节后纤维组成心上、心中和心下神经达主动脉弓周围参与组成心丛。心丛内的交感纤维分布至窦结、房室结和左、右冠状动脉的主干以及心房肌和心室肌。交感神经使窦结发放激动的频率加快，使心房肌和心室肌的收缩力加强，使冠状动脉扩张。

（二）心的副交感神经

由延髓迷走神经背核发出的内脏运动纤维，经迷走神经及其分支心上支、心中支及心下支到达心丛，与交感神经纤维共同组成心丛。心丛的副交感纤维分布到窦结、心房壁肌、房室结和冠状动脉。近年证明，心室壁肌也接受副交感节后纤维。副交感神经使心跳减慢，可抑制房室传导，减少心房肌的收缩力（仍认为对心室收缩作用较小），使冠状动脉收缩。

第四节 心包

心包是包裹心和出入心的大血管根部的锥形纤维浆膜囊，可分为纤维心包和浆膜心包两层。

纤维心包是心包囊的外层，由坚韧的结缔组织构成，囊底与膈中心腱连着，囊口向上，包裹出入心的主动脉、肺动脉、肺静脉和上腔静脉，并与大血管的外膜相移行，故这些大血管犹如"心蒂"一样，使心悬垂于心包囊之内。

浆膜心包是心包囊的内层，按部位又可区分为脏、壁两层。壁层紧贴于纤维心包内面，脏层包于心肌层的表面和大血管根部的表面，心表面的浆膜也就是心包脏层。壁层和脏层浆膜心包在大血管根部互相移行而发生转折，壁脏两层之间的窄隙称为心包腔，内含少量浆液称为心包液，起润滑作用，减少心搏动时的摩擦。

心包腔在主动脉、肺动脉的后方，上腔静脉和左心房前壁的前方的间隙称为心包横窦，此间隙即横界于大动脉与大静脉及左房之间，此处是手术时阻断主动脉、肺动脉和上腔静脉血流的部位。心包腔在左心房后壁、左右肺静脉、下腔静脉（右心房）的后方与心包后壁之间的转折部分，称为心包斜窦，阻断下腔静脉血流需经斜窦下部。

心包腔的前下部，在心包前壁与底部之间的转折处，也称为心包前下窦，心包腔积液时多积聚于此处。92% 的人心包腔下界可达第七肋软骨高度，经 Marfran 点心包穿刺即可刺入心包前下窦。

心包前壁大部均被纵隔胸膜和两肺前缘所遮盖，但上部在胸骨柄的后方有胸腺剩件，下部于左侧第 4 肋软骨至第 6 肋软骨之间的区域，心包紧贴胸前壁，可在此处行心包穿刺。心包后壁紧邻食管、胸主动脉和支气管等。心包两侧壁与纵隔胸膜之间有膈神经和心包膈血管经过，故渗出性心包炎可刺激膈神经而出现呃逆。心包前壁借韧带固定于胸壁，上部有胸骨心包上韧带连于胸骨柄后面，胸骨心包下韧带连至胸骨体和剑突结合处。两侧尚有膈心包韧带连到膈且编入纤维心包。后壁有脊柱心包韧带，环绕主动脉弓向后上达第 3 胸椎体，移行于椎前筋膜，可防止心包下移。

心包的功能主要有膜功能和机械功能。膜功能是为心提供搏动时光滑的活动面。心包的机械功能主要是指能防止心过度扩大，以保持心血容量的恒定。心包还可防止肺和胸膜的感染向心波及，心包有利于心维持在最适宜的功能位置，有一定的固定作用。

第五节 心脏的传导系统

心传导系统是由特殊分化的心肌细胞构成。心肌细胞分为两类：一类是普通的收缩心肌细胞，构成心壁的心肌层，分别构成心房肌和心室肌，主要执行射血机能；另一类是特殊分化的心肌细胞，包括有

P细胞、过渡型细胞和Purkinje细胞等,它们聚集成结和束,能发动(产生)兴奋和传导兴奋,从而保证了心的自动节律。心房和心室的一般心肌在心传导系的带动下进行有节律的舒缩活动,故心传导系的病变将引起心律失常而影响心的射血功能。

一、传导系统的分支、构造和功能

(一)心传导系统的分支

传导系统是指:①窦结;②心房内的传导束,这又包括结间束(连接窦结和房室结的纤维束)和房间束(连接左、右心房的纤维束);③房室交接区,包括有房室结、结间束的进入部和房室束;④心室内的传导束,包括房室束的一部分,左束支、右束支及其分支和内膜下的浦肯野纤维网;⑤副传导束,包括房室副束(越经左、右房室间的纤维环,连接心房与心室肌的纤维)、结室副束和束室副束(分别起自房室结、房室束和束支主干到房间隔的传导纤维)、旁路纤维(从结间束连接到房室结下部或到达房室束的纤维)。上述五个部分的结构中,窦结位居心的最高处,它邻近右心房的顶部,是心正常节律活动的起搏点,房室结位于心室的上方,故心的这两个起搏点分别占据着心房与心室的制高点,控制着心房和心室的兴奋。由窦结发出的起搏冲动,通过房内传导束较快地激动心房肌引起心房收缩,同时经结间束较快地传递至房室结。冲动在房室结内传导变慢而发生一定延搁,然后经房室束及左、右束支迅速地传至心室,使心室肌在心房肌收缩之后才发生兴奋而收缩,因此心的兴奋与收缩是按一定频率和顺序进行的,即心房先兴奋和收缩然后是心室兴奋和收缩,发生有节律的收缩与舒张。另外,副传导束与预激综合征的发生有关。

(二)心传导系统

主要细胞的特点分布于窦结和房室结内的P细胞和移行细胞、传导系其他部位的浦肯野细胞等不同于普通心肌细胞,它们的肌原纤维含量少,排列不规则,尤其是起搏能力较强的P细胞内肌原纤维很少而且散。这些特殊分化的传导系细胞内缺少与收缩功能相关的横小管,肌浆网也不发达,可见,此类特殊心肌细胞的功能并非以收缩为主,甚至认为它们缺乏收缩功能。在细胞的连接上,P细胞之间连接区较少且简单,多以桥粒连接;浦肯野细胞间有闰盘连接,而且也有较多缝隙连接。心传导系统细胞的传导功能的特点是,起搏能力高的P细胞传导很慢,但只有潜在起搏能力的浦肯野纤维的传导速度很快(表1-1)。

表1-1 心传导系统的细胞与普通心肌细胞的比较

	P细胞	过渡型细胞	Purkinje细胞	普通心肌细胞
所在部位	窦结中央部、房室结	窦结外周部,房室结及其心房扩展部	心室内传导系,房室束,束支及其Purkinje纤维网	心房肌、心室肌
大小(pm)	5~10	10~20	10~30	10~20
排列	在结内成群聚集交织成网或散在	成网或较规则	端-端相连,规则	分支相连,规则
细胞间连接	少,主要为桥粒	闰盘	闰盘,多缝隙连接	闰盘
横小管	无	无或少	无或少	有
肌原纤维	很少	少	少	很多
线粒体	少,构造简单	中等	少	大量
糖原	少	中	少	丰富
收缩功能	无或很差	差	差	主要功能
自律功能	高,为主要功能	低,为潜在功能	无	
传导功能	慢,0.2 m/s	慢	快,2~4 m/s	中等,0.4~1 m/s

二、窦结

窦结是心正常起搏点，由它产生"窦性心律"。窦结位于上腔静脉与右心房交界处，即界沟顶端心外膜的深面，结约位于外膜下 1 mm 或更少些，表面部分或全部被心外膜下脂肪组织和厚薄不均的心房肌所覆盖，故人的窦结在大体解剖时不易辨认其形态及范围。窦结深面临接心房肌，而不直接接触心内膜。窦结的长轴与界沟平行，"头"端朝前上，可高达界沟与右心耳嵴的相连处，"尾"朝向下方，位置稍低。结的外形呈两端尖细而中间粗大的近似梭形或半月形，也有的呈马蹄铁形，一般长约 15 mm，厚为 1.5 mm 左右。窦结动脉纵贯该结，是一个重要的解剖学特征，这条动脉相对地粗大，因为比单纯供应窦结营养所需要的要粗大得多。窦结动脉进入窦结内，失去外面的纵肌层，而代之以增厚的外膜，有很多环形和纵行的神经纤维分布于此动脉。有人认为窦结动脉是一个压力感受机构，对动脉血压变化起反应，并受心神经的控制。人的窦结在组织掌上的特征是：由致密胶原纤维围绕窦结动脉，编织成网状支架，其间散在有聚集在一起的特殊分化的细小的心肌纤维，亦围绕于窦结动脉周围，结内的动脉亦发出许多小的侧支营养窦结，且与结的支架紧密相连。窦结的细胞主要有两种。①结细胞：主要位于结的中央部，因具有起搏作用，色苍白，故又习惯称之为"P 细胞"。生理学研究证实，P 细胞即是心起搏冲动的发生部位。有实验证实，窦结动脉的管径也可影响结的冲动，将液体直接注入窦结动脉时，结果发生窦性心动过缓，由此认为，窦结动脉的管径增大时，心跳减慢；当该动脉管径变小时，则使心跳加速。因为窦结动脉 55% 起自右冠状动脉近侧段约 2～3 cm 处，约 45% 起自左冠状动脉旋支近侧段 1 cm 处，它们的起点很靠近升主动脉，故心的每一次收缩，必然波及窦结动脉的口径及管腔内血流速度，亦同步产生其时相性改变。这些改变亦牵动附于窦结动脉周围的胶原纤维网，作用于网眼内的结细胞而影响和调节结细胞的冲动（放电频率）。有人推论，窦结动脉对监视中心主动脉压和脉搏有重要的意义。临床亦有因窦结动脉堵塞导致心房扑动而死亡的个例报道。②过渡型细胞：位于结细胞的外周，它连接于结细胞与普通心肌细胞之间，是窦结内的传导细胞。结细胞之间的连接很简单，少有特别的结构，结细胞间的传导甚为缓慢；结细胞与移行细胞之间的连接多以桥粒连接；移行细胞之间、移行细胞与普通心肌之间形成近似闰盘的结构连接。

在窦结前、后缘，有较多的神经节细胞，在结内分布有肾上腺素能神经纤维和大量的胆碱能纤维，也有一些神经纤维足分布于血管的。对比之下，窦结邻近的心房壁神经供给颇为贫乏。James 等证实，胆碱酯酶大量存在于人心的所有传导系统的组织内，右心房肌仅含少量的胆碱酯酶而心室肌则不含此酶。窦结的胆碱能神经末梢比房室结的丰富，这些事实与传导系的功能相符，窦结是正常起搏点，所以其胆碱能神经供给对于神经性窦性心动过缓有关。但有趣的事实是，窦结动脉不含胆碱酯酶。是否就是因该动脉缺乏胆碱酯酶，而窦结处胆碱能神经丰富，该动脉在乙酰胆碱刺激下而扩张，导致心跳减慢呢？这值得进一步研究。

从临床上看，有下列几点解剖学要点值得注意：①由于窦结位置表浅，仅在心外膜下 1 mm 左右，故心外膜炎易累及窦结；②窦结动脉与结紧密联系及结构上的特点，小动脉疾患如结节性多发性动脉炎等，波及窦结动脉时，可引起心律失常，若冠状动脉阻塞发生在窦结动脉起始处以上时，也必然累及该动脉而导致房性心律失常，或者若窦结动脉阻塞则更为严重；③为防止误伤窦结，在做右心房切开缝合时、心导管插入时，均应避免损伤窦结和窦结动脉；④支气管癌或纵隔肿瘤转移影响到窦结时（紧邻），亦可出现心律失常甚至危象，应有所警惕。

三、心房内的传导束

窦结产生的冲动是通过什么途径传导至心房和传向房室结的，在相当长时期一直有争论。多数学者认为，心房内并无特殊的传导束联系窦结和房室结，冲动由窦结沿心房肌本身呈放射状传至整个心房并传到房室结，认为是以同心圆方式向外扩散的；但也有少数学者如 Pace、Thorel 等报告通过窦结和房室结之间存在着特殊的纤维联系，窦结的起搏冲动经过这些形态和功能上特化的传导束很快地传向房室结和左、右心房，但由于形态学的证据不充分，故亦未被所有学者所接受。近 30 多年来，仍有不少学者从生理、生化及临床等方面证明心房内存在形态构造和功能上特殊的传导束,近年教科书亦有引用这些资料而认为有结间束存在,其中较为普遍引用 James 于 1963 年的报告。

(一) 结间束

1. 前结间束

前结间束起自窦结的上端,向左经过上腔静脉的前方和右心房前壁,并分为两束,一束延续为上房间束至左房前壁,又称之为 Bachmann 束,是房间传导的主要纤维束;另一束弯向后,进入房间隔,在卵圆窝前方下行入房室结的上缘。

2. 中结间束

中结间束由窦结的后上缘发起,向右呈弓状绕过上腔静脉的后方,而后进入房间隔,往下可与前结间束融合,下行止于房室结的上端。此束在房间隔上部还分出少量纤维至左心房壁。

3. 后结间束

此束与 Thorel 报告相当,发自窦结后缘(尾部),向下进入界嵴内,沿该嵴下行转向内侧,经下腔静脉瓣,跨过冠状窦口的上方到达房室结的后上端,急转向下入房室结的后缘,该束沿途尚有分支经右心房梳状肌散布于右心房壁。应当指出的是,上述由 James 报告的窦结和房室结间的三组传导束,虽然主要是由 Purkinje 纤维构成,但其纤维并不相连续,中间夹杂着普通心肌细胞。而结间传导束是否为特化的组织束正是长期争论的焦点。

(二) 房间束

1. 上房间束

上房间束,即 Bachmann 束,它发自窦结前端,向左横行达左心房前壁和左心耳的心肌束内,它是房间传导的主要束,若 Bachmann 束受损可引起心房内传导阻滞。窦结动脉常有一较大分支到达 Bachmann 束,若窦结动脉起自左冠状动脉旋支时,则往往经 Bachmann 束到达窦结,故这时的窦结动脉可作为确认上房间束的标志。

2. 下房间束

下房间束由三组结间束在房室结的上方相互交织,且发出分支与房间隔左侧的左心房肌纤维相连,从而冲动到达左心房。

关于心房内传导束的组织结构,各家报告不一。多数学者认为,房间束并非完全由特化的 Purkinje 纤维所构成,只是部分 Purkinje 样细胞和普通心肌细胞并行排列而成。有的作者认为将结间束描述为心室内传导束那样的"束"是不恰当的,因为房内结间传导通路实际上是由右心房肌纤维的特殊几何构筑决定的。右心房好像是一个多孔的球体,这些孔口使心房肌束的纵行走向与结间束的位置一致,而这几个肌束中平行排列的普通心肌细胞可优先传导。在临床上,即使不存在特化的房内传导束,在房间隔处的操作也应警惕,在卵圆窝前、后方不能损伤肌束和界嵴及附近的下腔静脉瓣等结构,目的是保护心房内的传导通路或结间束和房间束,否则受损可致房室传导紊乱和房性心律失常。

四、房室交接区

房室交接区或房室连接区,又可称为房室结区,是心传导系在心房与心室之间的连接部分,是冲动从心房向心室传导的必经之路,又是重要的心次级起搏点。该区的中央部分是房室结。按形态和功能,可将房室交接区分为三个部分:①房室结;②房结区是房室结向心房的扩展部,即相当于结间束连于房室结的终末部;③结束区(结希区),即房室束(His 束)的近侧部。

(一) 房室交接区的形态

房室交接区位于房间隔下部的右房侧心内膜下,恰位于 Koch 三角内,房室结在三角的尖端,其左下面邻接右纤维三角,而其右侧面有薄层心房肌及心内膜覆盖之。房室结的后上端和右侧面有数条纤维束,即结间束的入结部位,也就是房室结的心房扩展部。房室结向前延伸入房室束,房室束向前下穿右纤维三角而到达室间隔肌部顶上及膜部后下缘处。

1. 房室结

房室结呈扁椭圆形，大小约为 6 mm × 3 mm × 1 mm，但有相当的变异。新生儿新鲜心标本上房室结呈椭圆形突起状，表面有薄层心房肌遮盖，故色淡。房室结是一种分层的构造，其纤维被血管分隔成浅深两层，浅层纤维为纵行，深层纤维有斜行和横行的方向。结的深浅纤维交织围绕在房室结动脉周围。

构成房室结的细胞由三层组成：

（1）后上部由移行细胞层交织成网；

（2）中部由上结细胞层（固有结细胞层）组成致密结，这些细胞较短而细，形成致密的束；

（3）前下部由下结细胞层（和房室束相连的细胞层）构成的一束纤维，贴于纤维三角，前连房室束，后可衬贴于结之后下达冠状窦口下方。中部的固有结细胞构成了致密的实体，短而细小的移行细胞使心房肌纤维与多细胞的致密结相连。移行细胞层也包绕致密结而直接与下结细胞层相连，而下结细胞层向前下延续为房室束。房室结产生传导的迟滞，即结延搁是产生在移行细胞和固有结细胞相连接之处，因为这里为多细胞连接。

2. 房结区

房室结的心房扩展部由房室结的后上部向后上方散发出数条肌束，分别到冠状窦口及房间隔。其中向后走行的肌束伸向冠状窦口的上、下方，而向上行的肌束则达卵圆窝的前方。在 Todaro 腱下方，有部分浅层肌束连于房室结的浅面，还有些纤维向下伸入三尖瓣的隔尖内。

前、中、后三条结间束的纤维在此区交织，然后分成两部分：①进入房室结后上部的纤维来自前结间束和中结间束；②后结间束的纤维绕过房室结的主体，止于房室结的下部或房室束，这一小部分纤维又称旁路纤维，它们有一部分终止于隔尖的基底。

3. 结束区

房室束的近侧部即穿部和未分叉部，它从房室结的深面前端下延而来，在心内膜下向前下行，穿过右纤维三角，约行 1 mm，经过室间隔膜部的后下缘，至室间隔肌部的顶上，最后分叉为左、右束支。

（二）房室交接区的功能

1. 传导作用

冲动从心房传向心室必经房室交接区，且其传导方向是双向的，可以顺传和逆传。冲动经过房室交接区时，有两条通道，一条为慢通道，另一条为快通道，这种双路传导可能与房室结的分层构造，也可能与有旁路纤维有关。冲动到达房室交接区传导缓慢产生延搁作用，在这里传导速度只有 0.05 ~ 0.1 m/s，这可能与纤维细小、排列交织成网、细胞很少缝隙连接等有关。因此，有人认为房室交接区可能有过滤室上冲动的作用。

2. 起搏作用

房室结为心的次级起搏点，其起搏部位在其两端，它只是潜在起搏点。

五、心室内的传导束

房室束穿过右纤维三角后进入心室，在室间隔肌部顶端立即分为左、右束支，分别沿室间隔左、右侧面向下分散于心内膜下，再分成细的 Purkinje 纤维网，在心室内膜下共同构成希浦系统，心室内膜下的左、右束支及其分支和 Purkinje 纤维网在解剖学上均易于显示之，Purkinje 纤维穿入心室肌内，与普通心肌相连。经房室交接区传下来的冲动，到达 His 束以很快的速度沿左、右束支及 Purkinje 纤维至心室肌，引起心室兴奋。

（一）心室内传导束的形态

1. 房室束

房室束的室内部可分为未分叉部和分叉部。未分叉部已归于房室交接区，而分叉部是左、右束支的起始部。房室束在室间隔肌部可居中或常偏向左侧，偶见穿经室间隔顶的肌层。从左侧观，房室束分叉部的前端恰在主动脉右、后半月瓣交接处；从右侧面看，三尖瓣隔尖的前端斜跨房室束，故在主动脉瓣或三尖瓣处手术操作时要慎防误伤房室束或束支的起始部。

2. 左束支及其分支

（1）左束支主干：呈宽短扁带状，由房室束分出，经主动脉右、后半月瓣交接处的下方心内膜下，此处有一小凹，左束支主干宽约 5 mm，自此小凹处沿室间隔左心室侧心内膜下逐渐向下变宽，约下行 16 mm，于室间隔左侧面的中、下 1/3 交接处旋即分叉散开。

（2）左束支的分叉形式：据谭允西等观察，人心左束支分支形式多为网状（42%）和二分叉（33%），少数呈三分叉。有的呈明显的二分叉，其后支宽大而前支细小，但也有相反者。在前、后分支基本等大的例子中，前、后支平均发支到达室间隔。左束支分叉呈网状者，分支难以分辨前、后支或间隔支，相互交织成网。少数三分叉型的左束分为前支、间隔支和后支，且中间的间隔支变异较大。

（3）左束支分支的分布：左束支在左心室内的分布可划分为三组，即前组（左前分支）、后组（左后分支）和间隔组（间隔支）。前组分布于前乳头肌、左心室前壁和侧壁；后组分布到后乳头肌和左心室后壁。这两组先分别到达前、后乳头肌的中下部，分支散开后分布于乳头肌和隔旁区，再继续绕行分布于左心室游离壁内面并交织成网。前、后组的纤维有些是经过游离于心室腔的"假腱"（类似右心室的节制索，但无肌纤维）从室中隔较直接地到达乳头肌或隔旁区的室壁上，在碘染时可以看到这些假腱呈棕黑色的小梁状，而且这些假腱是由 Purkinje 纤维所构成。由于这些假腱是重要的传导组织，在手术时应避免损伤。间隔组分布于室间隔中、下部，并绕心尖而分布于左室游离壁。生理学观察人心研究证实，左心室有三个部位（前壁、后壁及室间隔的三个内膜区）最早兴奋，就是在前、后乳头肌的根部附近和室间隔的中下部，这与左束支三组传导范围是一致的。临床上左前分支、左后分支传导阻滞，可能与左束支的左前分支和左后分支的病变有关。

3. 右束支及其分支

（1）右束支主干：它是一个单一的细长束，从房室束分出后沿室间隔右心室侧的心内膜深面呈弓形弯向前方，在室间隔前上部的圆锥乳头肌的后下方，转向外下面而入节制索，通过节制索到达前乳头肌的根部，然后分散开在心内膜下交织成网状而分布于右心室壁内。行于室间隔的部分，都有薄层心肌覆盖于右束支主干之表面，而行于节制索内的部分则位于节制索的前外侧心内膜下。右束支主干全长极少分支而呈圆柱状。

（2）右束支的分支和分布：右束支在到达节制索的起始部时才有分支，主干经过节制索到前乳头肌根部附近散开，它的分支也可分为三组：①前组：在前乳头肌前上方及外侧发自主干，分布于右心室前游离壁；②后组：是主干的终末支，它从前乳头肌的基底部向后乳头肌散开，分布于室间隔后下部和右心室游离壁后部；③间隔组：在节制索起点处由主干发出，分散到房间隔右心室侧的下部和前隔旁区肉柱。

4. Purkinje 纤维网

左、右束支在心室壁内膜下形成心内膜下支且交织成内膜下 Purkinje 网，再深入至心室肌层而形成心肌内网。

（1）内膜下 Purkinje 纤维网：在心室的不同部位，该网的分布密度不一致，室间隔的中、下部，心尖和乳头肌根部的 Purkinje 网最丰富；但在室间隔上部，动脉口周围及心底部则分布稀少。室间隔的 Purkinje 纤维分布特点是左心室侧面中下部发自左束支间隔组的纤维密集成细密的网状，上部（即前、后支以上部分）则纤维较少，前上部比后上部更为稀少，到达主动脉口附近几乎缺乏 Purkinje 纤维；右室侧面的前、后部分分别由右束支的间隔组和后组分支而来，且都是由中、下部向上分布，也是下部的 Purkinje 网细密而上部稀少。室间隔的激动都是先由中下部先兴奋，后经心肌传至上部。乳头肌的 Purkinje 纤维分布的特点是：左束支前、后组的纤维各经一组游离小梁（假腱）直接到达乳头肌；右束支主干通过节制索而直接到达前乳头肌的根部，并由此再向后散开进入后乳头肌。所以乳头肌在心室是率先兴奋的，而且是从其基底部开始的，这可保证乳头肌在房室瓣关闭之前兴奋，防止了瓣膜反转，对瓣膜关闭起支持作用。

（2）心肌内网：内膜下 Purkinje 纤维网发出纤维以直角或钝角进入心室肌内，呈放射状向心外膜方向分布而构成心肌内网，由网发出分支与心肌相连。

（二）心室内传导系统的功能

冲动到达房室束及左、右束支后，传导速度加快（1.5～5.0 m/s），共需时约为 0.03 s 即可传到心室肌，但心室肌的传导速度则很慢（0.3～0.4 m/s），从心内膜面至心外膜面需时也大约为 0.03 s。冲动在心室内的传递，由于左、右束支在解剖形态上的显著差异，Purkinje 纤维网的分布不同，左、右心室有所不同。例如，左束支的主干短，立即分为三组，所以左心室内膜面有三个区域（左室前、后隔旁区，室间隔中部）首先兴奋，然后才很快地融合而向外扩散；而右束支的主干较长，到达室间隔右侧面的下部才开始发出分支，故室间隔右心室侧下部的兴奋要较左心室侧稍晚一些。右束支的分支主要集中于前乳头肌的根部及其周围，所以右心室的主要兴奋开始区在前乳头肌根部。心室乳头肌基底部的 Purkinje 纤维多是直接由左、右束支的主干到达的，所以乳头肌都在心肌之前先兴奋。

六、副传导束

副传导束可以分为两类：一类与心传导系不相连，即房室副束，由普通心肌束构成；另一类为与房室传导系相连的副束，由特殊心肌构成。心房和心室间兴奋的传导除了上述正常的房室束外，少数人尚可出现变异的连接于心房与心室之间的旁路束，即副传导束。由于旁路束不经过房室结，激动由心房直接到达心室壁肌，防止除了房室结传导的生理性延搁，从而使得心室肌有一部分预先激动。

（一）房室副束

房室副束通常又称 Kent 束，它仅见于少数人，是在房室束以外，经左、右房室环浅面上出现另一连接心房肌与心室肌的肌束，一般为一条，有时出现两条或多条，多位于左、右心室的侧壁，少数位于房室间隔。由于 Kent 束很细，直径 1～3 mm，长 3～10 mm，由心肌构成，无延搁作用，可将兴奋提早传至心室，因而使一部分心室肌发生预激。由于 Kent 束出现，房室间有正常传导束和异常副束两条通路，冲动沿一条通路下传时它也有可能经另一条通路折返而再次激动心房，并下传到心室，即形成房室折返性心动过速。

（二）与心传导系相连的副束

1. 结室副束和束室副束

少数人可从房室结、房室束或束支主干上发出纤维连于室间隔心肌，又称为 Mahaim 纤维。在胎儿、新生儿和儿童，Mahaim 纤维多见，多为束支的短路纤维，成人则少见。有此种纤维存在或加上其他损伤，也可以引起心室预激、心律不齐甚至引起患儿死亡。

2. 房结旁路束和房希旁路束

有人称这类旁路纤维为"外侧房室束"。它们主要是由后结间束的大部分纤维和前、中结间束的少部分纤维或小部分心房肌，绕过房室结的主体（经过房室结的右侧表面）而止于其下部（房结旁路束）或终止于房室束（房希旁路束），常统称为 James 旁路。对于 James 旁路各家看法不一，有人认为它是正常结构，有人报告 James 旁路出现率很低，也有人否认其存在。

一般认为这些变异副束是小的先天性变异，至今还没有确切地证实正常人有这些旁路束，Kent 束和 Mahaim 纤维只是在胚胎及婴儿多见，随年龄增长而减少或消失（纤维化）。实际上正常人心的传导系各个部分也可以有位置、大小和形态上的变异，随着年龄增长，心传导系有明显的纤维化倾向，特别是窦结和房室结。

七、心传导系的神经

（一）窦结

窦结主要接受右侧迷走神经和交感神经。在窦结周围有许多迷走神经的节后神经元，在结的前、后端和上缘更为丰富，甚至有时在结内偶见神经节细胞。副交感神经节的节后纤维穿入窦结内，沿结的长轴行走，分出细支与结细胞相交织。窦结内亦有丰富的交感神经纤维。

（二）房室结和房室束

其中以迷走神经占优势，且以左侧迷走神经的纤维为多。在房室结周围也有许多神经节细胞，主要集中在后端和结的浅层。一般认为房室结内很少有神经节细胞，但结内的神经纤维有交感和副交感纤维，它们还向房室束内延伸。

（三）束支和 Purkinje 纤维

神经纤维较少，也较分散，而且是以胆碱能纤维为主。

虽然窦结和房室结周围有许多副交感神经节，但神经纤维与结细胞的关系并不密切。整个心传导系受胆碱能和肾上腺素能神经双重支配。有实验证明猫心肾上腺素能神经分布在窦结、房室结和房间隔三处最丰富，但在心房肌与心室肌分布密度几乎无大的差别。胆碱能神经末梢和肾上腺素能神经末梢都和心肌细胞以及窦结、房室结内的 P 细胞构成突触。

第二章 心血管疾病基础

第一节 心血管病的分类

心血管病的分类详见表2-1。

表2-1 心血管病的分类

病因	病理解剖	病理生理
（1）先天性	（1）心脏和大血管各种先天性畸形	（1）心力衰竭
（2）风湿性		（2）肺水肿
（3）动脉粥样硬化性	（2）心内膜性：心内膜炎、心内膜纤维增生、心脏瓣膜病（瓣膜狭窄、瓣膜关闭不全、瓣膜脱垂、瓣膜撕裂）	（3）休克
（4）高血压性		（4）心绞痛
（5）肺源性		（5）乳头肌功能不全
（6）病毒和立克次体性		（6）高血压
（7）细菌和真菌性		（7）高动力循环状态
（8）梅毒性		（8）阿-斯综合征
（9）寄生虫性	（3）心肌病变：心脏增大、心肌炎、心肌病、心肌梗死（坏死）、心肌硬化（纤维化）、心脏破裂、乳头肌和腱索断裂、室壁瘤	（9）心脏神经症
（10）内分泌和代谢性		（10）心律失常：窦性心动过速、窦性心动过缓、窦性心律不齐、病态窦房结综合征、游走心律、期前收缩、房性心动过速、室上性心动过速、心房扑动和心房颤动、心房紊乱心律、心房分离、房室脱节、逸搏、房室交界处心律、反复心律、心室自主心律、心室扑动和心室颤动、心室紊乱心律、窦房传导阻滞、房内传导阻滞、房室传导阻滞（AVB）、室内传导阻滞、预激综合征及其他
（11）贫血性		
（12）脚气病性		
（13）肾脏病性		
（14）结缔组织病性	（4）心包病变：心包炎、心包积液（积血或积脓）	
（15）药物（或化学物）中毒性		
（16）物理因素性	（5）冠状动脉病变：粥样硬化、血栓形成、栓塞、狭窄或闭塞、炎症	
（17）神经官能症性		
（18）遗传性		
（19）原因不明性	（6）心脏肿瘤	
（20）其他	（7）血管病变：动脉硬化、动脉炎、动脉瘤、动脉栓塞或血栓形成、动脉中层囊样变性、静脉血栓形成、静脉炎	

第二节 心血管病的症状

1. 呼吸困难（dyspnea）

突然发生的呼吸困难常提示肺栓塞、气胸、急性肺水肿、肺炎及气道阻塞。慢性心功能不全的呼吸困难常在数周或数月中逐渐加重，是左心功能不全、肺淤血的主要症状。轻者仅表现为劳力性呼吸困难或阵发性呼吸困难；重者呼吸困难持续或端坐呼吸，可伴有哮鸣，需注意与支气管哮喘鉴别。

2. 心绞痛（angor pectoris）

心绞痛为胸骨后的压迫感、紧缩感，向左肩、左上肢放射，严重时右臂和右胸也可累及，持续数分钟，发作前常有诱因，含服硝酸甘油可缓解。急性心肌梗死（acute myocardial infarction，AMI）的胸痛与心绞痛性质相似，但持续时间常 > 30 min，甚至数小时。急性心包炎的胸痛多位于左前胸，与体位有关。其他非心脏性情况如肺梗死、气胸、胸膜炎、肋间神经痛、颈椎病、肋软骨炎、胸壁损伤以及食管源性疾病，也可引起胸痛，需要注意鉴别。

3. 心悸（palpitation）

心悸为心脏搏动时的一种不适感，发生于所有类型的心动过速、异位搏动、高动力循环状态和突然发生的心动过缓。

4. 水肿（edema）

水肿为组织间隙水分含量过多所致，是指皮下水肿，呈凹陷性。心脏性水肿常从下肢开始，一般为对称性，早期仅于日间活动后出现，清晨减轻或消失，严重时日间和夜间均有水肿，并可波及全身。长期卧床者水肿发生在背部和骶部。

5. 发绀（cyanosis）

当血液中还原血红蛋白 > 50 g/L 时即可出现发绀。发绀分为中心性发绀和周围性发绀：中心性发绀是由右向左分流或肺部疾患的静脉血未得到充分氧合所致；周围性发绀是由周围循环血流缓慢，组织摄取过多的氧导致还原性血红蛋白升高所致，常见于心力衰竭。贫血患者由于血红蛋白降低，即使严重缺氧也可无发绀。中心性发绀常伴有杵状指。

6. 晕厥（syncope）

晕厥为心排血量突然减少引起脑组织暂时缺血所导致的短暂意识丧失。由心脏停搏而发作晕厥伴抽搐，称为阿-斯综合征（Adams-Strokes syndrome）。晕厥分为神经介导性晕厥、直立性低血压晕厥、心律失常性晕厥、器质性心脏病或心肺疾病所致的晕厥和脑血管性晕厥（脑血管窃血综合征）。

7. 咳嗽或咯血

咳嗽或咯血为肺部疾病常见的症状，但器质性心脏病发生肺淤血、肺水肿、肺梗死或呼吸道受压（如主动脉瘤形成）时也可出现。

第三节 心血管病的体征

1. 望诊

左心室扩大者心尖冲动向左下移位，呈弥散性；左心室肥厚时心尖冲动呈抬举样；右心室肥厚或扩大时，心前区有抬举性或弥散性搏动；大量心包积液时心尖冲动消失。

2. 触诊

心前区震颤为器质性心脏病的表现。室间隔缺损在胸骨左缘第 3～4 肋间可扪及收缩期震颤；动脉导管未闭在胸骨左缘第 2 肋间可扪及连续性震颤；主动脉瓣或肺动脉瓣狭窄分别在相应瓣膜区可扪及收缩期震颤；二尖瓣狭窄或关闭不全在心尖区可扪及舒张期或收缩期震颤。触诊还可发现肥厚型梗阻性心肌病患者的心尖双搏动，室壁瘤患者的心尖反搏动、S_3 和 S_4 引起的舒张早期或收缩期期前搏动。

3. 叩诊

了解心脏浊音界的大小，分为绝对浊音界和相对浊音界。严重肺气肿患者心脏浊音界不易叩出。心脏移位时心脏浊音界改变，应该与心脏扩大相鉴别。

4. 听诊

听诊包括心音强度、心音分裂、有无额外音、心脏杂音和心律失常等。

（1）心音强度的改变：交感神经兴奋，甲状腺功能亢进症，发热、贫血时 S_1、S_2 均增强，也可见于胸壁较薄的儿童和瘦长型的成人；肺气肿、左侧胸膜炎、心包积液或缩窄性心包炎，以及肥胖患者 S_1、S_2 均减弱。S_1 增强见于二尖瓣狭窄、P-R 间期缩短和期前收缩时；S_1 减弱见于二尖瓣关闭不全、P-R 间期延长和心肌病变时。在高血压、动脉硬化时 A_2 增强；主动脉瓣狭窄时 A_2 减弱；肺动脉高压时 P_2 增强，肺动脉瓣狭窄时 P_2 减弱。

（2）心音分裂：分为顺分裂和逆分裂。S_2 顺分裂见于正常人尤其是儿童和青年吸气时，常见于右束支传导阻滞（right bundle branch block，RBBB）、房间隔缺损和肺动脉瓣狭窄；S_1 顺分裂多见于 RBBB，偶见于严重二尖瓣狭窄和期前收缩。完全性左束支传导阻滞（left bundle branch block，LBBB）、人工右心室起搏可产生 S_1 和 S_2 逆分裂，特点为呼气时明显，而在吸气时减轻甚至消失。严重的二尖瓣狭窄可产生 S_1 逆分裂，严重主动脉瓣狭窄可引起 S_2 逆分裂。

（3）收缩期额外音：收缩早期喀喇音（收缩期喷射音）紧随 S_1 后的高频爆裂样音，见于主动脉或肺动脉瓣轻中度狭窄、原发性肺动脉扩张、高血压或肺动脉高压，均在相应的瓣膜区闻及，但主动脉收缩早期喀喇音可传导至心尖部。收缩中、晚期喀喇音位于心尖或胸骨下缘，见于二尖瓣脱垂综合征、乳头肌功能失调，也见于胸膜心包粘连、左侧气胸等。其音响的强弱随呼吸和体位的改变而改变。在完全性 AVB 或激动逆传至心房，并且心房收缩发生在收缩期时，尚能听到收缩期心房音。

（4）舒张期额外音：舒张期三音律，即舒张期奔马律，由 S_3 或 S_4 或两者重叠构成，如 S_3 或 S_4 同时出现则为舒张期四音律，见于严重的心肌受损或心力衰竭。但在正常的青少年、二尖瓣关闭不全者可有 S_3，老年人和 P-R 间期延长者可有 S_4。开瓣音主要见于二尖瓣狭窄且瓣膜活动尚好者，位于心尖区或胸骨左缘第 4 肋间，音调呈拍击样，出现于 S_2 后 0.07 秒。心包叩击音见于缩窄性心包炎，由于舒张期心室急速充盈并被迫停止所致。肿瘤扑落音为心房黏液瘤与舒张期肿瘤脱入心室，其蒂突然拉紧或肿瘤碰撞房室引起。

（5）心脏杂音：分为舒张期杂音、收缩期杂音和收缩、舒张双期杂音及连续性杂音，是诊断器质性心脏病的重要依据。收缩期杂音虽可见于正常人尤其是青少年，但更多见于器质性心脏病。舒张期杂音都具有病理意义，如主动脉瓣和肺动脉瓣关闭不全在相应的瓣膜区闻及吹风样递减型舒张期杂音；二尖瓣或三尖瓣狭窄在相应的瓣膜区闻及舒张期隆隆样递增型杂音，也见于肺动脉高压引起的相对性肺动脉瓣关闭不全、重度主动脉瓣反流导致的相对性二尖瓣狭窄等。连续性杂音常见于动脉导管未闭，位于胸骨左缘第 2 肋间呈机器样杂音，也见于主动脉肺动脉间隔缺损、主动脉窦动脉瘤破入右心、冠状动静脉瘘以及肺动静脉瘘。

（6）心包摩擦音（pericardial friction rub）：见于急性心包炎纤维素性炎症阶段，发生于收缩期和（或）舒张期，性质粗糙且多变。

第四节　心脏病的周围血管征

1. 水冲脉（water hammer pulse）

水冲脉脉搏洪大，起落明显，伴脉压显著增大，见于重度主动脉瓣关闭不全和显著的动脉导管未闭。

2. 双峰脉（pulse bisferiens）

双峰脉脉搏两起一落，主要见于肥厚型梗阻性心肌病。

3. 交替脉（alternating pulse）

交替脉脉搏强弱交替出现，见于严重的左心衰竭。

4. 奇脉（paradoxical pulse）

奇脉脉搏于吸气时减弱甚至不能扪及，呼气时增强，见于心包压塞，也见于气道阻塞或上腔静脉阻塞。

5. 心律失常异常脉搏

二联脉、间隙脉及短绌脉等分别发生于期前收缩、心跳停搏和心房颤动时。

6. 上下肢或两侧脉搏不等

上下肢或两侧脉搏不等见于动脉粥样硬化、主动脉缩窄、多发性大动脉炎等。

7. 颈静脉充盈

正常情况下，坐立位时无颈静脉充盈，平卧位时颈静脉充盈不超过颈静脉长度的1/3。坐位时颈静脉充盈的顶端与胸骨角的垂直距离 + 5 cm（相当于胸骨角到右心房的中心距离），用于估测中心静脉压（central venous pressure，CVP）。在肝区加压30~60秒，如颈静脉充盈水平升高，为肝颈静脉回流征阳性。

第三章 冠状动脉粥样硬化性心脏病

第一节 稳定型心绞痛

一、概述

心绞痛是由于暂时性心肌缺血引起的以胸痛为主要特征的临床综合征，是冠状动脉粥样硬化性心脏病（冠心病）的最常见表现。其通常见于冠状动脉至少一支主要分支管腔直径狭窄在 50% 以上的患者，当应激时，冠状动脉血流不能满足心肌代谢的需要，导致心肌缺血，而引起心绞痛发作，休息或含服硝酸甘油可缓解。

稳定型心绞痛（stable angina pectoris，SAP）是指心绞痛发作的程度、频度、性质及诱发因素在数周内无显著变化的患者。心绞痛也可发生在瓣膜病（尤其是主动脉瓣病变）、肥厚型心肌病和未控制的高血压及甲状腺功能亢进、严重贫血等患者。冠状动脉"正常"者也可由于冠状动脉痉挛或内皮功能障碍等原因发生心绞痛。某些非心脏性疾病如食道、胸壁或肺部疾病也可引起类似心绞痛的症状，临床上需注意鉴别。

二、流行病学

心绞痛是基于病史的主观诊断，因此它的发病率和患病率很难进行评估，而且评估结果也会因为依据的标准不同产生差异。

一项基于欧洲社区心绞痛患病率的调查研究显示：45～54 岁年龄段女性患病率为 0.1%～1%，男性为 2%～5%；而 65～74 岁年龄段女性高达 10%～15%，男性高达 10%～20%。由此可见，大约每百万个欧洲人中有 2 万～4 万人罹患心绞痛。

最近的一项调查，其标准为静息或运动时胸痛发作伴有动脉造影、运动试验或心电图异常证据，研究结果证实了心绞痛的地域差异性，且其与已知的全球冠心病死亡率的分布平行。例如，心绞痛作为初始冠脉病变的发病率，贝尔法斯特是法国的 2 倍。

稳定型心绞痛患者有发生急性冠脉综合征的危险，如不稳定型心绞痛、非 ST 段抬高型心肌梗死或 ST 段抬高型心肌梗死。Framingham 研究结果显示，稳定型心绞痛的患者，两年内发生非致死性心肌梗死和充血性心脏病的概率，男性为 14.3% 和 5.5%，女性为 6.2% 和 3.8%。稳定型心绞痛的患者的预后取决于临床、功能和解剖因素，个体差别很大。

左室功能是慢性稳定性冠脉疾病存活率最有力的预测因子，其次是冠脉狭窄的部位和严重程度。左冠状动脉主干病变最为严重，据国外统计，年病死率可高达 30% 左右。此后依次为 3 支、2 支与 1 支病变。左前降支病变一般较其他两大支严重。

三、病因和发病机制

稳定型心绞痛是一种以胸、下颌、肩、背或臂的不适感为特征的临床症候群，其典型表现为劳累、情绪波动或应激后发作，休息或服用硝酸甘油后可缓解。有些不典型的稳定型心绞痛以上腹部不适感为临床表现。William Heberden 在 1772 年首次提出"心绞痛"的概念，并将之描述为与运动有关的胸区压抑感和焦虑，不过那时还不清楚它的病因和病理机制。现在我们知道它由心肌缺血引起。心肌缺血最常见的原因是粥样硬化性冠状动脉疾病，其他原因还包括肥厚型或扩张型心肌病、动脉硬化及其他较少见的心脏疾病。

心肌供氧和需氧的不平衡产生了心肌缺血。心肌氧供取决于动脉氧饱和度、心肌氧扩散度和冠脉血流，而冠脉血流又取决于冠脉管腔横断面积和冠脉微血管的调节。管腔横断面积和微血管都受到管壁内粥样硬化斑块的影响，从而因运动时心率增快、心肌收缩增强及管壁紧张度增加导致心肌需氧增加，最终引起氧的供需不平衡。心肌缺血引起交感激活，产生心肌耗氧增加、冠状动脉收缩等一系列效应从而进一步加重缺血。缺血持续加重，导致心脏代谢紊乱、血流重分配、区域性以至整体性舒张和收缩功能障碍，心电图改变，最终引起心绞痛。缺血心肌释放的腺苷能激活心脏神经末梢的 A_1 受体，是导致心绞痛（胸痛）的主要中介。

心肌缺血也可以无症状。无痛性心肌缺血可能因为缺血时间短或不甚严重，或因为心脏传入神经受损，或缺血性疼痛在脊和脊上的部位受到抑制。患者显示出无痛性缺血表现、气短及心悸都提示心绞痛存在。

对大多数患者来说，稳定型心绞痛的病理因素是动脉粥样硬化、冠脉狭窄。正常血管床能自我调节，例如在运动时冠脉血流增加为平时的 5～6 倍。动脉粥样硬化斑块减少了血管腔横断面积，使得运动时冠脉血管床自我调节的能力下降，从而产生不同严重程度的缺血。若管腔径减少 > 50%，当运动或应激时，冠脉血流不能满足心脏代谢需要从而导致心肌缺血。内皮功能受损也是心绞痛的病因之一。心肌桥是心绞痛的罕见病因。

用血管内超声（IVUS）观察稳定型心绞痛患者的冠状动脉斑块，发现 1/3 的患者至少有 1 个斑块破裂，6% 的患者有多个斑块破裂。合并糖尿病的患者更易发生斑块破裂。临床上应重视稳定型心绞痛患者的治疗，防止其发展为急性冠脉综合征（ACS）。

四、诊断

胸痛患者应根据年龄、性别、心血管危险因素、疼痛的特点来估计冠心病的可能性，并依据病史、体格检查、相关的无创检查及有创检查结果做出诊断及分层危险的评价。

（一）病史及体格检查

1. 病史

详尽的病史是诊断心绞痛的基石。在大多数病例中，可以通过病史就能得出心绞痛的诊断。

（1）部位：典型的心绞痛部位是在胸骨后或左前胸，范围常不局限，可以放射到颈部、咽部、颌部、上腹部、肩背部、左臂及左手指侧，也可以放射至其他部位；心绞痛还可以发生在胸部以外如上腹部、咽部、颈部等。每次心绞痛发作部位往往是相似的。

（2）性质：常呈紧缩感、绞榨感、压迫感、烧灼感、胸闷或有窒息感、沉重感。有的患者只述为胸部不适，主观感觉个体差异较大，但一般不会是针刺样疼痛，有的表现为乏力、气短。

（3）持续时间：呈阵发性发作，持续数分钟，一般不会超过 10 min，也不会转瞬即逝或持续数小时。

（4）诱发因素及缓解方式：慢性稳定型心绞痛的发作与劳力或情绪激动有关，如走快路、爬坡时诱发，停下休息即可缓解，多发生在劳力当时而不是之后。舌下含服硝酸甘油可在 2～5 min 内迅速缓解症状。

非心绞痛的胸痛通常无上述特征，疼痛通常局限于左胸的某个部位，持续数个小时甚至数天，不能被硝酸甘油缓解甚至因触诊加重。胸痛的临床分类见表 3-1，加拿大心血管学会分级法见表 3-2。

2. 体格检查

稳定型心绞痛体检常无明显异常，心绞痛发作时可有心率增快、血压升高、焦虑、出汗，有时可闻及第四心音、第三心音或奔马律，或出现心尖部收缩期杂音，第二心音逆分裂，偶闻双肺底啰音。体检尚能发现其他相关情况，如心脏瓣膜病、心肌病等非冠状动脉粥样硬化性疾病，也可发现高血压、脂质代谢障碍所致的黄色瘤等危险因素，颈动脉杂音或周围血管病变有助于动脉粥样硬化的诊断。体检尚需注意肥胖（体重指数及腰围），有助于了解有无代谢综合征。

表 3-1　胸痛的临床分类

典型心绞痛	符合下述 3 个特征
	胸骨下疼痛伴特殊性质和持续时间
	运动及情绪激动诱发
	休息或硝酸甘油缓解
非典型心绞痛	符合上述两个特征
非心性胸痛	符合上述 1 个特征或完全不符合

表 3-2　加拿大心血管学会分级法

级别	症状程度
Ⅰ级	一般体力活动不引起心绞痛，例如行走和上楼，但紧张、快速或持续用力可引起心绞痛的发作
Ⅱ级	日常体力活动稍受限制，快步行走或上楼、登高、饭后行走或上楼、寒冷或风中行走、情绪激动可发作心绞痛或仅在睡醒后数小时内发作。在正常情况下以一般速度平地步行 200 m 以上或登一层以上的楼梯受限
Ⅲ级	日常体力活动明显受限，在正常情况下以一般速度平地步行 100～200 m 或登一层楼梯时可发作心绞痛
Ⅳ级	轻微活动或休息时即可以出现心绞痛症状

（二）基本实验室检查

（1）了解冠心病危险因素，空腹血糖、血脂检查，包括血总胆固醇（TC）、高密度脂蛋白胆固醇（HDL-C）、低密度脂蛋白胆固醇（LDL-C）及甘油三酯（TG）。必要时做糖耐量试验。

（2）了解有无贫血（可能诱发心绞痛），检查血红蛋白是否减少。

（3）甲状腺，必要时检查甲状腺功能。

（4）行尿常规、肝肾功能、电解质、肝炎相关抗原、人类免疫缺陷病毒（HIV）检查及梅毒血清试验，需在冠状动脉造影前进行。

（5）胸痛较明显患者，需查血心肌肌钙蛋白（CTnT 或 CTnI）、肌酸激酶（CK）及同工酶（CK-MB），以与急性冠状动脉综合征（acute coronary syndrome，ACS）相鉴别。

（三）胸部 X 线检查

胸部 X 线检查常用于可疑心脏病患者的检查，然而，对于稳定型心绞痛患者，该检查并不能提供有效特异的信息。

（四）心电图检查

1. 静息心电图检查

所有可疑心绞痛患者均应常规行静息 12 导心电图。怀疑血管痉挛的患者于疼痛发作时行心电图尤其有意义。心电图同时可以发现诸如左室肥厚、左束支阻滞、预激、心律失常及传导障碍等情况，这些信息可发现胸痛的可能机制，并能指导治疗措施。静息心电图对危险分层也有意义。但不主张重复此项检查，除非当时胸痛发作或功能分级有改变。

2. 心绞痛发作时心电图检查

在胸痛发作时争取心电图检查，缓解后立即复查。静息心电图正常不能排除冠心病心绞痛的诊断，但如果有 ST-T 改变符合心肌缺血时，特别是在疼痛发作时检出，则支持心绞痛的诊断。心电图显示陈旧性心肌梗死时，则心绞痛可能性增加。静息心电图有 ST 段压低或 T 波倒置但胸痛发作时呈"假性正常化"，也有利于冠心病心绞痛的诊断。24 h 动态心电图表现如有与症状相一致的 ST-T 变化，则对诊断有参考价值。

（五）核素心室造影

1. ^{201}Tc 心肌显像

铊随冠脉血流被正常心肌细胞摄取，休息时铊显像所示主要见于心肌梗死后瘢痕部位。在冠状动脉供血不足部位的心肌，则明显的灌注缺损仅见于运动后缺血区。变异型心绞痛发作时心肌急性缺血区常显示特别明显的灌注缺损。

2. 放射性核素心腔造影

红细胞被标记上放射性核素，得到心腔内血池显影，可测定左心室射血分数及显示室壁局部运动障碍。

3. 正电子发射断层心肌显像（PET）

PET除可判断心肌血流灌注外，还可了解心肌代谢状况，准确评估心肌活力。

（六）负荷试验

1. 心电图运动试验

（1）适应证：①有心绞痛症状怀疑冠心病，可进行运动，静息心电图无明显异常的患者，为达到诊断目的。②确定稳定型冠心病的患者心绞痛症状明显改变者。③确诊的稳定型冠心病患者用于危险分层。

（2）禁忌证：急性心肌梗死早期、未经治疗稳定的急性冠状动脉综合征、未控制的严重心律失常或高度房室传导阻滞、未控制的心力衰竭、急性肺动脉栓塞或肺梗死、主动脉夹层、已知左冠状动脉主干狭窄、重度主动脉瓣狭窄、肥厚型梗阻性心肌病、严重高血压、活动性心肌炎、心包炎、电解质异常等。

（3）方案（Burce方案）：运动试验的阳性标准为运动中出现典型心绞痛，运动中或运动后出现ST段水平或下斜型下降≥1 mm（J点后60～80 ms），或运动中出现血压下降者。

（4）需终止运动试验的情况包括：①出现明显症状（如胸痛、乏力、气短、跛行）；症状伴有意义的ST段变化。②ST段明显压低（压低＞2 mm为终止运动相对指征；≥4 mm为终止运动绝对指征）。③ST段抬高≥1 mm。④出现有意义的心律失常；收缩压持续降低10 mmHg（1 mmHg = 0.133 kPa）或血压明显升高（收缩压＞250 mmHg或舒张压＞115 mmHg）。⑤已达目标心率者。有上述情况一项者需终止运动试验。

2. 核素负荷试验（心肌负荷显像）

（1）核素负荷试验的适应证：①静息心电图异常、LBBB、ST段下降＞1 mm、起搏心律、预激综合征等心电图运动试验难以精确评估者。②心电图运动试验不能下结论，而冠状动脉疾病可能性较大者。

（2）药物负荷试验：包括双嘧达莫、腺苷或多巴酚丁胺药物负荷试验，用于不能运动的患者。

（七）多层CT或电子束CT扫描

多层CT或电子束CT平扫可检出冠状动脉钙化并进行积分。人群研究显示钙化与冠状动脉病变的高危人群相联系，但钙化程度与冠状动脉狭窄程度却并不相关，因此，不推荐将钙化积分常规用于心绞痛患者的诊断评价。

CT造影为显示冠状动脉病变及形态的无创检查方法。有较高阴性预测价值，若CT冠状动脉造影未见狭窄病变，一般可不进行有创检查。但CT冠状动脉造影对狭窄病变及程度的判断仍有一定限度，特别当钙化存在时会显著影响狭窄程度的判断，而钙化在冠心病患者中相当普遍，因此，仅能作为参考。

（八）有创性检查

1. 冠状动脉造影

冠状动脉造影至今仍是临床上评价冠状动脉粥样硬化和相对较为少见的非冠状动脉粥样硬化性疾病所引起的心绞痛的最精确的检查方法。对糖尿病、年龄＞65岁老年患者、年龄＞55岁女性的胸痛患者冠状动脉造影更有价值。

（1）适应证：①严重稳定型心绞痛（CCS分级3级或以上者），特别是药物治疗不能很好缓解症状者。②无创方法评价为高危的患者，不论心绞痛严重程度如何。③心脏停搏存活者。④患者有严重的室性心律失常。⑤血管重建（PCI，CABG）的患者有早期中等或严重的心绞痛复发。⑥伴有慢性心力衰竭或左室射血分数（LVEF）明显减低的心绞痛患者。⑦无创评价属中、高危的心绞痛患者需考虑大的非心脏手术，尤其是血管手术（如主动脉瘤修复、颈动脉内膜剥脱术、股动脉搭桥术等）。

（2）不推荐行冠状动脉造影：严重肾功能不全、造影剂过敏、精神异常不能合作者或合并其他严重疾病，血管造影的得益低于风险者。

2. 冠状动脉内超声显像

血管内超声检查可较为精确地了解冠状动脉腔径、血管腔内及血管壁粥样硬化病变情况，指导介入治疗操作并评价介入治疗效果，但不是一线的检查方法，只在特殊的临床情况及为科研目的而进行。

五、治疗

（一）治疗目标

1. 防止心肌梗死和死亡，改善预后

防止心肌梗死和死亡，主要是减少急性血栓形成的发生率，阻止心室功能障碍的发展。上述目标需通过生活方式的改善和药物干预来实现：①减少斑块形成。②稳定斑块，减轻炎症反应，保护内皮功能。③对于已有内皮功能受损和斑块破裂的情况，需阻止血栓形成。

2. 减轻或消除症状

改善生活方式、药物干预和血管再通术均是减轻和消除症状的手段，根据患者的个体情况选择合适的治疗方法。

（二）一般治疗

1. 戒烟

大量数据表明对于许多患者而言，吸烟是冠心病起源的最重要的可逆性危险因子，因此，强调戒烟是非常必要的。

2. 限制饮食和酒精摄入

对确诊的冠心病患者，限制饮食是有效的干预方式。推荐食用水果、蔬菜、谷类、谷物制品、脱脂奶制品、鱼、瘦肉等，也就是所谓的"地中海饮食"。具体食用量需根据患者总胆固醇及低密度脂蛋白胆固醇来制定。超重患者应减轻体重。

适量饮酒是有益的，但大量饮酒肯定有害，尤其对于有高血压和心衰的患者。很难定义适量饮酒的酒精量，因此提倡限酒。稳定的冠心病患者可饮少量（50 g/d）低度酒（如葡萄酒）。

3. ω-3 不饱和脂肪酸

鱼油中富含的 ω-3 不饱和脂肪酸能降低血中甘油三酯，被证实能降低近期心肌梗死患者的猝死率，同时它也有抗心律失常作用，能降低高危患者的死亡率和危险因素，可用作此类患者的二级预防。但该脂肪酸的治疗只用于高危人群，如近期心梗患者，对于稳定性心绞痛伴高危因素患者较少应用。目前只提倡患者每星期至少吃一次鱼，以保证该脂肪酸的正常摄入。

4. 维生素和抗氧化剂

目前尚无研究证实维生素的摄入能减少冠心病患者的心血管危险因素，同样，许多大型试验也没有发现抗氧化剂能给患者带来益处。

5. 积极治疗高血压、糖尿病及其他疾病

稳定型心绞痛患者也应积极治疗高血压、糖尿病、代谢综合征等疾病，因这些疾病本身有促进冠脉疾病发展的危险性。

确诊冠心病的患者血压应降至 130/85 mmHg；如合并糖尿病或肾脏疾病，血压还应降至 130/80 mmHg。糖尿病是心血管并发症的危险因子，需多方干预。研究显示：心血管病伴 2 型糖尿病患者在应用降糖药的基础上加用吡格列酮，其非致死性心肌梗死、脑卒中（中风）和病死率减少了 16%。

6. 运动

鼓励患者在可耐受范围内进行运动，运动能提高患者运动耐量、减轻症状，对减轻体重、降低血脂和血压、增加糖耐量和胰岛素敏感性都有明显效益。

7. 缓解精神压力

精神压力是心绞痛发作的重要促发因素，而心绞痛的诊断又给患者带来更大的精神压力。缓解紧张情绪，适当放松可以减少药物的摄入和手术的必要。

8. 开车

稳定型心绞痛患者可以允许开车，但是要限定车载重和避免商业运输。高度紧张的开车是应该避免的。

（三）急性发作时治疗

发作时应立即休息，至少应迅速停止诱发心绞痛的活动。随即舌下含服硝酸甘油以缓解症状。对初次服用硝酸甘油的患者应嘱其坐下或平卧，以防发生低血压，还有诸如头晕、头胀痛、面红等不良反应。

应告知患者，若心绞痛发作 > 10 min，休息和舌下含服硝酸甘油不能缓解，应警惕发生心肌梗死并应及时就医。

（四）药物治疗

1. 对症治疗，改善缺血

（1）短效硝酸酯制剂：硝酸酯类药为内皮依赖性血管扩张剂，能减少心肌需氧和改善心肌灌注，从而缓解心绞痛症状。快速起效的硝酸甘油能使发作的心绞痛迅速缓解。口服该药因肝脏首过效应，在肝内被有机硝酸酯还原酶降解，生物利用度极低。舌下给药吸收迅速完全，生物利用度高。硝酸甘油片剂暴露在空气中会变质，因而宜在开盖后3月内使用。

硝酸甘油引起剂量依赖性血管舒张不良反应，如头痛、面红等。过大剂量会导致低血压和反射性交感神经兴奋引起心动过速。对硝酸甘油无效的心绞痛患者应怀疑心肌梗死的可能。

（2）长效硝酸酯制剂：长效硝酸酯制剂能降低心绞痛发作的频率和严重程度，并能增加运动耐量。长效制剂只是对症治疗，并无研究显示它能改善预后。血管舒张不良反应如头痛、面红与短效制剂类似。其代表药有硝酸异山梨酯、单硝酸异山梨酯醇。

当机体内硝酸酯类浓度达到并超过阈值，其对心绞痛的治疗作用减弱，缓解疼痛的作用大打折扣，即发生硝酸酯类耐药。因此，患者服用长效硝酸酯制剂时应有足够长的间歇期，以保证治疗的高效。

（3）β-受体阻滞剂：β-受体阻滞剂能抑制心脏 β-肾上腺素能受体，从而减慢心率、减弱心肌收缩力、降低血压，以减少心肌耗氧量，可以减少心绞痛发作和增加运动耐量。用药后要求静息心率降至 55～60 次/分，严重心绞痛患者如无心动过缓症状，可降至 50 次/分。

只要无禁忌证，β-受体阻滞剂应作为稳定型心绞痛的初始治疗药物。β-受体阻滞剂能降低心肌梗死后稳定型心绞痛患者死亡和再梗死的风险。目前可用于治疗心绞痛的 β-受体阻滞剂有很多种，当给予足够剂量时，均能有效预防心绞痛发作。更倾向于使用选择性 $β_1$-受体阻滞剂，如美托洛尔、阿替洛尔及比索洛尔。同时具有 α 和 β-受体阻滞的药物，在慢性稳定型心绞痛的治疗中也有效。

在有严重心动过缓和高度房室传导阻滞、窦房结功能紊乱、明显的支气管痉挛或支气管哮喘的患者，禁用 β-受体阻滞剂。外周血管疾病及严重抑郁是应用 β-受体阻滞剂的相对禁忌证。慢性肺心病的患者可小心使用高度选择性 $β_1$-受体阻滞剂。没有固定狭窄的冠状动脉痉挛造成的缺血，如变异性心绞痛，不宜使用 β-受体阻滞剂，这时钙拮抗剂是首选药物。

推荐使用无内在拟交感活性的 β 受体阻滞剂。β 受体阻滞剂的使用剂量应个体化，从较小剂量开始。

（4）钙拮抗剂：钙拮抗剂通过改善冠状动脉血流和减少心肌耗氧起缓解心绞痛作用，对变异性心绞痛或以冠状动脉痉挛为主的心绞痛，钙拮抗剂是一线药物。地尔硫䓬和维拉帕米能减慢房室传导，常用于伴有心房颤动或心房扑动的心绞痛患者，而不应用于已有严重心动过缓、高度房室传导阻滞和病态窦房结综合征的患者。

长效钙拮抗剂能减少心绞痛的发作。ACTION 试验结果显示，硝苯地平控释片没有显著降低一级疗效终点（全因死亡、急性心肌梗死、顽固性心绞痛、新发心力衰竭、致残性脑卒中及外周血管成形术的联合终点）的相对危险，但对于一级疗效终点中的多个单项终点而言，硝苯地平控释片组降低达到统计学差异或有降低趋势。值得注意的是，亚组分析显示，占52%的合并高血压的冠心病患者中，一级终点相对危险下降13%。CAMELOT 试验结果显示，氨氯地平组主要终点事件（心血管性死亡、非致死性心肌梗死、冠状血管重建、由于心绞痛而入院治疗、慢性心力衰竭入院，致死或非致死性卒中及新诊断的周围血管疾病）与安慰剂组比较相对危险降低达31%，差异有统计学意义。长期应用长效钙拮抗剂的安全性在 ACTION 及大规模降压试验 ALLHAT 及 ASCOT 中都得到了证实。

外周水肿、便秘、心悸、面部潮红是所有钙拮抗剂常见的不良反应，低血压也时有发生，其他不良反应还包括头痛、头晕、虚弱无力等。

当稳定型心绞痛合并心力衰竭而血压高且难于控制者必须应用长效钙拮抗剂时，可选择氨氯地平、硝苯地平控释片或非洛地平。

（5）钾通道开放剂：钾通道开放剂的代表药物为尼克地尔，除了抗心绞痛外，该药还有心脏保护作用。一项针对尼克地尔的试验证实稳定型心绞痛患者服用该药能显著减少主要冠脉事件的发生。但是，尚没有降低治疗后死亡率和非致死性心肌梗死发生率的研究，因此，该药的临床效益还有争议。

（6）联合用药：β-受体阻滞剂和长效钙拮抗剂联合用药比单用一种药物更有效。此外，两药联用时，β-受体阻滞剂还可减轻二氢吡啶类钙拮抗剂引起的反射性心动过速不良反应。非二氢吡啶类钙拮抗剂地尔硫䓬或维拉帕米可作为对β-受体阻滞剂有禁忌的患者的替代治疗。但非二氢吡啶类钙拮抗剂和β-受体阻滞剂的联合用药能使传导阻滞和心肌收缩力的减弱更明显，要特别警惕。老年人、已有心动过缓或左室功能不良的患者应尽量避免合用。

2. 改善预后的药物治疗

与稳定型心绞痛并发的疾病如糖尿病和高血压应予以积极治疗，同时还应纠正高脂血症。HMG-CoA 还原酶抑制剂（他汀类药物）和血管紧张素转换酶抑制剂（ACEI）除各自的降脂和降压作用外，还能改善患者预后。对缺血性心脏病患者，还需加用抗血小板药物。

阿司匹林通过抑制血小板内环氧化酶使血栓素 A_2 合成减少，达到抑制血小板聚集的作用。其应用剂量为每天 75～150 mg。CURE 研究发现每日阿司匹林剂量 >200 mg 或 <100 mg 反而增加心血管事件发生的风险。

所有患者如无禁忌证（活动性胃肠道出血、阿司匹林过敏或既往有阿司匹林不耐受的病史），给予阿司匹林 75～100 mg/d。不能服用阿司匹林者，则可应用氯吡格雷作为替代。

所有冠心病患者应用他汀类药物。他汀类降脂治疗减少动脉粥样硬化性心脏病并发症，可同时应用于患者的一级和二级预防。他汀类除了降脂作用外，还有抗炎作用和防血栓形成，能降低心血管危险性。血脂控制目标为：总胆固醇（TC）<4.5 mmol/L，低密度脂蛋白胆固醇（LDL-C）至少应 <2.59 mmol/L；建议逐步调整他汀类药物剂量以达到上述目标。

ACEI 可防止左心室重塑，减少心衰发生的危险，降低病死率，如无禁忌可常规使用。在稳定型心绞痛患者中，合并糖尿病、心力衰竭或左心室收缩功能不全的高危患者应该使用 ACEI。所有冠心病患者均能从 ACEI 治疗中获益，但低危患者获益可能较小。

（五）非药物治疗（血运重建）

血运重建的主要指征：有冠脉造影指征及冠脉严重狭窄；药物治疗失败，不能满意控制症状；无创检查显示有大量的危险心肌；成功的可能性很大，死亡及并发症危险可接受；患者倾向于介入治疗，并且对这种疗法的危险充分知情。

1. 冠状动脉旁路移植手术（CABG）

40 多年来，CABG 逐渐成为治疗冠心病的最普通的手术，CABG 对冠心病的治疗的价值已进行了较深入的研究。对于低危患者（年病死率 <1%）CABG 并不比药物治疗给患者更多的预后获益。在比较 CABG 和药物治疗的临床试验的荟萃分析中，CABG 可改善中危至高危患者的预后。对观察性研究及随机对照试验数据的分析表明，某些特定的冠状动脉病变解剖类型手术预后优于药物治疗，这些情况包括：①左主干的明显狭窄。②3 支主要冠状动脉近段的明显狭窄。③2 支主要冠状动脉的明显狭窄，其中包括左前降支（LAD）近段的高度狭窄。

根据研究人群不同，CABG 总的手术死亡率在 1%～4% 之间，目前已建立了很好的评估患者个体风险的危险分层工具。尽管左胸廓内动脉的远期通畅率很高，大隐静脉桥发生阻塞的概率仍较高。血栓阻塞可在术后早期发生，大约 10% 在术后 1 年发生，5 年以后静脉桥自身会发生粥样硬化改变。静脉桥 10 年通畅率为 50%～60%。

CABG 指征：①心绞痛伴左主干病变（ⅠA）。②心绞痛伴3支血管病变,大面积缺血或心室功能差（ⅠA）。③心绞痛伴双支或3支血管病变,包括左前降支（LAD）近端严重病变（ⅠA）。④CCS Ⅰ~Ⅳ,多支血管病变、糖尿病（症状治疗ⅡaB）（改善预后ⅠB）。⑤CCS Ⅰ~Ⅳ,多支血管病变、非糖尿病（ⅠA）。⑥药物治疗后心绞痛分级 CCS Ⅰ~Ⅳ,单支血管病变,包括 LAD 近端严重病变（ⅠB）。⑦心绞痛经药物治疗分级 CCS Ⅰ~Ⅳ,单支血管病变,不包括 LAD 近端严重病变（ⅡaB）。⑧心绞痛经药物治疗症状轻微（CCSⅠ）,单支、双支、3支血管病变,但有大面积缺血的客观证据（ⅡbC）。

2. 经皮冠状动脉介入治疗（PCI）

30多年来,PCI 日益普遍应用于临床,由于创伤小、恢复快、危险性相对较低,易于被医生和患者所接受。PCI 的方法包括单纯球囊扩张、冠状动脉支架术、冠状动脉旋磨术、冠状动脉定向旋切术等。随着经验的积累、器械的进步,特别是支架极为普遍的应用和辅助用药的发展,这一治疗技术的应用范围得到了极大的拓展。近年来,冠心病的药物治疗也获较大发展,对于稳定型心绞痛并且冠状动脉解剖适合行 PCI 患者的成功率提高,手术相关的死亡风险为 0.3%~1.0%。对于低危的稳定型心绞痛患者,包括强化降脂治疗在内的药物治疗在减少缺血事件方面与 PCI 一样有效。对于相对高危险患者及多支血管病变的稳定型心绞痛患者,PCI 缓解症状更为显著,生存率获益尚不明确。

经皮冠脉血运重建的指征：①药物治疗后心绞痛 CCS 分级Ⅰ~Ⅳ,单支血管病变（ⅠA）。②药物治疗后心绞痛 CCS 分级Ⅰ~Ⅳ,多支血管病变,非糖尿病（ⅠA）。③稳定型心绞痛,经药物治疗症状轻微（CCS 分级Ⅰ）,为单支、双支或3支血管病变,但有大面积缺血的客观证据（ⅡbC）。

成功的 PCI 使狭窄的管腔狭窄程度减少至 20%~50% 以下,血流达到 TIMIⅢ级,心绞痛消除或显著减轻,心电图变化改善；但半年后再狭窄率达 20%~30%。如不成功需行主动脉-冠脉旁路移植手术。

第二节 隐性冠心病与无症状性冠心病

一、隐性冠心病的定义及类型

（一）定义

隐性冠心病即隐性心肌缺血或无症状性心肌缺血,是指病理解剖上已经有足以引起冠心病的冠状动脉粥样硬化病变,但临床上患者并无心肌缺血或其他心脏方面的症状,因而也没有被诊断过,是没有症状的隐性患者。1980年以前,经全国有关会议讨论,冠心病诊断标准中,隐性冠心病为其中的一个类型,即40岁以上的患者,休息时心电图有明显的缺血表现,或运动试验阳性的客观证据者,无其他原因（除外其他心脏病、显著贫血、自主神经功能失调等）可诊断为隐性冠心病,并载入教科书中。1980年以前,我国冠心病普查,基本是根据心电图来判定冠心病的,普查检出的冠心病,70%~80%为隐性冠心病。我们1972年在石家庄城乡进行的冠心病普查,隐性冠心病占检出患者的79.4%。

有的患者,过去从无冠心病的有关症状,心电图的确发现有陈旧性心肌梗死,称其为未被及时发现的心肌梗死,其意为在急性发病时未被及时诊断,后来在某些情况下发现而诊断为陈旧性心肌梗死,也叫隐性心肌梗死。我们认为此也应属于隐性冠心病的一个类型。也有的患者,从来没有冠心病的有关症状而发生猝死,生前没有做过心电图或相关检查,但死后尸检证明其死因为冠心病。在过去的尸检中,也常有死于其他疾病的人,生前没有冠心病症状,尸检发现有严重的足以诊断为冠心病的冠状动脉粥样硬化性狭窄或心肌梗死。

自从1961年 Holter 动态心电图问世以后,发现在监测过程中,心绞痛的患者,除了在心绞痛发作时心电图有 ST-T 改变的缺血型表现外,在没有心绞痛症状时也常有心肌缺血的 ST-T 的缺血型心电图表现,并将其称作无痛性心肌缺血或无症状性心肌缺血。我们认为这种无痛性心肌缺血或无症状性心肌缺血的心电图表现亦即隐性冠心病的表现之一。大量报告表明,冠心病有心绞痛的患者,无痛性心肌缺血的 ST-T 心电图改变占60%~80%,心绞痛发作时的 ST-T 心电图改变仅占总 ST-T 心电图改变的20%~40%。

我国 1980 年在全国第一届内科学术会议上，心血管病学组建议我国采用世界卫生组织 1979 年的冠心病诊断标准，该标准中没有隐性冠心病的诊断。其后，在国际联合的大型研究或国内的流行学调查研究中，多采用"急性冠心病事件"即急性心肌梗死和冠心病猝死事件作为金标准。

我们认为在临床上，隐性冠心病的诊断还是十分必要的。因为这一类患者随访期间急性心肌梗死率或猝死的发生率都很高。虽然单独依靠心电图诊断 ST-T 改变存在一定的假阳性或假阴性，但当前心电图或动态心电图仍是临床上最常用的诊断工具，无创、价廉、操作简便，能及时看出检查结果。在对隐性冠心病的长期随访观察中，发现他们大多数是死于冠心病。加之在尸检中，发现生前没有冠心病症状的严重冠状动脉狭窄或陈旧性心肌梗死也并非少见，我们认为临床上仍应将隐性冠心病列为一个重要的类型并加强防治。随着核医学、超声心动图学的发展及冠状动脉造影的广泛应用，为临床诊断隐性冠心病提供更多客观依据。临床上对单独依靠心电图诊断为隐性冠心病的患者如有疑问，可加做超声学或核医学检查，甚至做冠状动脉造影。

许多报告（包括尸检报告）显示，在猝死患者中，许多病例的死亡原因是冠心病。由于病例来源不同，这些冠心病猝死者在猝死总死亡病例中占 70%～90%，并且多数死者死前没有冠心病病史。20 世纪 70 年代，我们调查的 106 例冠心病猝死的病例中，一半患者在猝死前没有冠心病病史或有关症状。猝死是其冠心病的首发症状，也是最后一个症状。这些从前没有冠心病症状而因冠心病猝死者，也属于隐性冠心病的一个类型。

（二）类型

1. 完全无症状者的隐性冠心病

临床上从未出现过冠心病的有关症状，心电图或有关检查发现有心肌缺血或严重冠状动脉狭窄。

2. 无痛性心肌缺血（混合型）

临床上有冠心病心绞痛症状，动态心电图监测在心绞痛发作时，有心肌缺血的心电图表现；在非心绞痛发作的时间，也出现心肌缺血的心电图表现，这种非心绞痛发作时间出现的心肌缺血心电图表现为无痛性心肌缺血。

3. 隐性心肌梗死（未被及时发现的心肌梗死）

临床上从无冠心病或心肌梗死的有关症状，心电图或有关检查发现有陈旧性心肌梗死。

二、隐性冠心病的患病率与发病率

（一）完全无症状者的隐性冠心病

1980 年以前，许多地区采用常规心电图或加运动试验调查冠心病的患病率。我国 40 岁以上人口中，冠心病的患病率在 5% 左右，其中 70%～90% 是完全无症状的隐性冠心病患者。1972 年我们对石家庄地区采用常规 12 导联心电图加双倍二阶梯运动试验对 40 岁以上 3 474 例城乡人口进行普查，检出冠心病 233 例，患病率为 6.71%。在检出的冠心病患者中，79.4% 为无症状的隐性患者；休息心电图缺血占 33.9%；双倍二阶梯运动试验阳性占 45.4%。无症状的隐性心肌梗死患者尚未包括在内。在以后的每隔 2 年随访普查 1 次中，40 岁以上人口中，冠心病的发病率为 0.96%，这个数值比西方国家低得多，其中 80.0% 是无症状的隐性患者。1980 年以后，一般不采用该方法调查，但住院急性心肌梗死的相对发病率和人群冠心病事件登记的流行学研究，均一致证明我国冠心病明显增加。我们估计，完全无症状的隐性冠心病的患病率和发病率必然也相应增加。

（二）无痛性心肌缺血（混合型）

自从 1961 年 Holter 将动态心电图监测应用于临床以来，发现冠心病心绞痛患者除了在发作心绞痛时有心肌缺血的心电图表现外，在非心绞痛发作时间也有心肌缺血的心电图表现，称无痛性心肌缺血。因这一类患者既有心绞痛时的心电图心肌缺血，又有非心绞痛发作时的心电图心肌缺血出现，称其为混合型。在同一个患者，无痛性心肌缺血的心电图出现的次数远超过心绞痛心肌缺血的次数。据报道，心绞痛患者无痛性心肌缺血心电图发生的次数，占总心肌缺血心电图发生次数的 60%～80%。我国 1991 年召开的心肌缺血研讨会的综合资料：对心绞痛患者进行动态心电图监测，无痛性心电图心肌缺血发生的次数占总心肌缺血心电图次数的67.4%~79.0%，表明心肌缺血心电图总次数的2/3甚至更多次数是毫无症状。人们认识到冠心病心绞痛患者出现的心肌缺血心电图表现占比例较少，还有更多次的心肌缺血心电图表现是在非心绞痛发作时出现的。同时也指出，对这类患者的治疗，单凭症状是不全面的，应当重视有症状心肌缺血和无症状心肌缺血总负荷概念。

（三）隐性心肌梗死（未被及时发现的心肌梗死）

隐性心肌梗死或未被及时发现的心肌梗死，即是我们曾报道过的未被及时发现的心肌梗死。因为发现这些患者时，即已经将其诊断为心肌梗死了，但该患者在最初发生心肌梗死时没有症状，也没有被诊断过，后来被我们发现了，所以我们称其为"未被及时发现的心肌梗死"。在1972年我们普查40岁以上的3 474人中，检出陈旧性心肌梗死8例，患病率为0.23%，其中4例为无症状的隐性心肌梗死，占总检出人数的50.0%。我们分析1972~1976年河北省正定心血管病防治区，每两年1次心电图普查，经心电图证实为心肌梗死者共62例，其中42例曾被诊断过急性心肌梗死，20例为无症状的隐性心肌梗死，隐性心肌梗死占总心肌梗死患者数的32.3%。

美国弗来明汉（Framingham）地区在每两年1次心电图普查的研究中，18年共发现259例，其中60例为隐性。每次普查，隐性心肌梗死占心肌梗死患病总数的20.5%~23.6%。他们认为这较实际数字为低，因为部分隐性心肌梗死后，在心电图普查时可能已经恢复了正常，因而发生遗漏。冰岛对9141例40岁以上年龄人口随访4~20年，年发病率300/100 000，1/3为隐性心肌梗死，女性比男性多，70岁以上老年人比65岁以下者患病率高，其预后和有症状者相似。Medalie等对10 059例40岁以上人群随访5年，共发生心肌梗死427例，其中170例为未被临床发现的隐性心肌梗死，占总数的40.0%。有人认为人群中每发生1例有临床症状的急性心肌梗死，很可能还有1例没有症状的隐性患者。这个估计似不为过，如Master收集了3组尸检证实为愈合性心肌梗死，该3组中隐性心肌梗死分别占39%、50%和52%。

有学者曾对364例住院的冠心病患者进行分析，隐性冠心病仅占5例，这5例都是因为需要做手术，在手术前进行心电图检查时发现的。我们另外分析了134例住院心肌梗死患者的资料，92例因急性心肌梗死发病住院，另有42例为陈旧性心肌梗死，其中31例过去未被诊断过心肌梗死。但仔细追问病史，多数过去有类似冠心病的症状，完全没有症状者仅有5例。按此计算，住院患者中完全没有冠心病症状的隐性心肌梗死患者，仅占住院心肌梗死总数的3.73%。隐性心肌梗死都是因其他疾病住院被发现的，大量隐性心肌梗死因为没有症状，如不做心电图或有关检查则不会发现。所以，住院患病率并不能反映自然人群中的实际患病情况。

三、隐性冠心病的临床意义

当前，对隐性冠心病的研究比较少，因此对命名和认识还不完全一致。但许多研究资料表明，各类型的隐性冠心病的预后并不乐观，它与各类有症状的冠心病有同等重要的意义。

（一）无症状的隐性冠心病

无症状的隐性冠心病患者散布在自然人群中，数量很大，危害也最大。因为他们没症状，多数也没有被诊断过，自己认为是一个正常的健康人，缺少警报系统。平时没有防治措施，常可在某些特殊情况下，如过度劳累、旅游、爬山、情绪激动、饮食等情况下而诱发（或者说是促发）心脏事件。长期随访研究资料表明，其心肌梗死和冠心病猝死的发病率和病死率与症状者相似。有对1835例40岁以上人群隐性冠心病随访14.5年的报告，其冠心病死亡率增加4~5倍。

我们对朱河防治点普查及3年随访资料表明，普查时诊断为冠心病的患者（80%是隐性冠心病），在随访期间11.61%死于冠心病，平均每年死亡3.8%；非冠心病者，随访期间死于冠心病者平均每年仅0.29%，两者相差10倍以上。死于其他疾病者无明显差别（表3-3）。

表 3-3　普查时诊断为冠心病者的死亡情况

普查时诊断	总例数	随访期间死亡原因及例数		
		冠心病心衰	心肌梗死	其他疾病
冠心病	112	9	4	6
非冠心病	1 882	3	8	87
显著性		$P < 0.01$	$P < 0.01$	$P > 0.5$

从个体来说，确有一些隐性冠心病患者，在相当长时间继续从事原有工作并不产生症状；但就总体来说，隐性冠心病显然较非冠心病者危险性大。

Robb 等曾先后两次随访分析 1949~1970 年做过双倍二阶梯运动试验的病例共 3 325 例，其中阳性 449 例，阴性 2 876 例。随访期间，不仅运动试验阳性者冠心病死亡率高，而且死亡率和 ST 段压低的程度密切相关，即 ST 段压低越多，死亡比率越大：

$$死亡比率 = \frac{运动试验阳性冠心病病死率}{运动试验阴性冠心病病死率}$$

他们将 ST 段压低分为以下 3 级：

Ⅰ级：0.1~0.9 mm，死亡比率为 2.0。
Ⅱ级：1.0~1.9 mm，死亡比率为 3.1。
Ⅲ级：≥2.0 mm，死亡比率为 10.3。

（二）无痛性心肌缺血（混合型）

完全无症状的隐性冠心病，因为没有临床症状，一般并不住院治疗。自从动态心电图监测发现在心绞痛患者除了心绞痛发作时有心肌缺血的心电图变化外，在不发作心绞痛时还有更多次心肌缺血的心电图出现，此后人们对此进行了许多研究。

心肌缺血是心肌得不到足够的血液供应，可以是因冠状动脉狭窄供血不足，也可能是心肌需氧增加，或是两者兼有。心肌缺血先是引起心脏功能性改变，继而是心肌代谢异常和电生理异常；如果此时心肌仍得不到足够的血液供应，将发生可逆性心肌损伤；此阶段如果心肌缺血仍然持续，有可能发展为不可逆的心肌损伤，即心肌坏死，或叫心肌梗死。

球囊闭塞冠状动脉研究，观察其病理生理变化，其顺序是：冠状动脉堵塞→心脏舒张功能异常→收缩功能异常→血流动力学异常→心电图改变→心绞痛。该研究说明心肌缺血达到一定程度和足够时间后，才能引起心绞痛。但是，他不能解释隐性心肌梗死患者的情况，因为该患者已经达到并发生了心肌坏死，而仍没有疼痛的症状。

国内外有较多的研究，认为和个体血液中的镇痛物质水平不同有关。无痛性心肌缺血者血浆中内源性吗啡样物质水平高。国内吴林也曾报道运动前后隐性冠心病较相应的心绞痛者血浆内啡肽高，运动后又较运动前高。

其他，还有认为无痛性心肌缺血是因为个体的痛觉阈值高，或是识别痛觉的神经通道功能受损。

无论是怎样的解释，都承认心肌缺血可以是没有疼痛的，或无痛性心肌缺血这个事实是存在的。无痛性心肌缺血和有心绞痛的心肌缺血应该同等对待。在临床治疗方面就不只是针对心绞痛，而是要治疗无痛性心肌缺血和有心绞痛的心肌缺血的总负荷。

（三）隐性心肌梗死

无症状的心肌梗死或隐性心肌梗死（未被及时发现的心肌梗死），我们过去称之为未被及时发现的心肌梗死。我们报道的无症状性心肌梗死病例都是生前在体检时做心电图时发现的陈旧性心肌梗死，在急性期未被及时发现。这类无症状的隐性心肌梗死在发现后，也是因为没有症状，也就没有警觉，一些患者在被发现后也不重视。这一类患者心血管病事件的发生率比同龄非冠心病的死亡率高 16 倍。它的预后和诊断过急性心肌梗死的患者相似（表 3-4、表 3-5）。

表 3-4 隐性心肌梗死的随访

发病年代	例数	第1年	第2年	第3年	第4年	第5年	第6年	第7年	1979年生存例数
1972	7	1*		1*	1***	1△			3
1973	0								—
1974	2	2**							0
1975	8	1*		1△					6
1976	3								3
共计	20	4		2	1	1			12

注：*：猝死；**：心力衰竭；***再梗死；△脑卒中

表 3-5 急性心肌梗死的随访（1979年）

发病年代	例数	第1年	第2年	第3年	第4年	第5年	第6年	第7年	1979年生存例数
1972	5	1***				1* 1△			2
1973	9			3*	1△△				5
1974	7	2***			1**				4
1975	8		1*	1*					6
1976	13	1***							12
共计	42	4	1	4	2	2	0	0	29

注：*：猝死；**：心力衰竭；***死于发病后28d以内的急性期；△脑卒中；△糖尿病

四、隐性冠心病的防治

隐性冠心病占整个冠心病的70%～90%，数量很大。上述资料多是社区人群普查得来的。由于隐性冠心病一般并不到医院门诊或住院治疗，所以对其防治已经超越医院的范围。鉴于它没有症状，不容易被发现，或发现了也不被重视，以致对本病失去警惕，在某种程度上来说，其预后可能更差。随着我国冠心病发病率的不断增多，隐性冠心病患者的数量必将相应增加，所以对隐性冠心病的防治应该给予应有的重视。

（一）预防

预防隐性冠心病和预防其他类型的冠心病相同，主要是向群众宣传有关防治知识，尽可能地减少冠心病的易患因素，保持合理的膳食和生活制度，积极治疗和控制与冠心病相关的疾病，如高血压、血脂异常和糖尿病等。

（二）尽早发现和检出隐性冠心病

治疗的关键，首先是要检出和发现隐性冠心病的患者。在当前，简便易行的方法是每年（对30岁或40岁以上人口）定期做1次常规心电图检查，对疑似者可进一步做心电图负荷试验、24 h动态心电图、超声学或放射性核素检查，必要时也可考虑做冠状动脉造影。将病情告诉患者，促使其知情并主动进行治疗。

（三）治疗原则

基于我们对隐性冠心病的上述认识，我们认为隐性冠心病的治疗原则上应和有症状的冠心病患者相同对待。对既有心绞痛，又有无痛性心肌缺血的患者，不能满足于单纯心绞痛的治疗，还要考虑无痛性心肌缺血心电图的总效益。

第三节 不稳定型心绞痛和非ST段抬高型心肌梗死

不稳定型心绞痛（UA）指介于稳定型心绞痛和急性心肌梗死之间的临床状态，包括了除稳定型劳力性心绞痛以外的初发型、恶化型劳力性心绞痛和各型自发性心绞痛。它是在粥样硬化病变的基础上，发生了冠状动脉内膜下出血、斑块破裂、破损处血小板与纤维蛋白凝集形成血栓、冠状动脉痉挛及远端小血管栓塞引起的急性或亚急性心肌供氧减少所致。它是 ACS 中的常见类型。若 UA 伴有血清心肌坏死标志物明显升高，此时可确立非 ST 段抬高型心肌梗死（NSTEIVU）的诊断。

一、发病机制

ACS 有着共同的病理生理学基础，即在冠状动脉粥样硬化的基础上，粥样斑块松动、裂纹或破裂，使斑块内高度致血栓形成的物质暴露于血流中，引起血小板在受损表面黏附、活化、聚集，形成血栓，导致病变血管完全性或非完全性闭塞。冠脉病变的严重程度，主要取决于斑块的稳定性，与斑块的大小无直接关系。不稳定斑块具有如下特征：脂质核较大，纤维帽较薄，含大量巨噬细胞和 T 细胞，血管平滑肌细胞含量较少。UA/NSTEMI 的特征是心肌供氧和需氧之间平衡失调，目前发现其最常见病因是心肌血流灌注减少，这是由于粥样硬化斑块破裂发生的非阻塞性血栓导致冠状动脉狭窄所致。血小板聚集和破裂斑块碎片导致的微血管栓塞，使得许多患者的心肌标志物释放。其他原因包括动力性阻塞（冠状动脉痉挛或收缩）、进行性机械性阻塞、炎症和（或）感染、继发性 UA 即心肌氧耗增加或氧输送障碍的情况（包括贫血、感染、甲状腺功能亢进、心律失常、血液高黏滞状态或低血压等），实际上这 5 种病因相互关联。

近年来的研究发现，导致粥样斑块破裂的机制如下。

（1）斑块内 T 细胞通过合成细胞因子 γ-干扰素（IFN-γ）能抑制平滑肌细胞分泌间质胶原使斑块纤维帽结构变薄弱。

（2）斑块内巨噬细胞、肥大细胞可分泌基质金属蛋白酶如胶原酶、凝胶酶、基质溶解酶等，加速纤维帽胶原的降解，使纤维帽变得更易受损。

（3）冠脉管腔内压力升高、冠脉血管张力增加或痉挛、心动过速时心室过度收缩和扩张所产生的剪切力及斑块滋养血管破裂均可诱发与正常管壁交界处的斑块破裂。由于收缩压、心率、血液黏滞度、内源性组织纤溶酶原激活剂（tPA）活性、血浆肾上腺素和皮质激素水平的昼夜节律性变化一致，使每天晨起后 6 时至 11 时最易诱发冠脉斑块破裂和血栓形成，由此产生了每天凌晨和上午 MI 高发的规律。

二、病理解剖

冠状动脉病变或粥样硬化斑块的慢性进展，即使可导致冠状动脉严重狭窄甚至完全闭塞，由于侧支循环的逐渐形成，通常不一定产生 MI。若冠状动脉管腔未完全闭塞，仍有血供，临床上表现为 NSTEMI 即非 Q 波型 MI 或 UA，心电图仅出现 ST 段持续压低或 T 波倒置。如果冠脉闭塞时间短，累计心肌缺血 <20 min，组织学上无心肌坏死，也无心肌酶或其他标志物的释出，心电图呈一过性心肌缺血改变，临床上就表现为 UA；如果冠脉严重阻塞时间较长，累计心肌缺血 > 20 min，组织学上有心肌坏死，血清心肌坏死标志物也会异常升高，心电图上呈持续性心肌缺血改变而无 ST 段抬高和病理性 Q 波出现，临床上即可诊断为 NSTEMI 或非 Q 波型 MI。NSTEMI 虽然心肌坏死面积不大，但心肌缺血范围往往不小，临床上依然很高危；这可以是冠状动脉血栓性闭塞已有早期再通，或痉挛性闭塞反复发作，或严重狭窄的基础上急性闭塞后已有充分的侧支循环建立的结果。NSTEMI 时的冠脉内附壁血栓多为白血栓；也有可能是斑块成分或血小板血栓向远端栓塞所致；偶有由破裂斑块疝出而堵塞冠脉管腔者被称为斑块灾难。

三、临床表现

UA 的临床表现一般具有以下三个特征之一。

（1）静息时或夜间发生心绞痛常持续 20 min 以上。

（2）新近发生的心绞痛（病程在 2 个月内）且程度严重。

（3）近期心绞痛逐渐加重（包括发作的频度、持续时间、严重程度和疼痛放射到新的部位）。发作时可有出汗、皮肤苍白湿冷、恶心、呕吐、心动过速、呼吸困难、出现第三或第四心音等表现。而原来可以缓解心绞痛的措施此时变得无效或不完全有效。UA 患者中约 20% 发生 NSTEMI 需通过血肌钙蛋白和心肌酶检查来判定。UA 和 NSTEMI 中很少有严重的左心室功能不全所致的低血压（心源性休克）。

UA 或 NSTEMI 的 Braunwald 分级是根据 UA 发生的严重程度将之分为 Ⅰ、Ⅱ、Ⅲ级，而根据其发生的临床环境将之分为 A、B、C 级。

Ⅰ级：初发的、严重或加剧性心绞痛。发生在就诊前 2 个月内，无静息时疼痛。每日发作 3 次或 3 次以上，或稳定型心绞痛患者心绞痛发作更频繁或更严重，持续时间更长，或诱发体力活动的阈值降低。

Ⅱ级：静息型亚急性心绞痛。在就诊前 1 个月内发生过 1 次或多次静息性心绞痛，但近 48 h 内无发作。

Ⅱ级：静息型急性心绞痛。在 48 h 内有 1 次或多次静息性心绞痛发作。

A 级：继发性 UA。在冠状动脉狭窄的基础上，同时伴有冠状动脉血管床以外的疾病引起心肌氧供和氧需之间平衡的不稳定，加剧心肌缺血。这些因素包括：贫血、感染、发热、低血压、快速性心律失常、甲状腺功能亢进、继发于呼吸衰竭的低氧血症。

B 级：原发性 UA。无可引起或加重心绞痛发作的心脏以外的因素，且患者 2 周内未发生过 MI。这是 UA 的常见类型。

C 级：MI 后 UA。在确诊 MI 后 2 周内发生的 UA。约占 MI 患者的 20%。

四、危险分层

由于不同的发病机制造成不同类型 ACS 的近、远期预后有较大的差别，因此正确识别 ACS 的高危人群并给予及时和有效的治疗可明显改善其预后，具有重要的临床意义。对于 ACS 的危险性评估遵循以下原则：首先是明确诊断，然后进行临床分类和危险分层，最终确定治疗方案。

（一）高危非 ST 段抬高型 ACS 患者的评判标准

美国心脏病学会／美国心脏病协会（ACC/AHA）将具有以下临床或心电图情况中的 1 条作为高危非 ST 段抬高型 ACS 患者的评判标准。

（1）缺血症状在 48 h 内恶化。

（2）长时间进行性静息性胸痛（＞20 min）。

（3）低血压，新出现杂音或杂音突然变化、心力衰竭，心动过缓或心动过速，年龄＞75 岁。

（4）心电图改变：静息性心绞痛伴一过性 ST 段改变（＞0.05 mV），新出现的束支传导阻滞，持续性室性心动过速。

（5）心肌标志物（TnI、TnT）明显增高（＞0.1 μg/L）。

（二）中度危险性 ACS 患者的评判标准

中度危险为无高度危险特征但具备下列中的 1 条。

（1）既往 MI、周围或脑血管疾病，或冠脉搭桥，既往使用阿司匹林。

（2）长时间（＞20 min）静息性胸痛已缓解，或过去 2 周内新发 CCS 分级Ⅲ级或Ⅳ级心绞痛，但无长时间（＞20 min）静息性胸痛，并有高度或中度冠状动脉疾病可能；夜间心绞痛。

（3）年龄＞70 岁。

（4）心电图改变：T 波倒置＞0.2 mV，病理性 Q 波或多个导联静息 ST 段压低＜0.1 mV。

（5）TnI 或 TnT 轻度升高（即＜0.1 μg/L，但＞0.01 μg/L）。

（三）低度危险性 ACS 患者的评判标准

低度危险性为无上述高度、中度危险特征，但有下列特征。

（1）心绞痛的频率、程度和持续时间延长，诱发胸痛阈值降低，2 周至 2 个月内新发心绞痛。

（2）胸痛期间心电图正常或无变化。

（3）心脏标志物正常。近年来，在结合上述指标的基础上，将更为敏感和特异的心肌生化标志物用于危险分层，其中最具代表性的是心肌特异性肌钙蛋白、C 反应蛋白、高敏 C 反应蛋白（HsCRP）、脑钠肽（BNP）和纤维蛋白原。

五、实验室检查和辅助检查

（一）心电图检查

应在症状出现 10 min 内进行心电图检查。UA 发作时心电图有一过性 ST 段偏移和（或）T 波倒置；如心电图变化持续 12 h 以上，则提示发生 NSTEMI。NSTEMI 时不出现病理性 Q 波，但有持续性 ST 段压低 ≥ 0.1 mV（aVR 导联有时还有 V_1 导联则 ST 段抬高），或伴对称性 T 波倒置，相应导联的 R 波电压进行性降低，ST 段和 T 波的这种改变常持续存在（图 3-1）。

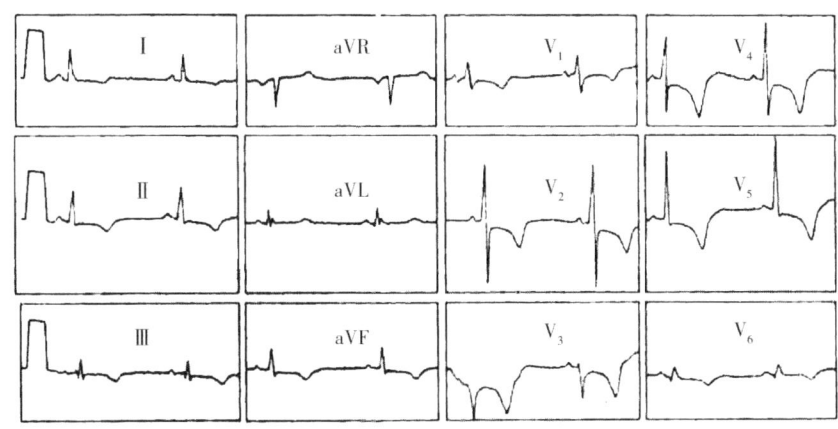

图 3-1　急性非 Q 波性心肌梗死的心电图

图示除 Ⅰ、aVL、aVR 外各导联 ST 段压低伴 T 波倒置

（二）心脏标志物检查

UA 时，心脏标志物一般无异常增高；NSTEMI 时，血 CK-MB 或肌钙蛋白常有明显升高。肌钙蛋白 T 或 I 及 C 反应蛋白升高是协助诊断和提示预后较差的指标。

（三）其他

需施行各种介入性治疗时，可先行选择性冠状动脉造影，必要时行血管内超声或血管镜检查，明确病变情况。

六、诊断

对年龄 > 30 岁的男性和年龄 > 40 岁的女性（糖尿病患者更年轻）主诉符合上述临床表现的心绞痛时应考虑 ACS，但须先与其他原因引起的疼痛相鉴别。随即进行一系列的心电图和心脏标志物的检测，以判别为 UA、NSTEMI 抑或是 STEMI。

七、鉴别诊断

（一）急性心包炎

急性心包炎尤其是急性非特异性心包炎，可有较剧烈而持久的心前区疼痛，心电图有 ST 段和 T 波变化。但心包炎患者在疼痛的同时或以前已有发热和血白细胞计数增高，疼痛常于深呼吸和咳嗽时加重，坐位前倾时减轻。体检可发现心包摩擦音，心电图除 aVR 外，各导联均有 ST 段弓背向下的抬高，无异常 Q 波出现。

（二）急性肺动脉栓塞

肺动脉大块栓塞常可引起胸痛、咯血、气急和休克，但有右心负荷急剧增加的表现，如发绀、肺动脉瓣区第二心音亢进、三尖瓣区出现收缩期杂音、颈静脉充盈、肝大、下肢水肿等。发热和白细胞增多出现也较早，多在 24 h 内。心电图示电轴右偏，Ⅰ 导联出现 S 波或原有的 S 波加深，Ⅲ 导联出现 Q 波和 T 波倒置，aVR 导联出现高 R 波，胸导联过渡区向左移，右胸导联 T 波倒置等。血乳酸脱氢酶总值增高，但其同工酶和肌酸磷酸激酶不增高，D-二聚体可升高，其敏感性高但特异性差。肺部X线检查、放射性核素肺通气-灌注扫描、X线CT和必要时选择性肺动脉造影有助于诊断。

（三）急腹症

急性胰腺炎、消化性溃疡穿孔、急性胆囊炎、胆石症等，患者可有上腹部疼痛及休克，可能与ACS患者疼痛波及上腹部者混淆。但仔细询问病史和体格检查，不难做出鉴别。心电图检查和血清肌钙蛋白、心肌酶等测定有助于明确诊断。

（四）主动脉夹层分离

以剧烈胸痛起病，颇似ACS。但疼痛一开始即达高峰，常放射到背、肋、腹、腰和下肢，两上肢血压及脉搏可有明显差别，少数有主动脉瓣关闭不全，可有下肢暂时性瘫痪或偏瘫。X线胸片示主动脉增宽，X线CT或MRI主动脉断层显像及超声心动图探测到主动脉壁夹层内的液体，可确立诊断。

（五）其他疾病

急性胸膜炎、自发性气胸、带状疱疹等心脏以外疾病引起的胸痛，依据特异性体征、X线胸片和心电图特征不难鉴别。

八、预后

约30%的UA患者在发病3个月内发生MI，猝死较少见，其近期死亡率低于NSTEMI或STEMI。但UA或NSTEMI的远期死亡率和非致死性事件的发生率高于STEMI，这可能与其冠状动脉病变更严重有关。

九、治疗

ACS是内科急症，治疗结局主要受是否迅速诊断和治疗的影响，因此应及早发现，及早住院，并加强住院前的就地处理。UA或NSTEMI的治疗目标是稳定斑块、治疗残余心肌缺血、进行长期的二级预防。溶栓治疗不宜用于UA或NSTEMI。

（一）一般治疗

UA或NSTEMI患者应住入冠心病监护病室，卧床休息至少12～24 h，给予持续心电监护。病情稳定或血运重建后症状控制，应鼓励早期活动。下肢做被动运动可防止静脉血栓形成。活动量的增加应循序渐进。应尽量对患者进行必要的解释和鼓励，使其能积极配合治疗而又解除焦虑和紧张，可以应用小剂量的镇静剂和抗焦虑药物，使患者得到充分休息和减轻心脏负担。保持大便通畅，便时避免用力，如便秘可给予缓泻剂。有明确低氧血症（动脉血氧饱和度低于92%）或存在左心室功能衰竭时才需补充氧气。在最初2～3天饮食应以流质为主，以后随着症状减轻而逐渐增加粥、面条等及其他容易消化的半流质，宜少量多餐，钠盐和液体的摄入量应根据汗量、尿量、呕吐量及有无心力衰竭而作适当调节。

（二）抗栓治疗

抗栓治疗可预防冠状动脉内进一步血栓形成、促进内源性纤溶活性溶解血栓和减少冠状动脉狭窄程度，从而可减少事件进展的风险和预防冠状动脉完全阻塞的进程。

1. 抗血小板治疗

（1）环氧化酶抑制剂：阿司匹林可降低ACS患者的短期和长期病死率。若无禁忌证，ACS患者入院时都应接受阿司匹林治疗，起始负荷剂量为160～325 mg（非肠溶制剂），首剂应嚼碎，加快其吸收，以便迅速抑制血小板激活状态，以后改用小剂量维持治疗。除非对阿司匹林过敏或有其他禁忌证外，主张长期服用小剂量75～100 mg/d维持。

（2）二磷酸腺苷（ADP）受体拮抗剂：氯吡格雷和噻氯匹定能拮抗血小板ADP受体，从而抑制血小板聚集，可用于对阿司匹林不能耐受患者的长期口服治疗。氯吡格雷起始负荷剂量为300 mg，以后75 mg/d维持，噻氯匹定起效较慢，不良反应较多，已少用。对于非ST段抬高型ACS患者不论是否行介入治疗，阿司匹林加氯吡格雷均为常规治疗，应联合应用12个月，对于放置药物支架的患者这种联合治疗时间应更长。

（3）血小板膜糖蛋白Ⅱb/Ⅲa（GPⅡb/Ⅲa）受体拮抗剂：激活的GPⅡb/Ⅲa受体与纤维蛋白原结合，形成在激活血小板之间的桥梁，导致血小板血栓形成。阿昔单抗是直接抑制GPⅡb/Ⅲa受体的单克隆抗体，在血小板激活起重要作用的情况下，特别是患者进行介入治疗时，该药多能有效地与血小板表面的GPⅡb/Ⅲa受体结合，从而抑制血小板的聚集；一般使用方法是先静注冲击量0.25 mg/kg，然后10 μg/（kg·h）静滴12～24 h。合成的该类药物还包括替罗非班和依替巴肽。以上3种GPⅡb/Ⅲa受体拮抗剂静脉制剂均适用于ACS患者急诊PCI（首选阿昔单抗，因目前其安全性证据最多），可明显降低急性和亚急性血栓形成的发生率，如果在PCI前6 h内开始应用该类药物，疗效更好。若未行PCI，GPⅡb/Ⅲa受体拮抗剂可用于高危患者，尤其是心脏标志物升高或尽管接受合适的药物治疗症状仍持续存在或两者兼而有的患者。GPⅡb/Ⅲa受体拮抗剂应持续应用24～36 h，静脉滴注结束之前进行血管造影。不推荐常规联合应用GPⅡb/Ⅲa受体拮抗剂和溶栓药。近年来还合成了多种GPⅡb/Ⅲa受体拮抗剂的口服制剂，如西拉非班、珍米洛非班、拉米非班等，但其在剂量、生物利用度和安全性方面均需进一步研究。

（4）环核苷酸磷酸二酯酶抑制剂：近年来一些研究显示西洛他唑加阿司匹林与噻氯匹定加阿司匹林在介入治疗中预防急性和亚急性血栓形成方面有同等的疗效，可作为噻氯匹定的替代药物。

2. 抗凝治疗

除非有禁忌证（如活动性出血或已应用链激酶或复合纤溶酶链激酶），所有患者应在抗血小板治疗的基础上常规接受抗凝治疗，抗凝治疗药物的选择应根据治疗策略及缺血和出血事件的风险。常用有的抗凝药包括普通肝素、低分子肝素、磺达肝癸钠和比伐卢定。需紧急介入治疗者，应立即开始使用普通肝素或低分子肝素或比伐卢定。对选择保守治疗且出血风险高的患者，应优先选择磺达肝癸钠。

（1）肝素和低分子肝素：肝素的推荐剂量是先给予80 U/kg静注，然后以18 U/（kg·h）的速度静脉滴注维持，治疗过程中需注意开始用药或调整剂量后6 h测定部分激活凝血酶时间（APTT），根据APTT调整肝素用量，使APTT控制在45～70 s。但是，肝素对富含血小板的血栓作用较小，且肝素的作用可由于肝素结合血浆蛋白而受影响。未口服阿司匹林的患者停用肝素后可能使胸痛加重，与停用肝素后引起继发性凝血酶活性增高有关。因此，肝素以逐渐停用为宜。低分子肝素与普通肝素相比，具有更合理的抗Ⅹa因子及Ⅱa因子活性的作用，可以皮下应用，不需要实验室监测，临床观察表明，低分子肝素较普通肝素有疗效肯定、使用方便的优点。使用低分子肝素的参考剂量：依诺肝素40 mg、那曲肝素0.4 mL或达肝素5000～7500 U，皮下注射，每12 h一次，通常在急性期用5～6天。磺达肝癸钠是Ⅹa因子抑制剂，最近有研究表明在降低非ST段抬高型ACS的缺血事件方面效果和低分子肝素相当，但出血并发症明显减少，因此安全性较好，但不能单独用于介入治疗中。

（2）直接抗凝血酶的药物：在接受介入治疗的非ST段抬高型ACS人群中，用直接抗凝血酶药物比伐卢定较联合应用肝素/低分子肝素和GPⅡb/Ⅲa受体拮抗剂的出血并发症少，安全性更好，临床效益相当。但其远期效果尚缺乏随机双盲的对照研究。

（三）抗心肌缺血治疗

1. 硝酸酯类药物

硝酸酯类药物可选择口服，舌下含服，经皮肤或经静脉给药。硝酸甘油为短效硝酸酯类，对有持续性胸部不适、高血压、急性左心衰竭的患者，在最初24～48 h的治疗中，静脉内应用有利于控制心肌缺血发作。先给予舌下含服0.3～0.6 mg，继以静脉点滴，开始5～10 μg/min，每5～10 min增加5～10 μg，直至症状缓解或平均压降低10%但收缩压不低于12.0 kPa（90 mmHg）。目前推荐静脉应用硝酸甘油的患者症状消失24 h后，就改用口服制剂或应用皮肤贴剂。药物耐受现象可能在持续静脉应用硝酸甘油24～48 h内出现。由于在NSTEMI患者中未观察到硝酸酯类药物具有减少死亡率的临床益处，因此在长期治疗中此类药物应逐渐减量至停用。

2. 镇痛剂

如硝酸酯类药物不能使疼痛迅速缓解，应立即给予吗啡，10 mg稀释成10 mL，每次2～3 mL静脉注射。哌替啶50～100 mg肌内注射，必要时1～2 h后再注射1次，以后每4～6 h可重复应用，注意呼吸功能的抑制。给予吗啡后如出现低血压，可仰卧或静脉滴注生理盐水来维持血压，很少需要用升压药。如出现呼吸抑制，应给予纳洛酮 0.4～0.8 mg。有使用吗啡禁忌证（低血压和既往过敏史）者，可选用哌替啶替代。疼痛较轻者可用罂粟碱，30～60 mg 肌内注射或口服。

3. β-受体阻滞剂

β-受体阻滞剂可用于所有无禁忌证（如心动过缓、心脏传导阻滞、低血压或哮喘）的 UA 和 NSTEMI 患者，可减少心肌缺血发作和心肌梗死的发展。使用 β-受体阻滞剂的方案如下：①首先排除有心力衰竭、低血压［收缩压低于 12.0 kPa（90 mmHg）］、心动过缓（心率低于 60 次/分）或有房室传导阻滞（PR 间期 > 0.24 s）的患者。②给予美托洛尔，静脉推注每次 5 mg，共 3 次。③每次推注后观察 2～5 min，如果心率低于 60 次/分或收缩压低于 13.3 kPa（100 mmHg），则停止给药，静脉注射美托洛尔的总量为 15 mg。④如血流动力学稳定，末次静脉注射后 15 min，开始改为口服给药，每 6 h 50 mg，持续 2 天，以后渐增为 100 mg，2 次/日。作用极短的 β-受体阻滞剂艾司洛尔静脉注射 50～250 μg/（kg·min），安全而有效，甚至可用于左心功能减退的患者，药物作用在停药后 20 min 内消失，用于有 β-受体阻滞剂相对禁忌证，而又希望减慢心率的患者。β-受体阻滞剂的剂量应调整到患者安静时心率 50～60 次/分。

4. 钙拮抗剂

钙拮抗剂与 β-受体阻滞剂一样能有效地减轻症状。但所有的大规模临床试验表明，钙拮抗剂应用于 UA，不能预防 AMI 的发生或降低病死率，目前仅推荐用于全量硝酸酯和 β-受体阻滞剂之后仍有持续性心肌缺血的患者或对 β-受体阻滞剂有禁忌的患者，应选用心率减慢型的非二氢吡啶类钙拮抗剂。对心功能不全的患者，应用 β-受体阻滞剂后再加用钙拮抗剂应特别谨慎。

5. 血管紧张素转换酶抑制剂（ACEI）

近年来一些临床研究显示，对 UA 和 NSTEMI 患者，短期应用 ACEI 并不能获得更多的临床益处。但长期应用对预防再发缺血事件和死亡有益。因此除非有禁忌证（如低血压、肾衰竭、双侧肾动脉狭窄和已知的过敏），所有 UA 和 NSTEMI 患者都可选用 ACEI。

6. 调脂治疗

所有 ACS 患者应在入院 24 h 之内评估空腹血脂谱。近年的研究表明，他汀类药物可以稳定斑块，改善内皮细胞功能，因此如无禁忌证，无论血基线 LDL-C 水平和饮食控制情况如何，均建议早期应用他汀类药物，使 LDL-C 水平降至 <800 g/L。常用的他汀类药物有辛伐他汀 20～40 mg/d、普伐他汀 10～40 mg/d、氟伐他汀 40～80 mg/d、阿托伐他汀 10～80 mg/d 或瑞舒伐他汀 10～20 mg/d。

（四）血运重建治疗

1. 经皮冠状动脉介入术（PCI）

UA 和 NSTEMI 的高危患者，尤其是血流动力学不稳定、心脏标志物显著升高、顽固性或反复发作心绞痛伴有动态 ST 段改变、有心力衰竭或危及生命的心律失常者，应早期行血管造影术和 PCI（如可能，应在入院 72 h 内）。PCI 能改善预后，尤其是同时应用 GP Ⅱb/Ⅲa 受体拮抗剂时。对中危患者及有持续性心肌缺血证据的患者，也有早期行血管造影的指征，可以识别致病的病变、评估其他病变的范围和左心室功能。对中高危患者，PCI 或 CABG 具有明确的潜在益处。但对低危患者，不建议进行常规的介入性检查。

2. 冠状动脉旁路移植术（CABG）

对经积极药物治疗而症状控制不满意及高危患者（包括持续 ST 段压低、cTnT 升高等），应尽早（72 h 内）进行冠状动脉造影，根据下列情况选择治疗措施：①严重左冠状动脉主干病变（狭窄 > 50%），最危及生命，应及时外科手术治疗。②有多支血管病变，且有左心室功能不全（LVEF<50%）或伴有糖尿病者，应进行 CABG。③有 2 支血管病变合并左前降支近段严重狭窄和左心室功能不全（LVEF<50%）或无创性检查显示心肌缺血的患者，建议施行 CABG。④对 PCI 效果不佳或强化药物治疗后仍有缺血的患者，建议施行 CABG。⑤弥漫性冠状动脉远端病变的患者，不适合行 PCI 或 CABG。

第四节 ST 段抬高型心肌梗死

心肌梗死（MI）是在冠状动脉病变的基础上，发生冠状动脉血供急剧减少或中断，使相应的心肌严重而持久的急性缺血所致的部分心肌急性坏死。临床表现为胸痛，急性循环功能障碍，反映心肌急性缺血、损伤和坏死一系列特征性心电图演变及血清心肌酶和心肌结构蛋白的变化。MI 的原因常是在冠状动脉粥样硬化病变的基础上继发血栓形成所致，其中 NSTEMI 前已述及，本段阐述 ST 段抬高型心肌梗死（STEMI）。

一、发病情况

本病在欧美国家常见。WHO 报告 1986—1988 年 35 个国家每 10 万人口急性 MI 年死亡率以瑞典、爱尔兰、挪威、芬兰、英国最高，男性分别为 253.4、236.2、234.7、230.0、229.2，女性分别为 154.7、143.6、144.6、148.0、171.3。美国居中，男、女性分别为 118.3 和 90.7。我国和韩国居末 2 位，男性分别为 15.0 和 5.3，女性分别为 11.7 和 3.4。美国每年约有 110 万人发生心肌梗死，其中 45 万人为再梗死。本病在我国过去少见，近年逐渐增多，现患心肌梗死约 200 万人，每年新发 50 万人。其中城市多于农村，各地比较以华北地区尤其是北京、天津两市最多。北京地区 16 所大中型医院每年收住院的急性心肌梗死病例，1991 年（1492 例）病例数为 1972 年（604 例）的 2.47 倍。上海 10 所大医院 1989 年（300 例）病例数为 1970 年（78 例）的 3.84 倍。

近年来，虽然本病的急性期住院病死率有所下降，但对少数患者而言，此病仍然致命。

本病男性多于女性，国内资料比例在 1.9：1 至 5：1 之间。患病年龄在 40 岁以上者占 87%~96.5%。女性发病较男性晚 10 年，男性患病的高峰年龄为 51~60 岁，女性则为 61~70 岁，随年龄增长男女比例的差别逐渐缩小。60%~89% 的患者伴有或在发病前有高血压，近半数的患者以往有心绞痛。吸烟、肥胖、糖尿病和缺少体力活动者，较易患病。

二、病理解剖

若冠状动脉管腔急性完全闭塞，血供完全停止，导致所供区域心室壁心肌透壁性坏死，临床上表现为典型的 STEMI，即传统的 Q 波型 MI。在冠状动脉闭塞后 20~30 min，受其供血的心肌即有少数坏死，开始了 AMI 的病理过程。1~2 h 后绝大部分心肌呈凝固性坏死，心肌间质则充血、水肿，伴多量炎性细胞浸润。以后，坏死的心肌纤维逐渐溶解，形成肌溶灶，随后渐有肉芽组织形成。坏死组织 1~2 周后开始吸收，并逐渐纤维化，在 6~8 周后进入慢性期形成瘢痕而愈合，称为陈旧性或愈合性 MI。瘢痕大者可逐渐向外凸出而形成室壁膨胀瘤。梗死附近心肌的血供随侧支循环的建立而逐渐恢复。病变可波及心包出现反应性心包炎，波及心内膜引起附壁血栓形成。在心腔内压力的作用下，坏死的心壁可破裂（心脏破裂），破裂可发生在心室游离壁、乳头肌或心室间隔处。

病理学上 MI 可分为透壁性和非透壁性（或心内膜下）。前者坏死累及心室壁全层，多由冠脉持续闭塞所致；后者坏死仅累及心内膜下或心室壁内，未达心外膜，多是冠脉短暂闭塞而持续开通的结果。不规则片状非透壁 MI 多见于 STEMI 在未形成透壁 MI 前早期再灌注（溶栓或 PCI 治疗）成功的患者。

尸解资料表明，AMI 患者 75% 以上有一支以上的冠状动脉严重狭窄；1/3~1/2 所有 3 支冠状动脉均存在有临床意义的狭窄。STEMI 发生后数小时所做的冠状动脉造影显示，90% 以上的 MI 相关动脉发生完全闭塞。少数 AMI 患者冠状动脉正常，可能为血管腔内血栓的自溶、血小板一过性聚集造成闭塞或严重的持续性冠状动脉痉挛的发作使冠状动脉血流减少所致。左冠状动脉前降支闭塞最多见，可引起左心室前壁、心尖部、下侧壁、前间隔和前内乳头肌梗死；左冠状动脉回旋支闭塞可引起左心室高侧壁、膈面及左心房梗死，并可累及房室结；右冠状动脉闭塞可引起左心室膈面、后间隔及右心室梗死，并可累及窦房结和房室结。右心室及左、右心房梗死较少见。左冠状动脉主干闭塞则引起左心室广泛梗死。

MI 时冠脉内血栓既有白血栓（富含血小板），又有红血栓（富含纤维蛋白和红细胞）。STEMI 的闭塞性血栓是白、红血栓的混合物，从堵塞处向近端延伸部分为红血栓。

三、病理生理

ACS 具有共同的病理生理基础，STEMI 的病理生理特征是由于心肌丧失收缩功能所产生的左心室收缩功能降低、血流动力学异常和左心室重构所致。

（一）左心室功能

冠状动脉急性闭塞时相关心肌依次发生四种异常收缩形式：①运动同步失调，即相邻心肌节段收缩时相不一致。②收缩减弱，即心肌缩短幅度减小。③无收缩。④反常收缩，即矛盾运动，收缩期膨出。于梗死部位发生功能异常同时，正常心肌在早期出现收缩增强。由于非梗死节段发生收缩加强，使梗死区产生矛盾运动。然而，非梗死节段出现代偿性收缩运动增强，对维持左室整体收缩功能的稳定有重要意义。若非梗死区有心肌缺血，即"远处缺血"存在，则收缩功能也可降低，主要见于非梗死区域冠脉早已闭塞，供血主要依靠此次 MI 相关冠脉者。同样，若 MI 区心肌在此次冠脉闭塞以前就已有冠脉侧支循环形成，则对于 MI 区乃至左室整体收缩功能的保护也有重要意义。

（二）心室重构

MI 致左室节段和整体收缩、舒张功能降低的同时，机体启动了交感神经系统兴奋、肾素-血管紧张素-醛固酮系统激活和 Frank-Starling 等代偿机制，一方面通过增强非梗死节段的收缩功能、增快心率、代偿性增加已降低的心搏量（SV）和心输出量（CO），并通过左室壁伸展和肥厚增加左室舒张末容积（LVEDV）进一步恢复 SV 和 CO 降低升高的左室舒张末期压（LVEDP）；但另一方面，也同时开启了左心室重构的过程。

MI 发生后，左室腔大小、形态和厚度发生变化，总称为心室重构。重构过程反过来影响左室功能和患者的预后。重构是左室扩张和非梗死心肌肥厚等因素的综合结果，使心室变形（球形变）。除了梗死范围以外，另两个影响左室扩张的重要因素是左室负荷状态和梗死相关动脉的通畅程度。左室压力升高有导致室壁张力增加和梗死扩张的危险，而通畅的梗死区相关动脉可加快瘢痕形成，增加梗死区组织的修复，减少梗死的扩展和心室扩张的危险。

1. 梗死扩展

梗死扩展是指梗死心肌节段随后发生的面积扩大，而无梗死心肌量的增加。导致梗死扩展的原因有：①肌束之间的滑动，致使单位容积内心肌细胞减少。②正常心肌细胞碎裂。③坏死区内组织丧失。梗死扩展的特征为梗死区不成比例地变薄和扩张。心尖部是心室最薄的部位，也是最容易受到梗死扩展损伤的区域。梗死扩展后，心力衰竭和室壁瘤等致命性并发症发生率增高，严重者可发生心室破裂。

2. 心室扩大

心室心肌存活部分的扩大也与重构有重要关联。心室重构在梗死发生后立即开始，并持续数月甚至数年。在大面积梗死的情况下，为维持心搏量，有功能的心肌增加了额外负荷，可能会发生代偿性肥厚，这种适应性肥厚虽能代偿梗死所致的心功能障碍，但存活的心肌最终也受损，导致心室的进一步扩张，心脏整体功能障碍，最后发生心力衰竭。心室的扩张程度与梗死范围、梗死相关动脉的开放迟早和心室非梗死区的局部肾素-血管紧张素系统的激活程度有关。心室扩大及不同部位的心肌电生理特性的不一致，使患者有患致命性心律失常的危险。

四、临床表现

按临床过程和心电图的表现，本病可分为急性期、演变期和慢性期 3 期，但临床症状主要出现在急性期，部分患者还有一些先兆表现。

（一）诱发因素

本病在春、冬季发病较多，与气候寒冷、气温变化大有关，常在安静或睡眠时发病，以清晨 6 时至午间 12 时发病最多。大约有 1/2 的患者能查明诱发因素，如剧烈运动、过重的体力劳动、创伤、情绪激动、精神紧张或饱餐、急性失血、出血性或感染性休克，主动脉瓣狭窄、发热、心动过速等引起的心肌耗氧增加、血供减少都可能是 MI 的诱因。在变异型心绞痛患者中，反复发作的冠状动脉痉挛也可发展为 AMI。

（二）先兆

半数以上患者在发病前数日有乏力、胸部不适，活动时心悸、气急、烦躁、心绞痛等前驱症状，其中以新发生心绞痛（初发型心绞痛）或原有心绞痛加重（恶化型心绞痛）为最突出。心绞痛发作较以往频繁、性质较剧、持续较久、硝酸甘油疗效差、诱发因素不明显；疼痛时伴有恶心、呕吐、大汗和心动过速，或伴有心功能不全、严重心律失常、血压大幅度波动等；同时心电图示 ST 段一过性明显抬高（变异型心绞痛）或压低，T 波倒置或增高（"假性正常化"），应警惕近期内发生 MI 的可能。发现先兆及时积极治疗，有可能使部分患者避免发生 MI。

（三）症状

1. 疼痛

疼痛是最先出现的症状，疼痛部位和性质与心绞痛相同，但常发生于安静或睡眠时，疼痛程度较重，范围较广，持续时间可长达数小时或数天，休息或含用硝酸甘油片多不能缓解，患者常烦躁不安、出汗、恐惧，有濒死之感。在我国，约 1/6 ~ 1/3 的患者疼痛的性质及部位不典型，如位于上腹部，常被误认为胃溃疡穿孔或急性胰腺炎等急腹症；位于下颌或颈部，常被误认为牙病或骨关节病。部分患者无疼痛，多为糖尿病患者或老年人，一开始即表现为休克或急性心力衰竭；少数患者在整个病程中都无疼痛或其他症状，而事后才发现患过 MI。

2. 全身症状

主要是发热，伴有心动过速、白细胞计数增高和血细胞沉降率增快等，由坏死物质吸收所引起。一般在疼痛发生后 24 ~ 48 h 出现，程度与梗死范围常呈正相关，体温一般在 38℃ 上下，很少超过 39℃，持续 1 周左右。

3. 胃肠道症状

约 1/3 有疼痛的患者，在发病早期伴有恶心、呕吐和上腹胀痛，与迷走神经受坏死心肌刺激和心输出量降低组织灌注不足等有关；肠胀气也不少见；重症者可发生呃逆（以下壁心肌梗死多见）。

4. 心律失常

心律失常见于 75% ~ 95% 的患者，多发生于起病后 1 ~ 2 周内，尤以 24 h 内最多见。各种心律失常中以室性心律失常为最多，尤其是室性期前收缩；如室性期前收缩频发（每分钟 5 次以上），成对出现，心电图上表现为多源性或落在前一心搏的易损期时，常预示即将发生室性心动过速或心室颤动。冠状动脉再灌注后可能出现加速性室性自主心律与室性心动过速，多数历时短暂，自行消失。室上性心律失常则较少，阵发性心房颤动比心房扑动和室上性心动过速更多见，多发生在心力衰竭患者中。窦性心动过速的发生率为 30% ~ 40%，发病初期出现的窦性心动过速多为暂时性，持续性窦性心动过速是梗死面积大、心输出量降低或左心功能不全的反映。各种程度的房室传导阻滞和束支传导阻滞也较多，严重者发生完全性房室传导阻滞。发生完全性左束支传导阻滞时 MI 的心电图表现可被掩盖。前壁 MI 易发生室性心律失常。下壁（膈面）MI 易发生房室传导阻滞，其阻滞部位多在房室束以上，预后较好。前壁 MI 而发生房室传导阻滞时，往往是多个束支同时发生传导阻滞的结果，其阻滞部位在房室束以下，且常伴有休克或心力衰竭，预后较差。

5. 低血压和休克

疼痛期血压下降常见，可持续数周后再上升，但常不能恢复以往的水平，未必是休克。如疼痛缓解而收缩压低于 10.7 kPa（80 mmHg），患者烦躁不安、面色苍白、皮肤湿冷、脉细而快、大汗淋漓、尿量减少 < 20 mL/h、神志迟钝，甚至昏厥者，则为休克的表现。休克多在起病后数小时至 1 周内发生，见于 20% 的患者，主要是心源性，为心肌广泛（40% 以上）坏死、心输出量急剧下降所致，神经反射引起的周围血管扩张为次要的因素，有些患者还有血容量不足的因素参与。严重的休克可在数小时内致死，一般持续数小时至数天，可反复出现。

6. 心力衰竭

主要是急性左心衰竭，可在起病最初数日内发生或在疼痛、休克好转阶段出现，为梗死后心脏舒缩力显著减弱或不协调所致，发生率为20%~48%。患者出现呼吸困难、咳嗽、发绀、烦躁等，严重者可发生肺水肿或进而发生右心衰竭的表现，出现颈静脉怒张、肝肿痛和水肿等。右心室MI者，一开始即可出现右心衰竭的表现。

发生于AMI时的心力衰竭称为泵衰竭，根据临床上有无心力衰竭及其程度，常按Killip分级法分级：第Ⅰ级为左心衰竭代偿阶段，无心力衰竭征象，肺部无啰音，但肺楔压可升高；第Ⅱ级为轻至中度左心衰竭，肺啰音的范围小于肺野的50%，可出现第三心音奔马律、持续性窦性心动过速、有肺淤血的X线表现；第Ⅲ级为重度心力衰竭，急性肺水肿，肺啰音的范围大于两肺野的50%；第Ⅳ级为心源性休克，血压12.0 kPa（90 mmHg），少尿，皮肤湿冷、发绀，呼吸加速，脉搏快。

AMI时，重度左心室衰竭或肺水肿与心源性休克同样是左心室排血功能障碍所引起。在血流动力学上，肺水肿是以左心室舒张末期压及左房压与肺楔压的增高为主，而休克则是在心输出量和动脉压的降低更为突出，心排血指数比左心室衰竭时更低。因此，心源性休克较左心室衰竭更严重。此两者可以不同程度合并存在，是泵衰竭的最严重阶段。

（四）血流动力学分型

AMI时心脏的泵血功能并不能通过一般的心电图、胸片等检查而完全反映出来，及时进行血流动力学监测，能为早期诊断和及时治疗提供很重要的依据。Forrester等根据血流动力学指标肺楔压（PCWP）和心脏指数（CI）评估有无肺淤血和周围灌注不足的表现，从而将AMI分为四个血流动力学亚型。

Ⅰ型：既无肺淤血又无周围组织灌注不足，心功能处于代偿状态。$CI > 2.2\ L(min \cdot m^2)$，$PCWP \leq 2.4\ kPa(18\ mmHg)$，病死率约为3%。

Ⅱ型：有肺淤血，无周围组织灌注不足，为常见临床类型。$CI > 2.2\ L(min \cdot m^2)$，$PCWP > 2.4\ kPa$（18 mmHg），病死率约为9%。

Ⅲ型：有周围组织灌注不足，无肺淤血，多见于右心室梗死或血容量不足者。$CI \leq 2.2\ L(min \cdot m^2)$，$PCWP \leq 2.4\ kPa(18\ mmHg)$，病死率约为23%。

Ⅳ型：兼有周围组织灌注不足与肺淤血，为最严重类型。$CI \leq 2.2\ L(min \cdot m^2)$，$PCWP > 2.4\ kPa$（18 mmHg），病死率约为51%。

由于AMI时影响心脏泵血功能的因素较多，因此Forrester分型基本反映了血流动力学变化的状况，不能包括所有泵功能改变的特点。AMI血流动力学紊乱的临床表现主要包括低血压状态、肺淤血、急性左心衰竭、心源性休克等状况。

（五）体征

AMI时心脏体征可在正常范围内，体征异常者大多数无特征性：心脏可有轻至中度增大；心率增快或减慢；心尖区第一心音减弱，可出现第三或第四心音奔马律。前壁心肌梗死的早期，可能在心尖区和胸骨左缘之间扪及迟缓的收缩期膨出，是由心室壁反常运动所致，常在几天至几周内消失。10%~20%的患者在发病后2~3天出现心包摩擦音，多在1~2天内消失，少数持续1周以上。发生二尖瓣乳头肌功能失调者，心尖区可出现粗糙的收缩期杂音；发生心室间隔穿孔者，胸骨左下缘出现响亮的收缩期杂音，常伴震颤。右室梗死较重者可出现颈静脉怒张，深吸气时更为明显。除发病极早期可出现一过性血压增高外，几乎所有患者在病程中都会有血压降低，起病前有高血压者，血压可降至正常；起病前无高血压者，血压可降至正常以下，且可能不再恢复到起病之前的水平。

五、并发症

（一）机械性并发症

1. 心室游离壁破裂

3%的MI患者可发生心室游离壁破裂，是心脏破裂最常见的一种，占MI患者死亡的10%。心室游离壁破裂常在发病1周内出现，早高峰在MI后24 h内，晚高峰在MI后3~5天。早期破裂与胶原沉积前的梗死扩展有关，晚期破裂与梗死相关室壁的扩展有关。心脏破裂多发生在第1次MI、前壁梗死、老年和女性患者中。其他危险因素包括MI急性期的高血压、既往无心绞痛和心肌梗死、缺乏侧支循环、心电图上有 Q 波、应用糖皮质激素或非甾类固醇消炎药、MI 症状出现后 14 h 以后的溶栓治疗。心室游离壁破裂的典型表现包括持续性心前区疼痛、心电图 ST-T 改变、迅速进展的血流动力学衰竭、急性心包填塞和电机械分离。心室游离壁破裂也可为亚急性，即心肌梗死区不完全或逐渐破裂，形成包裹性心包积液或假性室壁瘤，患者能存活数月。

2. 室间隔穿孔

室间隔穿孔比心室游离壁破裂少见，约有 0.5%～2% 的 MI 患者会发生室间隔穿孔，常发生于 AMI 后 3～7 天。AMI 后，胸骨左缘突然出现粗糙的全收缩期杂音或可触及收缩期震颤，或伴有心源性休克和心力衰竭，应高度怀疑室间隔穿孔，此时应进一步作 Swan-Ganz 导管检查与超声心动图检查。

3. 乳头肌功能失调或断裂

乳头肌功能失调总发生率可高达 50%，二尖瓣乳头肌因缺血、坏死等使收缩功能发生障碍，造成不同程度的二尖瓣脱垂或关闭不全，心尖区出现收缩中晚期喀喇音和吹风样收缩期杂音，第一心音可不减弱，可引起心力衰竭。轻症者可以恢复，其杂音可以消失。乳头肌断裂极少见，多发生在二尖瓣后内乳头肌，故在下壁 MI 中较为常见。后内乳头肌大多是部分断裂，可导致严重二尖瓣反流伴有明显的心力衰竭；少数完全断裂者则发生急性二尖瓣大量反流，造成严重的急性肺水肿，约 1/3 的患者迅速死亡。

4. 室壁膨胀瘤

此瘤或称室壁瘤，绝大多数并发于 STEMI，多累及左心室心尖部，发生率为 5%～20%，为在心室腔内压力影响下，梗死部位的心室壁向外膨出而形成。室壁瘤见于 MI 范围较大的患者，常于起病数周后才被发现。发生较小室壁瘤的患者可无症状与体征；但发生较大室壁瘤的患者，可出现顽固性充血性心力衰竭及复发性、难治的致命性心律失常。体检可发现心浊音界扩大，心脏搏动范围较广泛或心尖抬举样搏动，可有收缩期杂音。心电图上除了有 MI 的异常 Q 波外，约 2/3 的患者同时伴有持续性 ST 段弓背向上抬高。X 线透视和摄片、超声心动图、放射性核素心脏血池显像、磁共振成像及左心室选择性造影可见局部心缘突出，搏动减弱或有反常搏动（图 3-2）。室壁瘤按病程可分为急性和慢性室壁瘤。急性室壁瘤在 MI 后数日内形成，易发生心脏破裂和形成血栓。慢性室壁瘤多见于 MI 愈合期，由于其瘤壁为致密的纤维瘢痕所替代，所以一般不会引起破裂。

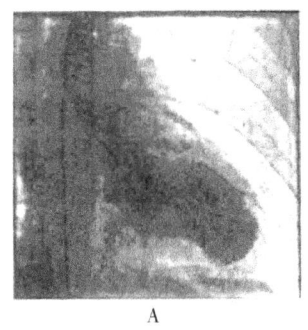 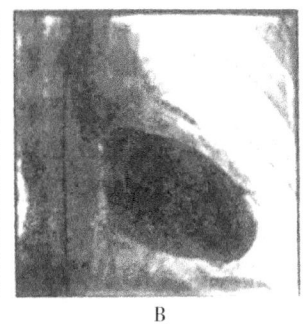

图 3-2　左心室室壁瘤的左心室造影（右前斜位）

A. 图示心脏收缩期左心缘外突，腔内充满造影剂；B. 图示心脏舒张期左心腔内灌满造影剂，与收缩期比较，左心缘的变化不大

（二）缺血性并发症

1. 梗死延展

其指同一梗死相关冠状动脉供血部位的 MI 范围的扩大，可表现为心内膜下 MI 转变为透壁性 MI 或 MI 范围扩大到邻近心肌，多有梗死后心绞痛和缺血范围的扩大。梗死延展多发生在 AMI 后的 2～3 周内，多数原梗死区相应导联的心电图有新的梗死性改变且 CK 或肌钙蛋白升高时间延长。

2. 再梗死

其指 AMI 4 周后再次发生的 MI，既可发生在原来梗死的部位，也可发生在任何其他心肌部位。如果再梗死发生在 AMI 后 4 周内，则其心肌坏死区一定受另一支有病变的冠状动脉所支配。通常再梗死发生在与原梗死区不同的部位，诊断多无困难；若再梗死发生在与原梗死区相同的部位，尤其是 NSTEMI 的再梗死、反复多次的灶性梗死，常无明显的或特征性的心电图改变，可使诊断发生困难，此时迅速上升且又迅速下降的酶学指标如 CK-MB 比肌钙蛋白更有价值，CK-MB 恢复正常后又升高或超过原先水平的 50% 对再梗死具有重要的诊断价值。

（三）栓塞性并发症

MI 并发血栓栓塞主要是指心室附壁血栓或下肢静脉血栓破碎脱落所致的体循环栓塞或肺动脉栓塞。左心室附壁血栓形成在 AMI 患者中较多见，尤其在急性大面积前壁 MI 累及心尖部时，其发生率可高达 60% 左右，而体循环栓塞并不常见，国外一般发生率在 10% 左右，我国一般在 2% 以下。附壁血栓的形成和血栓栓塞多发生在梗死后的第 1 周内。最常见的体循环栓塞为脑卒中，也可产生肾、脾或四肢等动脉栓塞；如栓子来自下肢深部静脉，则可产生肺动脉栓塞。

（四）炎症性并发症

1. 早期心包炎

早期心包炎发生于 MI 后 1~4 天内，发生率约为 10%。早期心包炎常发生在透壁性 MI 患者中，系梗死区域心肌表面心包并发纤维素性炎症所致。临床上可出现一过性的心包摩擦音，伴有进行性加重的胸痛，疼痛随体位而改变。

2. 后期心包炎（心肌梗死后综合征或 Dressler 综合征）

此病发病率为 1%~3%，于 MI 后数周至数月内出现，并可反复发生。其发病机制迄今尚不明确，推测为自身免疫反应所致；而 Dressler 认为它是一种变态反应，是机体对心肌坏死物质所形成的自身抗原的变态反应。临床上可表现为突然起病，发热，胸膜性胸痛，白细胞计数升高和血沉增快，心包或胸膜摩擦音可持续 2 周以上，超声心动图常可发现心包积液，少数患者可伴有少量胸腔积液或肺部浸润。

六、危险分层

STEMI 的患者具有以下任何 1 项者可被确定为高危患者。

（1）年龄 > 70 岁。

（2）前壁 MI。

（3）多部位 MI（指 2 个部位以上）。

（4）伴有血流动力学不稳定如低血压、窦性心动过速、严重室性心律失常、快速心房颤动、肺水肿或心源性休克等。

（5）左、右束支传导阻滞源于 AMI。

（6）既往有 MI 病史。

（7）合并糖尿病和未控制的高血压。

七、实验室和辅助检查

（一）心电图检查

虽然一些因素限制了心电图对 MI 的诊断和定位的能力，如心肌损伤的范围、梗死的时间及其位置、传导阻滞的存在、陈旧性 MI 的存在、急性心包炎、电解质浓度的变化及服用对心电有影响的药物等。然而，标准 12 导联心电图的系列观察（必要时 18 导联），仍然是临床上对 STEMI 检出和定位的有用方法。

1. 特征性改变

在面向透壁心肌坏死区的导联上出现以下特征性改变：①宽而深的 Q 波（病理性 Q 波）。②ST 段抬高呈弓背向上型。③T 波倒置，往往宽而深，两支对称；在背向梗死区的导联上则出现相反的改变，即 R 波增高，ST 段压低，T 波直立或增高。

2. 动态性改变

（1）起病数小时内，可尚无异常，或出现异常高大、两支不对称的 T 波。

（2）数小时后，ST段明显抬高，弓背向上，与直立的T波连接，形成单向曲线。数小时到2天内出现病理性Q波（又称Q波型MI），同时R波减低，为急性期改变。Q波在3～4天内稳定不变，以后70%～80%永久存在。

（3）如不进行治疗干预，ST段抬高持续数日至2周左右，逐渐回到基线水平，T波则变为平坦或倒置，是为亚急性期改变。

（4）数周至数月以后，T波呈V形倒置，两支对称，波谷尖锐，为慢性期改变，T波倒置可永久存在，也可在数月到数年内逐渐恢复（图3-3、图3-4）。合并束支传导阻滞尤其左束支传导阻滞时、在原来部位再次发生AMI时，心电图表现多不典型，不一定能反映AMI表现。

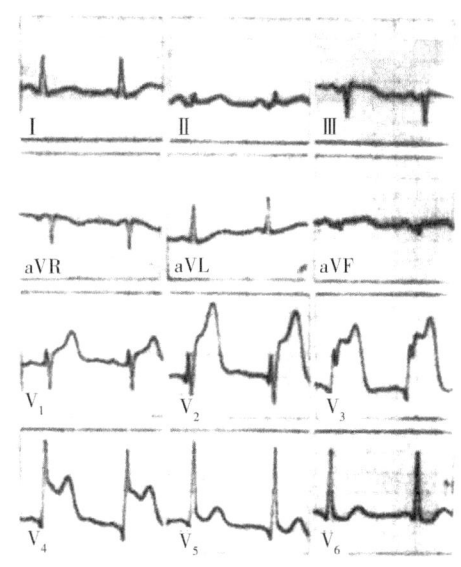

图3-3　急性前壁心肌梗死的心电图

图示 V_3、V_4 导联QRS波呈qR型，ST段明显抬高，V_2 导联呈qRS型，ST段明显抬高，V_1 导联ST段亦抬高

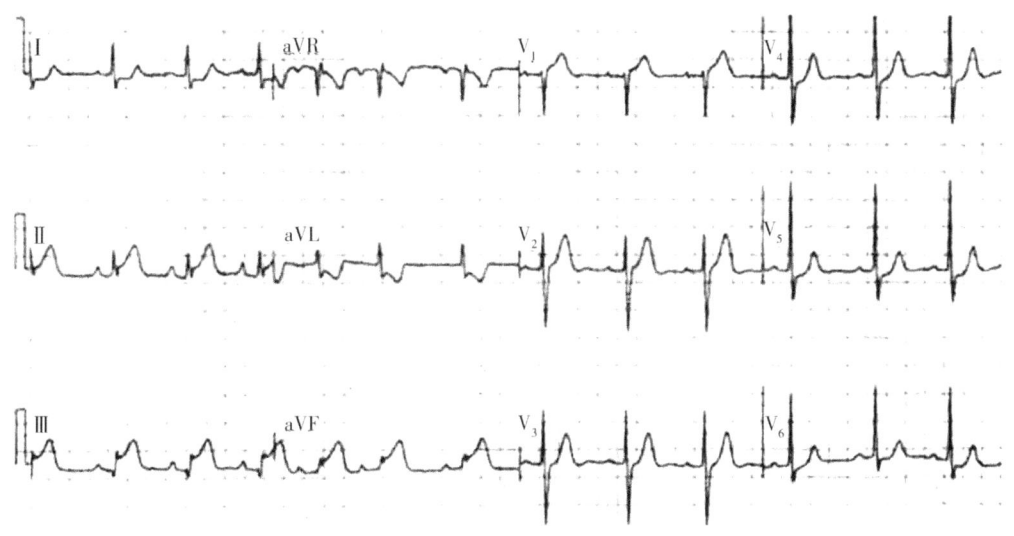

图3-4　急性下壁心肌梗死的心电图

图示Ⅱ、Ⅲ、aVF导联ST段抬高，Ⅲ导联QRS波呈qR型，Ⅰ、aVL导联ST段压低

微型的和多发局灶型MI，心电图中既不出现Q波也始终无ST段抬高，但有心肌坏死的血清标志物升高，属NSTEMI范畴。

3. 定位和定范围

STEMI的定位和定范围可根据出现特征性改变的导联数来判断（表3-6）。

表 3-6 ST 段抬高型心肌梗死的心电图定位诊断

导联	前间隔	局限前壁	前侧壁	广泛前壁	下壁*	下间壁	下侧壁	高侧壁**	正后壁***
V_1	+			+		+			
V_2	+			+		+			
V_3	+	+		+		+			
V_4		+		+					
V_5		+	+	+			+		
V_6			+				+		
V_7			+				+		+
V_8									+
aVR					±			±	
aVL		±	+	±	−	−	−	+	
aVF		***	***	***	+	+	+	−	
I		±	+	±	−	−	−	+	
II		***	***	***	+	+	+	+	−
III		***	***	***	+	+	+	+	−

（二）心脏标志物测定

1. 血清酶学检查

以往用于临床诊断 MI 的血清酶学指标包括：肌酸磷酸激酶（CK 或 CPK）及其同工酶 CK-MB、天门冬酸氨基转移酶（AST，曾称 GOT）、乳酸脱氢酶（LDH）及其同工酶，但因 AST 和 LDH 分布于全身许多器官，对 MI 的诊断特异性较差，目前临床已不推荐应用。AMI 发病后，血清酶活性随时相而变化。CK 在起病 6 h 内增高，24 h 内达高峰，3~4 天恢复正常。

CK 的同工酶 CK-MB 诊断 AMI 的敏感性和特异性均极高，分别达到 100% 和 99%，在起病后 4 h 内增高，16~24 h 达高峰，3~4 天恢复正常。STEMI 静脉内溶栓治疗时，CK 及其同工酶 CK-MB 可作为阻塞的冠状动脉再通的指标之一。冠状动脉再通，心肌血流再灌注时，坏死心肌内积聚的酶被再灌注血流"冲刷"，迅速进入血液循环，从而使酶峰距 STEMI 发病时间提早出现，酶峰活性水平高于阻塞冠状动脉未再通者。用血清 CK-MB 活性水平增高和峰值前移来判断 STEMI 静脉溶栓治疗后冠状动脉再通，约有 95% 的敏感性和 88% 的特异性。

2. 心肌损伤标志物测定

在心肌坏死时，除了血清心肌酶活性的变化外，心肌内含有的一些蛋白质类物质也会从心肌组织内释放出来，并出现在外周循环血液中，因此可作为心肌损伤的判定指标。这些物质主要包括肌钙蛋白和肌红蛋白。

肌钙蛋白（Tn）是肌肉组织收缩的调节蛋白，心肌肌钙蛋白（cTn）与骨骼肌中的 Tn 在分子结构和免疫学上是不同的，因此它是心肌所独有，具有很高的特异性。cTn 共有 cTnT、cTnI、cTnC 3 个亚单位。

cTnT 在健康人血清中的浓度一般小于 0.06 ng/L。通常，在 AMI 后 3~4 h 开始升高，2~5 天达到峰值，持续 10~14 天；其动态变化过程与 MI 时间、梗死范围大小、溶栓治疗及再灌注情况有密切关系。由于血清 cTnT 的高度敏感性和良好重复性，它对早期和晚期 AMI 及 UA 患者的灶性心肌坏死均具有很高的诊断价值。

cTnI 也是一种对心肌损伤和坏死的确具高度特异性的血清学指标，其正常值上限为 3.1 ng/L，在 AMI 后 4~6 h 或更早即可升高，24 h 后达到峰值，约 1 周后降至正常。

肌红蛋白在 AMI 发病后 2~3 h 内即已升高，12 h 内多达峰值，24~48 h 内恢复正常，由于其出现时间均较 cTn 和 CK-MB 早，故它是目前能用来最早诊断 AMI 的生化指标。但是肌红蛋白广泛存在于心肌和骨骼肌中，两者在免疫学上也是相同的，而且又主要经肾脏代谢清除，因而与血清酶学指标相似，也存在特异性较差的问题，如慢性肾功能不全、骨骼肌损伤时，肌红蛋白水平均会增高，此时应予以仔细鉴别。

3. 其他检查

组织坏死和炎症反应的非特异性指标 AMI 发病 1 周内白细胞可增至 $10 \times 10^9/L \sim 20 \times 10^9/L$，中性粒细胞多在 75% ~ 90%，嗜酸性粒细胞减少或消失。血细胞沉降率增快，可持续 1 ~ 3 周，能较准确地反映坏死组织被吸收的过程。血清游离脂肪酸、C 反应蛋白在 AMI 后均增高。血清游离脂肪酸显著增高者易发生严重室性心律失常。此外，AMI 时，由于应激反应，血糖可升高，糖耐量可暂降低，约 2 ~ 3 周后恢复正常。STEMI 患者在发病 24 ~ 48 h 内血胆固醇保持或接近基线水平，但以后会急剧下降。因此所有 STEMI 患者应在发病 24 ~ 48 h 内测定血脂谱，超过 24 ~ 48 h 者，要在 AMI 发病 8 周后才能获得更准确的血脂结果。

（三）放射性核素心肌显影

利用坏死心肌细胞中的钙离子能结合放射性锝焦磷酸盐或坏死心肌细胞的肌凝蛋白可与其特异性抗体结合的特点，静脉注射 ^{99m}Tc- 焦磷酸盐或 ^{99m}In- 抗肌凝蛋白单克隆抗体进行"热点"显像；利用坏死心肌血供断绝和瘢痕组织中无血管以至 ^{201}Tl 或 ^{99m}Tc-MIBI 不能进入细胞的特点，静脉注射这些放射性核素进行"冷点"显像；均可显示 MI 的部位和范围。前者主要用于急性期，后者用于慢性期。用门电路 γ 闪烁显像法进行放射性核素心腔造影（常用 ^{99m}Tc- 标记的红细胞或白蛋白），可观察心室壁的运动和左心室的射血分数，有助于判断心室功能，判断梗死后造成的室壁运动失调和室壁瘤。目前多用单光子发射计算机断层显像（SPECT）来检查，新的方法正电子发射计算机断层扫描（PET）可观察心肌的代谢变化，判断心肌是否存活。如心脏标志物或心电图阳性，作诊断时不需要做心肌显像。出院前或出院后不久，症状提示 ACS 但心电图无诊断意义和心脏标志物正常的患者应接受负荷心肌显像检查（药物或运动负荷的放射性核素或超声心动图心肌显像）。显像异常的患者提示在以后的 3 ~ 6 个月内发生并发症的危险增加。

（四）超声心动图检查

根据超声心动图上所见的室壁运动异常可对心肌缺血区域做出判断。在评价有胸痛而无特征性心电图变化时，超声心动图有助于除外主动脉夹层。对 MI 患者，床旁超声心动图对发现机械性并发症很有价值，如评估心脏整体和局部功能、乳头肌功能不全、室壁瘤（图 3-5）和室间隔穿孔等。多巴酚丁胺负荷超声心动图检查还可用于评价心肌存活性。

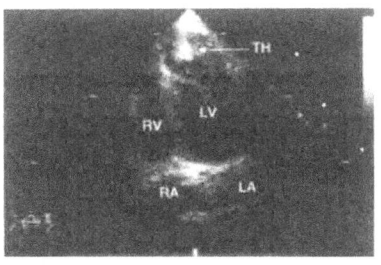

图 3-5 超声心动图心尖四腔心切面像

显示前壁心肌梗死后，心尖部室壁瘤形成，室壁瘤内有附壁血栓（箭头）LA：左心房；LV：左心室；RA：右心房；RV：右心室；TH：血栓

（五）选择性冠状动脉造影

需施行各种介入性治疗时，可先行选择性冠状动脉造影，明确病变情况，制定治疗方案。

八、诊断和鉴别诊断

WHO 的 AMI 诊断标准依据典型的临床表现、特征性的心电图改变、血清心肌坏死标志物水平动态改变，3 项中具备 2 项特别是后 2 项即可确诊，一般并不困难。无症状的患者，诊断较困难。凡年老患者突然发生休克、严重心律失常、心力衰竭、上腹胀痛或呕吐等表现而原因未明者，或原有高血压而血压突然降低且无原因可寻者，都应想到 AMI 的可能。此外有较重而持续较久的胸闷或胸痛者，即使心电图无特征性改变，也应考虑本病的可能，都宜先按 AMI 处理，并在短期内反复进行心电图观察和血清肌钙蛋白或心肌酶等测定,以确定诊断。当存在左束支传导阻滞图形时,MI 的心电图诊断较困难,因它与 STEMI 的心电图变化相类似,此时,与 QRS 波同向的 ST 段抬高和至少 2 个胸导联 ST 段抬高 > 5 mm,强烈提示 MI。一般来说,有疑似症状并新出现的左束支传导阻滞应按 STEMI 来治疗。无病理性 Q 波的心内膜下 MI 和小的透壁性或非透壁性或微型 MI,血清肌钙蛋白和心肌酶测定的诊断价值更大。

2007 年欧洲和美国心脏病学会对 MI 制定了新的定义,将 MI 分为急性进展性和陈旧性两类,把血清心肌坏死标志物水平动态改变列为诊断急性进展性 MI 的首要和必备的条件。

(一)急性进展性 MI 的定义

(1)心肌坏死生化标志物典型的升高和降低,至少伴有下述情况之一:①心肌缺血症状。②心电图病理性 Q 波形成。③心电图 ST 段改变提示心肌缺血。④做过冠状动脉介入治疗,如血管成形术。

(2)病理发现 AMI。

(二)陈旧性 MI 的定义

(1)系列心电图检查提示新出现的病理性 Q 波,患者可有或可不记得有任何症状,心肌坏死生化标志物已降至正常。

(2)病理发现已经或正在愈合的 MI,然后将 MI 再分为 5 种临床类型。Ⅰ型:自发性 MI,与原发的冠状动脉事件如斑块糜烂、破裂、夹层形成等而引起的心肌缺血相关;Ⅱ型:MI 继发于心肌的供氧和耗氧不平衡所导致的心肌缺血,如冠状动脉痉挛、冠状动脉栓塞、贫血、心律失常、高血压或低血压;Ⅲ型:心脏性猝死,有心肌缺血的症状和新出现的 ST 段抬高或新的左束支传导阻滞,造影或尸检证实冠状动脉内有新鲜血栓,但未及采集血样之前或血液中心肌坏死生化标志物升高之前患者就已死亡;Ⅳa 型:MI 与 PCI 相关;Ⅳb 型:MI 与支架内血栓有关,经造影或尸检证实;Ⅴ型:MI 与 CABG 相关。

此外,还需与变异型心绞痛相鉴别。本病由 Prinzmetal 于 1959 年首先描述,心绞痛几乎都在静息时发生,常呈周期性,多发生在午夜至上午 8 时之间,常无明显诱因,历时数十秒至 30 min。发作时心电图显示有关导联的 ST 段短时抬高、R 波增高,相对应导联的 ST 段压低,T 波可有高尖表现(图 3-6),常并发各种心律失常。本病是冠状动脉痉挛所引起,多发生在已有冠脉狭窄的基础上,但其临床表现与冠脉狭窄程度不成正比,少数患者冠脉造影可以正常。吸烟是本病的重要危险因素,麦角新碱或过度换气试验可诱发冠脉痉挛。药物治疗以钙拮抗剂和硝酸酯类最有效。病情稳定后根据冠脉造影结果再定是否需要血运重建治疗。

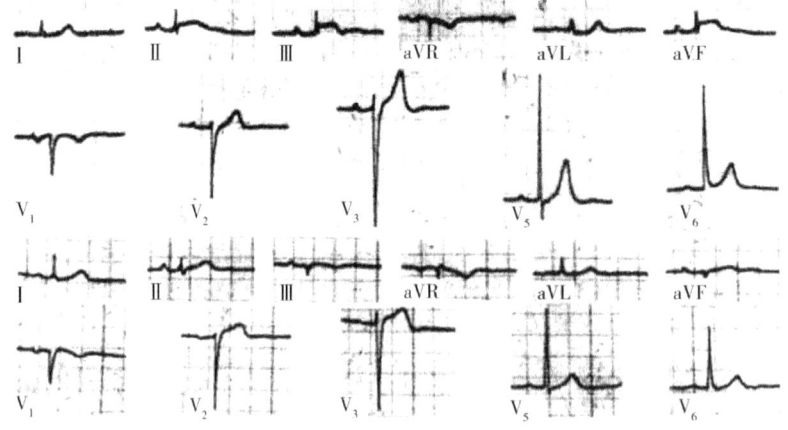

图 3-6 变异型心绞痛的心电图

上两行为心绞痛发作时,示Ⅱ、Ⅲ、aVF ST 段抬高,aVL ST 段稍压低,V_2、V_3、V_5、V_6、T 波增高。下两行心绞痛发作过后上述变化消失

九、预后

STEMI 的预后与梗死范围的大小、侧支循环产生的情况、有无其他疾病并存及治疗是否及时有关。总病死率约为 30%,住院死亡率约为 10%,发生严重心律失常、休克或心力衰竭者病死率尤高,其中休

克患者病死率可高达 80%。死亡多在第 1 周内，尤其是在数小时内。出院前或出院 6 周内进行负荷心电图检查，运动耐量好不伴有心电图异常者预后良好，运动耐量差者预后不良。MI 长期预后的影响因素中主要为患者的心功能状况、梗死后心肌缺血及心律失常、梗死的次数和部位及患者的年龄、是否合并高血压和糖尿病等。AMI 再灌注治疗后梗死相关冠状动脉再通与否是影响 MI 急性期良好预后和长期预后的重要独立因素。

十、防治

治疗原则是保护和维持心脏功能，挽救濒死的心肌，防止梗死面积扩大，缩小心肌缺血范围，及时处理各种并发症，防止猝死，使患者不但能度过急性期，且康复后还能保持尽可能多的有功能的心肌。

（一）一般治疗

虽然一些因素限制了心电图对 MI 的诊断和定位的能力，如心肌损伤的范围、梗死的时间及其位置、传导阻滞的存在、陈旧性 MI 的存在、急性心包炎、电解质浓度的变化及服用对心电有影响的药物等。然而，标准 12 导联心电图的系列观察（必要时 18 导联），仍然是临床上对 STEMI 检出和定位的有用方法。

（二）再灌注治疗

及早再通闭塞的冠状动脉，使心肌得到再灌注，挽救濒死的心肌或缩小心肌梗死的范围，是一种关键的治疗措施。它还可极有效地解除疼痛。

1. 溶栓治疗

纤维蛋白溶解（纤溶）药物被证明能减小冠脉内血栓，早期静脉应用溶栓药物能提高 STEAMI 患者的生存率，其临床疗效已被公认，故明确诊断后应尽早用药，来院至开始用药时间应 <30 min。而对于非 ST 段抬高型 ACS，溶栓治疗不仅无益，反而有增加 AMI 的倾向，因此标准溶栓治疗目前仅用于 STEAMI 患者。

溶栓治疗的适应证：①持续性胸痛超过 30 min，含服硝酸甘油片症状不能缓解。②相邻 2 个或更多导联 ST 段抬高 > 0.2 mV。③发病 6 h 以内者。若发病 6～24 h 内，患者仍有胸痛，并且 ST 段抬高导联有 R 波者，也可考虑溶栓治疗。发病至溶栓药物给予的时间是影响溶栓治疗效果的最主要因素，最近有研究认为如果在发病 3 h 内给予溶栓药物，则溶栓治疗的效果和直接 PCI 治疗效果相当，但 3 h 后进行溶栓其效果不如直接 PCI 术，且出血等并发症增加。④年龄在 70 岁以下者。对于年龄 > 75 岁的 AMI 患者，溶栓治疗会增加脑出血的并发症，是否溶栓治疗需权衡利弊，如患者为广泛前壁 AMI，具有很高的心源性休克和死亡的发生率，在无条件行急诊介入治疗的情况下仍应进行溶栓治疗。反之，如患者为下壁 AMI，血流动力学稳定可不进行溶栓治疗。

溶栓治疗的禁忌证：①近期（14 天内）有活动性出血（胃肠道溃疡出血、咯血、痔疮出血等），作过外科手术或活体组织检查，心肺复苏术后（体外心脏按压、心内注射、气管插管），不能实施压迫的血管穿刺及外伤史者。②高血压患者血压 > 24.0/14.7 kPa（180/110 mmHg），或不能排除主动脉夹层分离者。③有出血性脑血管意外史，或半年内有缺血性脑血管意外（包括 TIA）史者。④对扩容和升压药无反应的休克。⑤妊娠、感染性心内膜炎、二尖瓣病变合并心房颤动且高度怀疑左心房内有血栓者。⑥糖尿病合并视网膜病变者。⑦出血性疾病或有出血倾向者，严重的肝肾功能障碍及进展性疾病（如恶性肿瘤）者。

治疗步骤：①溶栓前检查血常规、血小板计数、出凝血时间、APTT 及血型，配血备用。②即刻口服阿司匹林 300 mg，以后每天 100 mg，长期服用。③进行溶栓治疗。

溶栓药物：①非特异性溶栓剂，对血栓部位或体循环中纤溶系统均有作用的尿激酶（UK 或 rUK）和链激酶（SK 或 rSK）。②选择性作用于血栓部位纤维蛋白的药物，有组织型纤维蛋白溶酶原激活剂（tPA），重组型组织纤维蛋白溶酶原激活剂（r-tPA）。③单链尿激酶型纤溶酶原激活剂（SCUPA）、甲氧苯基化纤溶酶原链激酶激活剂复合物（APSAC）。④新的溶栓剂还有 TNK-组织型纤溶酶原激活剂（TNK-tPA）、瑞替普酶（rPA）、拉诺普酶（nPA）、葡激酶（SAK）等。

给药方案：① UK：30 min 内静脉滴注 100 万～150 万 U；或冠状动脉内注入 4 万 U，继以每分钟 0.6

万~2.4万U的速度注入,血管再通后用量减半,继续注入30~60 min,总量50万U左右。②SK:150万U静脉滴注,60 min内滴完;冠状动脉内给药先给2万U,继以0.2万~0.4万U注入,共30 min,总量25万~40万U。对链激酶过敏者,宜于治疗前半小时用异丙嗪(非那根)25 mg肌内注射,并与少量的地塞米松(2.5~5 mg)同时滴注,可防止其引起的寒战、发热不良反应。③r-tPA:100 mg在90 min内静脉给予,先静注15 mg,继而30 min内静脉滴注50 mg,其后60 min内再给予35 mg(国内有报道,用上述剂量的一半也能奏效)。冠状动脉内用药剂量减半。用r-tPA前,先用肝素5000 U,静脉推注;然后,700~1000 U/h,静脉滴注48 h;以后改为皮下注射7500 U,每12 h 1次,连用3~5天,用药前注意出血倾向。④TNK-tPA:40 mg静脉一次性注入,无须静脉滴注。溶栓药应用期间密切注意出血倾向,并需监测APTT或ACT。冠状动脉内注射药物需通过周围动脉置入导管达冠状动脉口处才能实现,因此比较费时,只宜用于介入性诊治过程中并发的冠脉内血栓栓塞;而静脉注射药物可以迅速实行,故目前多选静脉注射给药。

溶栓治疗期间的辅助抗凝治疗:UK和SK为非选择性的溶栓剂,故在溶栓治疗后短时间内(6~12 h内)不存在再次血栓形成的可能,对于溶栓有效的AMI患者,可于溶栓治疗6~12 h后开始给予低分子量肝素皮下注射。对于溶栓治疗失败者,辅助抗凝治疗则无明显临床益处。r-tPA和葡激酶等为选择性的溶栓剂,故溶栓使血管再通后仍有再次血栓形成的可能,因此在溶栓治疗前后均应给予充分的肝素治疗。溶栓前先给予5000 U肝素冲击量,然后以1000 U/h的肝素持续静脉滴注24~48 h,以出血时间延长2倍为基准,调整肝素用量。也可选择低分子量肝素替代普通肝素治疗,其临床疗效相同,如依诺肝素,首先静脉推注30 mg,然后以1 mg/kg的剂量皮下注射,每12 h 1次,用3~5天为宜。

溶栓再通的判断指标如下。直接指征:冠状动脉造影观察血管再通情况,冠状动脉造影所示血流情况通常采用TIMI分级。TIMI0级:梗死相关冠状动脉完全闭塞,远端无造影剂通过。TIMI1级:少量造影剂通过血管阻塞处,但远端冠状动脉不显影。TIMI2级:梗死相关冠状动脉完全显影但与正常血管相比血流较缓慢。TIMI3级:梗死相关冠状动脉完全显影且血流正常。根据TIMI分级达到2、3级者表明血管再通,但2级者通而不畅。间接指征:①心电图抬高的ST段于2 h内回降>50%。②胸痛于2 h内基本消失。③2 h内出现再灌注性心律失常(短暂的加速性室性自主节律,房室或束支传导阻滞突然消失,或下后壁心肌梗死的患者出现一过性窦性心动过缓、窦房传导阻滞)或低血压状态。④血清CK-MB峰值提前出现在发病14 h内。具备上述4项中2项或2项以上者,考虑再通;但第②和③两项组合不能被判定为再通。

2. 介入治疗

直接经皮冠状动脉介入术(PCI)是指AMI的患者未经溶栓治疗直接进行冠状动脉血管成形术,其中支架植入术的效果优于单纯球囊扩张术。近年试用冠脉内注射自体干细胞希望有助于心肌的修复。目前直接PCI已被公认为首选的最安全有效的恢复心肌再灌注的治疗手段,梗死相关血管的开通率高于药物溶栓治疗,尽早应用可恢复心肌再灌注,降低近期病死率,预防远期的心力衰竭发生,尤其对来院时发病时间已超过3 h或对溶栓治疗有禁忌的患者。一般要求患者到达医院至球囊扩张时间<90 min。在适宜于做PCI的患者中,PCI之前应给予抗血小板药和抗凝治疗。施行PCI的适应证还包括血流动力学不稳定、有溶栓禁忌证、恶性心律失常、需要安装经静脉临时起搏或需要反复电复律及年龄>75岁。溶栓治疗失败者,即胸痛或ST段抬高在溶栓开始后持续≥60 min或胸痛和ST段抬高复发,则应考虑做补救性PCI,但是只有在复发起病后90 min内即能开始PCI者获益较大,否则应重复应用溶栓药,不过重复给予溶栓药物会增加严重出血并发症。直接PCI后,尤其是放置支架后,可应用GP Ⅱb/Ⅲa受体拮抗剂辅助治疗,持续用24~36 h。直接PCI的开展需要有经验的介入心脏病医生、完善的心血管造影设备、抢救设施和人员配备。我国2001年制定的《急性心肌梗死诊断和治疗指南》提出具备施行AMI介入治疗条件的医院应:①能在患者来院90 min内施行PTCA。②其心导管室每年施行PTCA>100例并有心外科待命的条件。③施术者每年独立施行PTCA>30例。④AMI直接PTCA成功率在90%以上。⑤在所有送到心导管室的患者中,能完成PTCA者达85%以上。无条件施行介入治疗的医院宜迅速将患者送到测算能在患者起病6 h内施行介入治疗的医院治疗。如测算转送后患者无法在6 h内接受PCI,则宜就地进行溶栓治疗或溶栓后转送。

发生 STEAMI 后再灌注策略的选择需要根据发病时间、施行直接 PCI 的能力（包括时间间隔）、患者的危险性（包括出血并发症）等综合考虑。优选溶栓的情况一般包括：①就诊早，发病 ≤ 3 h，且不能及时进行 PCI。②介入治疗不可行，如导管室被占用，动脉穿刺困难或不能转运到达有经验的导管室。③介入治疗不能及时进行，如就诊至球囊扩张时间 > 90 min。优选急诊介入治疗的情况包括：①就诊晚，发病 > 3 h。②有经验丰富的导管室，就诊至球囊扩张时间 <90 min，就诊至球囊扩张时间较就诊至溶栓时间延长 <60 min。③高危患者，如心源性休克，Killip 分级 ≥ Ⅲ 级。④有溶栓禁忌证，包括出血风险增加及颅内出血。⑤诊断有疑问。

3. 冠状动脉旁路移植术（CABG）

下列患者可考虑进行急诊 CABG：①实行了溶栓治疗或 PCI 后仍有持续的或反复的胸痛。②冠状动脉造影显示高危冠状动脉病变（左冠状动脉主干病变）。③有 MI 并发症，如室间隔穿孔或乳头肌功能不全所引起的严重二尖瓣反流。

（三）其他药物治疗

1. 抗血小板治疗

抗血小板治疗能减少 STEMI 患者的主要心血管事件（死亡、再发致死性或非致死性 MI 和卒中）的发生，因此除非有禁忌证，所有患者应给予本项治疗。

2. 抗凝治疗

除非有禁忌证，所有 STEMI 患者无论是否采用溶栓治疗，都应在抗血小板治疗的基础上常规接受抗凝治疗。抗凝治疗能建立和维持梗死相关动脉的通畅，并能预防深静脉血栓形成、肺动脉栓塞及心室内血栓形成。

3. 硝酸酯类药物

对于有持续性胸部不适、高血压、大面积前壁 MI、急性左心衰竭的患者，在最初 18～24 h 的治疗中，静脉内应用硝酸甘油有利于控制心肌缺血发作，缩小梗死面积，降低短期甚至可能长期病死率。有下壁 MI，可疑右室梗死或明显低血压的患者收缩压低于 12.0 kPa（90 mmHg），尤其合并明显心动过缓或心动过速时，硝酸酯类药物能降低心室充盈压，引起血压降低和反射性心动过速，应慎用或不用。无并发症的 MI 低危患者不必常规给予硝酸甘油。

4. 镇痛剂

如硝酸酯类药物不能使疼痛迅速缓解，应立即给予吗啡，10 mg 稀释成 10 mL，每次 2～3 mL 静脉注射。哌替啶 50～100 mg 肌内注射，必要时 1～2 h 后再注射 1 次，以后每 4～6 h 可重复应用，注意呼吸功能的抑制。给予吗啡后如出现低血压，可仰卧或静脉滴注生理盐水来维持血压，很少需要用升压药。如出现呼吸抑制，应给予纳洛酮 0.4～0.8 mg。有使用吗啡禁忌证（低血压和既往过敏史）者，可选用哌替啶替代。疼痛较轻者可用罂粟碱，30～60 mg 肌内注射或口服。

5. β-受体阻滞剂

MI 发生后最初数小时内静脉注射 β-受体阻滞剂可通过缩小梗死面积、降低再梗死率、降低室颤的发生率和病死率而改善预后。无禁忌证的 STEMI 患者应在 MI 发病的 12 h 内开始 β-受体阻滞剂治疗。

6. 血管紧张素转换酶抑制剂（ACEI）

近来大规模临床研究发现，ACEI 如卡托普利、雷米普利、群多普利拉等有助于改善恢复期心肌的重构，减少 AMI 的病死率，减少充血性心力衰竭的发生，特别是对前壁 MI、心力衰竭或心动过速的患者。因此，除非有禁忌证，所有 STEMI 患者都可选用 ACEI。给药时应从小剂量开始，逐渐增加至目标剂量。对于高危患者，ACEI 的最大益处在恢复期早期即可获得，故可在溶栓稳定后 24 h 以上使用，由于 ACEI 具有持续的临床益处，可长期应用。对于不能耐受 ACEI 的患者（如咳嗽反应），血管紧张素 Ⅱ 受体拮抗剂可能也是一种有效的选择，但目前不是 MI 后的一线治疗。

7. 钙拮抗剂

非二氢吡啶类钙拮抗剂维拉帕米或地尔硫䓬用于急性期 STEMI，除了能控制室上性心律失常，对减少梗死范围或心血管事件并无益处。因此不建议对STEMI患者常规应用非二氢吡啶类钙拮抗剂。但非二氢吡啶类钙拮抗剂可用于硝酸酯和β-受体阻滞剂之后仍有持续性心肌缺血或心房颤动伴心室率过快的患者。血流动力学表现在Killip Ⅱ级以上的MI患者应避免应用非二氢吡啶类钙拮抗剂。

8. 葡萄糖胰岛素钾溶液（GIK）

应用GIK能降低血浆游离脂肪酸浓度和改善心脏做功，GIK还给缺血心肌提供必要的代谢支持，对大面积MI和心源性休克患者尤为重要。氯化钾1.5g、普通胰岛素8 U加入10%的葡萄糖液500 mL中静脉滴注，每天1~2次，1~2周为一个疗程。近年，还有建议在上述溶液中再加入硫酸镁5 g，但不主张常规补镁治疗。

（四）抗心律失常治疗

1. 室性心律失常

应寻找和纠正导致室性心律失常的原因。血清钾低者推荐用氯化钾，通常可静脉滴注10 mmol/h以保持血钾在4.0 mmol/L以上，但对于严重的低钾血症（K^+<2.5 mmol/L），可通过中心静脉滴注20~40 mmol/h。在MI早期静脉注射受体阻滞剂，可降低室性心律失常（包括心室颤动）的发生率和无心力衰竭或低血压患者的病死率。预防性应用其他药物（如利多卡因）会增加死亡危险，故不推荐应用。室性异位搏动在心肌梗死后较常见，不需做特殊处理。非持续性（<30 s）室性心动过速在最初24~48 h内常不需要治疗。多形性室速、持续性（≥3 s）单形室速或任何伴有血流动力学不稳定（如心力衰竭、低血压、胸痛）症状的室速都应给予同步心脏电复律。血流动力学稳定的室速可给予静脉注射利多卡因、普鲁卡因胺或胺碘酮等药物治疗。

（1）利多卡因：50~100 mg静脉注射（如无效，5~10 min后可重复），控制后静脉滴注，1~3 mg/min维持（利多卡因100 mg加入5%葡萄糖液100 mL中滴注，1~3 mL/min）。情况稳定后可考虑改用口服美西律150~200 mg，每6~8 h一次维持。

（2）胺碘酮：静脉注射，首剂75~150 mg稀释于20 mL生理盐水中，于10 min内注入；如有效继以1.0 mg/min维持静脉滴注6 h后改为0.5 mg/min，总量<1 200 mg/d；静脉用药2~3天后改为口服，口服负荷量为600~800 mg/d，7天后酌情改为维持量100~400 mg/d。

（3）索他洛尔：静脉注射，首剂用1~1.5 mg/kg，用5%葡萄糖液20 mL稀释，于15 min内注入，疗效不明显时可再注射一剂1.5 mg/kg，后可改为口服，160~640 mg/d。

无论血清镁是否降低，也可用硫酸镁（5 min内静脉注射2 g）来治疗复杂性室性心律失常。发生心室颤动时，应立即进行非同步直流电除颤，用最合适的能量（一般300 J），争取一次除颤成功。在无电除颤条件时可立即做胸外心脏按压和口对口人工呼吸，心腔内注射利多卡因100~200 mg，并施行其他心脏复苏处理。急性期过后，仍有复杂性室性心律失常或非持续性室速尤其是伴有显著左心室收缩功能不全者，死亡危险增加，应考虑安装ICD，以预防猝死。在ICD治疗前，应行冠状动脉造影和其他检查以了解有无复发性心肌缺血，若有则需要行PCI或CABG。加速的心室自主心律一般无须处理，但如由于心房输送血液入心室的作用未能发挥而引起血流动力学失调，则可用阿托品以加快窦性心律而控制心脏搏动，仅在偶然情况下需要用人工心脏起搏或抑制异位心律的药物来治疗。

2. 缓慢的窦性心律失常

除非存在低血压或心率<50次/分，一般不需要治疗。对于伴有低血压的心动过缓（可能减少心肌灌注），可静脉注射硫酸阿托品0.5~1 mg，如疗效不明显，几分钟后可重复注射。最好是多次小剂量注射，因大剂量阿托品会诱发心动过速。虽然静脉滴注异丙肾上腺素也有效，但由于它会增加心肌的氧需量和心律失常的危险，因此不推荐使用。药物无效或发生明显不良反应时也可考虑应用人工心脏起搏器。

3. 房室传导阻滞

Ⅱ度一型和二型房室传导阻滞QRS波不宽者及并发于下壁MI的Ⅲ度房室传导阻滞，心率>50次/分且QRS波不宽者，无须处理，但应严密监护。下列情况是安置临时起搏器的指征：①Ⅱ度二型或Ⅲ度房室传导阻滞QRS波增宽者。②Ⅱ度或Ⅲ度房室传导阻滞出现过心室停搏。③Ⅲ度房室传导阻滞心率<50

次/分,伴有明显低血压或心力衰竭,经药物治疗效果差。④Ⅱ度或Ⅲ度房室传导阻滞合并频发室性心律失常。AMI 后 2~3 周进展为Ⅲ度房室传导阻滞或阻滞部位在希氏束以下者应安置永久起搏器。

4. 室上性快速心律失常

如窦性心动过速、频发房性期前收缩、阵发性室上性心动过速、心房扑动和心房颤动等,可选用 β-受体阻滞剂、洋地黄类、维拉帕米、胺碘酮等药物治疗。对后三者治疗无效时可考虑应用同步直流电复律器或人工心脏起搏器复律,尽量缩短快速心律失常持续的时间。

5. 心脏停搏

立即作胸外心脏按压和人工呼吸,注射肾上腺素、异丙肾上腺素、乳酸钠和阿托品等,并施行其他心脏复苏处理。

(五)抗低血压和心源性休克治疗

根据休克纯属心源性,抑或尚有周围血管舒缩障碍,或血容量不足等因素存在,而分别处理。

1. 补充血容量

约 20% 的患者由于呕吐、出汗、发热、使用利尿剂和不进饮食等原因而有血容量不足,需要补充血容量来治疗,但又要防止补充过多而引起心力衰竭。可根据血流动力学监测结果来决定输液量。如中心静脉压低,在 0.49~0.98 kPa(5~10 cmH$_2$O)之间,肺楔压在 0.8~1.6 kPa(6~12 mmHg)以下,心输出量低,提示血容量不足,可静脉滴注低分子右旋糖酐或 5%~10% 葡萄糖液,输液后如中心静脉压上升 > 1.76 kPa(18 cmH$_2$O),肺楔压 > 2.0~2.4 kPa(15~18 mmHg),则应停止。右心室梗死时,中心静脉压的升高则未必是补充血容量的禁忌。

2. 应用升压药

补充血容量,血压仍不升,而肺楔压和心输出量正常时,提示周围血管张力不足,可选用血管收缩药:①多巴胺:10~30 mg 加入 5% 葡萄糖液 100 mL 中静脉滴注,也可和间羟胺同时滴注。②多巴酚丁胺:20~25 mg 溶于 5% 葡萄糖液 100 mL 中,以 2.5~10 μg/(kg·min)的剂量静脉滴注,作用与多巴胺相类似,但增加心输出量的作用较强,增快心率的作用较轻,无明显扩张肾血管的作用。③间羟胺(阿拉明):10~30 mg 加入 5% 葡萄糖液 100 mL 中静脉滴注,或 5~10 mg 肌内注射。但对长期服用胍乙啶或利舍平的患者疗效不佳。④去甲肾上腺素:作用与间羟胺相同,但较快、较强而较短,对长期服用胍乙啶或利舍平的人仍有效,0.5~1 mg(1~2 mg 重酒石酸盐)加入 5% 葡萄糖液 100 mL 中静脉滴注。渗出管外易引起局部损伤及坏死,如同时加入 2.5~5 mg 酚妥拉明可减轻局部血管收缩的作用。

3. 应用血管扩张剂

经上述处理,血压仍不升,而肺楔压增高,心输出量低,或周围血管显著收缩,以至四肢厥冷,并有发绀时,可用血管扩张药以减低周围循环阻力和心脏的后负荷,降低左心室射血阻力,增强收缩功能,从而增加心输出量,改善休克状态。血管扩张药要在血流动力学严密监测下谨慎应用,可选用硝酸甘油(50~100 μg/min 静滴)或单硝酸异山梨酯(2.5~10 mg/次,舌下含服或 30~100 μg/min 静滴)、硝普钠(15~400 μg/min 静滴)、酚妥拉明(0.25~1 mg/min 静滴)等。

4. 治疗休克的其他措施

其他措施包括纠正酸中毒、纠正电解质紊乱、避免脑缺血、保护肾功能,必要时应用糖皮质激素和洋地黄制剂。

上述治疗无效时可用主动脉内球囊反搏术(IABP)以增高舒张期动脉压而不增加左心室收缩期负荷,并有助于增加冠状动脉灌流,使患者获得短期的循环支持。对持续性心肌缺血、顽固性室性心律失常、血流动力学不稳定或休克的患者如存在合适的冠状动脉解剖学病变,应尽早作选择性冠状动脉造影,随即施行 PCI 或 CABG,可挽救一些患者的生命。

5. 中医中药治疗

中医学用于"回阳救逆"的四逆汤(熟附子、干姜、炙甘草)、独参汤或参附汤,对治疗本病伴血压降低或休克者有一定疗效。患者如兼有阴虚表现时可用生脉散(人参、五味子、麦冬)。这些方剂均已制成针剂,紧急使用也较方便。

（六）心力衰竭治疗

主要是治疗左心室衰竭。

治疗取决于病情的严重性。病情较轻者，给予袢利尿剂（如静脉注射呋塞米 20～40 mg，每天 1 次或 2 次），它可降低左心室充盈压，一般即可见效。病情严重者，可应用血管扩张剂（如静脉注射硝酸甘油）以降低心脏前负荷和后负荷。治疗期间，常通过带球囊的右心导管（Swan-Ganz 导管）监测肺动脉楔压。只要体动脉收缩压持续 > 13.3 kPa（100 mmHg），即可用 ACEI。开始治疗最好给予小剂量的短效 ACEI（如口服卡托普利 3.125～6.25 mg，每 4～6 h 1 次；如能耐受，则逐渐增加剂量）。一旦达到最大剂量（卡托普利的最大剂量为 50 mg，每天 3 次），即用长效 ACEI（如福辛普利、赖诺普利、雷米普利）取代长期应用。如心力衰竭持续在 NYHA 心功能分级 II 级或 II 级以上，应加用醛固酮拮抗剂（如依普利酮、螺内酯）。严重心力衰竭者给予动脉内球囊反搏可提供短期的血流动力学支持。若血管重建或外科手术修复不可行时，应考虑心脏移植。永久性左心室或双心室植入式辅助装置可用作心脏移植前的过渡；如不可能做心脏移植，左心室辅助装置有时可作为一种永久性治疗。这种装置可使患者康复并可在 3～6 个月内去除。

（七）并发症治疗

对于有附壁血栓形成者，抗凝治疗可减少栓塞的危险，如无禁忌证，治疗开始即静脉应用足量肝素，随后给予华法林 3～6 个月，使 INR 维持在 2～3 之间。当左心室扩张伴弥漫性收缩活动减弱、存在室壁膨胀瘤或慢性心房颤动时，应长期应用抗凝药和阿司匹林。室壁膨胀瘤形成伴左心室衰竭或心律失常时可行外科切除术。AMI 时 ACEI 的应用可减轻左心室重构和降低室壁膨胀瘤的发生率。并发心室间隔穿孔、急性二尖瓣关闭不全都可导致严重的血流动力改变或心律失常，宜积极采用手术治疗，但手术应延迟至 AMI 后 6 周以上，因此时梗死心肌可得到最大程度的愈合。如血流动力学不稳定持续存在，尽管手术死亡危险很高，也宜早期进行。急性的心室游离壁破裂外科手术的成功率极低，几乎都是致命的。假性室壁瘤是左心室游离壁的不完全破裂，可通过外科手术修补。心肌梗死后综合征严重病例必须用其他非类固醇消炎药（NSAIDs）或皮质类固醇短程冲击治疗，但大剂量 NSAIDs 或皮质类固醇的应用不宜超过数天，因它们可能干扰 AMI 后心室肌的早期愈合。肩手综合征可用理疗或体疗。

（八）右室心肌梗死的处理

治疗措施与左心室 MI 略有不同，右室 MI 时常表现为下壁 MI 伴休克或低血压而无左心衰竭的表现，其血流动力学检查常显示中心静脉压、右心房和右心室充盈压增高，而肺楔压、左心室充盈压正常甚至下降。治疗宜补充血容量，从而增高心输出量和动脉压。在血流动力学监测下，静脉滴注输液，直到低血压得到控制，但肺楔压达 2.0 kPa（15 mmHg），即应停止。如此时低血压未能纠正，可用正性肌力药物。不能用硝酸酯类药和利尿剂，它们可降低前负荷（从而减少心输出量），引起严重的低血压。伴有房室传导阻滞时，可予以临时起搏。

（九）康复和出院后治疗

出院后最初 3～6 周体力活动应逐渐增加。鼓励患者恢复中等量的体力活动（步行、体操、太极拳等）。如 AMI 后 6 周仍能保持较好的心功能，则绝大多数患者都能恢复其所有正常的活动。与生活方式、年龄和心脏状况相适应的有规律的运动计划可降低缺血事件发生的风险，增强总体健康状况。对患者的生活方式提出建议，进一步控制危险因素，可改善患者的预后。

十一、出院前评估

（一）出院前的危险分层

出院前应对 MI 患者进行危险分层以决定是否需要进行介入性检查。对早期未行介入性检查而考虑进行血运重建治疗的患者，应及早评估左心室射血分数和进行负荷试验，根据负荷试验的结果发现心肌缺血者应进行心导管检查和血运重建治疗。仅有轻微或无缺血发作的患者只需给予药物治疗。

（二）左心室功能的评估

左心室功能状况是影响 ACS 预后最主要的因素之一，也是心血管事件最准确的预测因素之一。评估左心室功能包括患者症状（劳力性呼吸困难等）的评估、物理检查结果（如肺部啰音、颈静脉压升高、心脏扩大、第三心音奔马律等）及心室造影、放射性核素心室显像和超声心动图。MI 后左心室射血分数 <40% 是一项比较敏感的指标。无创性检查中以核素测值最为可靠，超声心动图的测值也可作为参考。

（三）心肌存活的评估

MI 后左室功能异常部分是由于坏死和瘢痕形成所致，部分是由存活但功能异常的心肌细胞即冬眠或顿抑心肌所致，后者通过血管重建治疗可明显改善左室功能。因此鉴别纤维化但功能异常的心肌细胞所导致的心室功能异常具有重要的预后和治疗意义。评价心肌存活力常用的无创性检查包括核素成像和多巴酚丁胺超声心动图负荷试验等，这些检查能准确评估节段性室壁运动异常的恢复。近几年正逐渐广泛应用的正电子发射体层摄影及造影剂增强 MRI 能更准确预测心肌局部功能的恢复。

第四章 心律失常

第一节 期前收缩

期前收缩是指起源于窦房结以外的异位起搏点与基本心律中其他搏动相比在时间上过早发生的搏动，又称过早搏动，简称早搏。几乎100%的心脏病患者和90%以上的正常人均可发生，是临床上最常见的心律失常。

一、病因

1. 生活习惯

过多的茶、烟、咖啡或腹内胀气、便秘、过度疲劳、紧张或忧虑等精神刺激或情绪波动常常是发生期前收缩的诱因。

2. 神经反射

神经反射，特别是通过胃肠道的感受器所激发的神经反射更为常见。当运动或饱餐使心率加快，随后在休息时心率又逐渐减慢时容易出现。亦有人在卧床，准备入睡之际发生。

3. 药物

如麻黄碱、肾上腺素、异丙肾上腺素亦可诱发期前收缩。器质性心脏病患者，特别是心脏功能代偿失调发生了心功能衰竭时，期前收缩往往增多。服用强心药如洋地黄制剂后，心力衰竭得到控制，期前收缩减少或消失。若在继续服用洋地黄制剂过程中，反而引起更多的室性期前收缩，甚至发生二联律，这往往是洋地黄中毒或过量的结果。

4. 手术或操作

心脏手术过程中特别是当手术进行到直接机械性刺激心脏传导系统时，期前收缩几乎是不可避免的。此外，在左、右心脏导管检查术、冠状动脉造影术中，当导管尖端与心室壁，特别是与心室间隔接触时，或注射造影剂时，都往往引起各式各样的心律失常，其中期前收缩便是最常见的一种。此外，胆道疾病、经气管插管的过程中亦容易发生期前收缩。

5. 各种器质性心脏病

尤其是慢性肺部疾病、风湿性心脏病、冠心病、高血压心脏病等，房性期前收缩更加常见。一组多中心临床研究提供的1 372例65岁以上老年人大样本资料，经24 h动态心电图检测，发现房性期前收缩检出率为97.2%，而超过连续3次以上的室上性心动过速几乎占一半。90%以上的冠心病、扩张型心肌病患者可出现室性期前收缩。二尖瓣脱垂患者常见频发和复杂的室性期前收缩，如果伴有二尖瓣关闭不全造成的血流动力学损害、心源性晕厥病史、频发的室性期前收缩则提示可能有猝死的危险。而且，无论何种原因所致的心力衰竭，均常发生室性心律失常，频发室性期前收缩的发生率可达80%以上，

40%可伴短阵室速，常成为心力衰竭患者发生猝死的主要原因。

二、产生机制

1. 折返激动

折返激动是指心脏内某一部位在一次激动完成之后并未终结，仍沿一定传导途径返回到发生兴奋冲动的原发部位，再次兴奋同一心肌组织并引起二次激动的现象。在折返激动中，如果折返一次即为折返性早搏。由折返激动形成的早搏其激动来自基本心律的起搏点而并非来自异位起搏点，折返激动是临床上最常见的早搏发生原理。环行折返或局灶性微折返如折返途径相同则过早搏动形态一致；如折返中传导速度一致，则过早搏动与前一搏动的配对时间固定。

2. 并行心律

心脏内有时可同时有两个起搏点并存，一个为窦房结，另一个为异位起搏点，但其周围存在着完全性传入阻滞，因而不受基本心律起搏点的侵入，使两个起搏点能按自身的频率自动除极互相竞争而激动心房或心室。因异位起搏点的周围同时还有传出阻滞，故异位起搏点的激动不能任何时候都可以向四周传播，只有恰遇周围心肌已脱离不应期，才能以零星早搏的形式出现，若异位起搏点周围的传出阻滞消失，可形成并行心律性心动过速。并行心律是异位起搏点兴奋性增高的一种特殊形式，是产生早搏的一个重要原因。

3. 异位起搏点的兴奋性增高

①在某些条件下，如窦性冲动到达异位起搏点处时由于韦金斯基现象，使该处阈电位降低及舒张期除极坡度改变而引起过早搏动；②病变心房、心室或浦肯野纤维细胞膜对不同离子通透性改变，使快反应纤维转变为慢反应纤维，舒张期自动除极因而加速，自律性增强，而产生过早搏动。

三、分类

根据异位搏动发生部位的不同，可将期前收缩分为窦性、房性、房室交界性和室性期前收缩，其中以室性期前收缩最为常见，房性次之，交界性比较少见，窦性极为罕见。

描述期前收缩心电图特征时常用到下列术语：

（1）联律间期（coupling interval）：指异位搏动与其前窦性搏动之间的时距，折返途径与激动的传导速度等可影响联律间期长短。房性期前收缩的联律间期应从异位P波起点测量至其前窦性P波起点，而室性期前收缩的联律间期应从异位搏动的QRS波起点测量至其前窦性QRS波起点。

（2）代偿间歇（compensatory pause）：当期前收缩出现后，往往代替了一个正常搏动，其后就有一个较正常窦性心律的心动周期为长的间歇，叫作代偿间歇。由于房性异位激动，常易逆传入窦房结，使其提前释放激动，引起窦房结节律重整，因此房性期前收缩大多为不完全性代偿间歇。而交界性和室性期前收缩，距窦房结较远不易侵入窦房结，故往往表现为完全性代偿间歇。在个别情况下，若一个室性期前收缩发生在舒张期的末尾，可能只激动了心室的一部分，另一部分仍由窦房结下传的激动所激发，这便形成了室性融合波。

（3）插入性期前收缩：指插入在两个相邻正常窦性搏动之间的期前收缩。

（4）单源性期前收缩：指期前收缩来自同一异位起搏点或有固定的折返径路，其形态、联律间期相同。

（5）多源性期前收缩：指在同一导联中出现2种或2种以上形态及联律间期互不相同的异位搏动。如联律间期固定，而形态各异，则称为多形性期前收缩，其临床意义与多源性期前收缩相似。

（6）频发性期前收缩：依据出现的频度可人为地分为偶发和频发性期前收缩。目前一般将≤10次/小时（≤5次/分）称为偶发期前收缩，≥30次/小时（5次/分）称为频发期前收缩。常见的二联律（bigeminy）与三联律（trigeminy）就是一种有规律的频发性期前收缩。前者指期前收缩与窦性心搏交替出现，后者指每2个窦性心搏后出现1次期前收缩。

四、临床表现

由于患者的敏感性不同,可无明显不适或仅感心悸、心前区不适或心脏停搏感。高血压、冠心病、心肌病、风湿性心脏病病史的询问有助于了解早搏原因指导治疗,询问近期内有无感冒、发热、腹泻病史有助于判断是否患急性病毒性心肌炎,洋地黄类药物、抗心律失常药物及利尿剂的应用有时会诱发早搏的发生。

五、体检发现

除原有基础心脏病的阳性体征外,心脏听诊时可发现在规则的心律中出现提早的心跳,其后有一较长的间歇(代偿间歇),提早出现的第一心音增强,第二心音减弱,可伴有该次脉搏的减弱或消失。

六、心电图检查

1. 房性期前收缩(premature atrial complex)

心电图表现:①期前出现的异位 P' 波,其形态与窦性 P 波不同;② P'R 间期 > 0.12 s;③大多为不完全性代偿间歇,即期前收缩前后两个窦性 P 波的间距小于正常 PP 间距的两倍。某些房性期前收缩的 P'R 间期可以延长;如异位 P' 波后无 QRS-T 波,则称为未下传的房性期前收缩;有时 P' 波下传心室引起 QRS 波群增宽变形,多呈右束支传导阻滞图形,称房性期前收缩伴室内差异性传导。

2. 房室交界性期前收缩(premature junctional complex)

心电图表现:①期前出现的 QRS-T 波,其前无窦性 P 波,QRS-T 波形态与窦性下传者基本相同;②出现逆行 P' 波(P 波在 Ⅱ、Ⅲ、aⅦ 导联倒置,aVR 导联直立),可发生于 QRS 波群之前(P'R 间期 <0.12 s)或 QRS 波群之后(RP' 间期 <0.20 s),或者与 QRS 波相重叠;③大多为完全性代偿间歇。

3. 室性期前收缩(premature ventricular complex)

心电图表现:①期前出现的 QRS-T 波前无 P 波或无相关的 P 波;②期前出现的 QRS 波形态宽大畸形,时限通常 > 0.12 s,T 波方向多与 QRS 波的主波方向相反;③往往为完全性代偿间歇,即期前收缩前后的两个窦性 P 波间距等于正常 PP 间距的两倍。

室性期前收缩(室早)显著变形增宽,QRS 波 > 160 ms,常强烈提示存在器质性心脏病。室性期前收缩的配对间期多数固定,配对间期多变的室性期前收缩可能为室性并行心律。过早出现的室性期前收缩,靠近前一心动周期 T 波的顶峰上,称为 R on T 现象,易诱发室颤或室速,特别当心肌缺血、电解质紊乱及其他导致室颤阈值下降的情况时,R on T 现象具有较大危险性(表 4-1)。

表 4-1 室性前期收缩的 Lown 分级

分级	心电图特点
0	无室性期前收缩
1	偶发,单一形态室性期前的收缩 < 30 次 / 小时
2	频发,单一形态室性期前收缩 ≥ 30 次 / 小时
3	频发的多行性室性期前收缩
4A	连续的成对的室性期前收缩
4B	连续的 ≥ 3 次的室性期前收缩
5	R on T 现象

七、诊断

根据体表心电图或动态心电图形态,房性期前收缩和室性期前收缩的诊断不难确定。临床上还需要对期前收缩进行危险分层,区分生理学和病理性期前收缩,尤其是对室性期前收缩要判断其对预后的影响。

房性期前收缩可见于正常健康人和无心脏病患者,但正常健康人频发性房性期前收缩极为少见。房性期前收缩多见于器质性心脏病患者。当二尖瓣病变、甲状腺功能亢进、冠心病和心肌病中发生频发性房性期前收缩时，特别是多源性早搏时，常是要发生心房颤动的先兆。以下房性期前收缩可能与器质性心脏病有关，常提示为病理性期前收缩：①频发持续存在的房性期前收缩；②成对的房性期前收缩；③多形性或多源性房性期前收缩；④房性期前收缩二联律或三联律；⑤运动之后房性期前收缩增多；⑥洋地黄应用过程中出现房性期前收缩。

八、治疗

早搏分为功能性和病理性两类，功能性早搏一般不需要特殊治疗，病理性早搏则需要及时进行处理，否则可能引起严重后果，甚至危及生命。了解和掌握功能性和病理性早搏的鉴别知识，及时进行判断，这对于疾病的预防和治疗具有重要意义。

1. 功能性早搏

功能性早搏在中青年人中并不少见，大多数查不出病理性诱因，往往是精神紧张、过度劳累、吸烟、酗酒、喝浓茶、饮咖啡后引起的，一般出现在安静或临睡前，运动后早搏消失。功能性早搏一般不影响身体健康，经过一段时间，这种早搏大多会不治而愈，故无须治疗，但平时应注意劳逸结合，避免过度紧张和疲劳，思想乐观，生活有规律，不暴饮暴食、过量饮酒，每天进行适当的体育锻炼。

2. 病理性早搏

患心肌炎、冠状动脉粥样硬化性心脏病、风湿性心脏病、甲亢性心脏病、二尖瓣脱垂及洋地黄中毒时，也常出现早搏，这属于病理性早搏。常见于下列情况：发生于老年人或儿童；运动后早搏次数增加；原来已确诊为心脏病者；心电图检查除发现早搏外，往往还有其他异常心电图改变。对于病理性早搏，应高度重视，需用药治疗，如果出现严重的和频繁发作的早搏，最好住院进行观察和治疗。

3. 功能性和器质性室性期前收缩的鉴别

（1）QRS 波群时间：若心肌本身无病变，则不论心室异位起搏点在心室何处，QRS 波群时间均不会超过 0.16 s。更宽大的 QRS 波群常提示心肌严重受累，这样的室性期前收缩是器质性的。

（2）QRS 波群形态：异位起搏点位于右室前壁（或室间隔前缘）和心底部的室早，多属于功能性的。

（3）QRS 波群形态结合 ST-T 改变：这是由 Schamroch 提出的鉴别方法。

（4）运动负荷试验：一般认为休息时有室早，运动时消失者多属于功能性；运动时出现且为频发，则器质性的可能性大。

4. 房性早搏

应积极治疗病因，必要时可选用下列药物治疗：① β 受体阻滞剂，如普萘洛尔（心得安）；②维拉帕米（异搏定）；③洋地黄类，适用于伴心力衰竭而非洋地黄所致的房性早搏，常用地高辛 0.25 mg，1 次 / 日；④奎尼丁；⑤苯妥英钠 0.1 g，3 次 / 日；⑥胺碘酮。前两类药物低血压和心力衰竭患者忌用。

5. 房室交界性早搏

房室交界性早搏的治疗与房性早搏相同，如无效，可试用治疗室性早搏的药物。

6. 室性早搏的治疗

室性期前收缩的临床意义可参考以下情况判断并予以重视：①有器质性心脏病基础，如冠状动脉疾病（冠心病）、急性心肌梗死、心肌病、瓣膜疾病等；②心脏功能状态，如有心脏扩大、左心室射血分数低于 40% 或充血性心力衰竭；③临床症状，如眩晕、黑蒙或晕厥先兆等；④心电图表现，如室性期前收缩呈多源、成对、连续 ≥ 3 个出现，或在急性心肌梗死或 QT 间期延长基础上发生的 R on T 现象。治疗室性早搏的主要目的是预防室性心动过速、心室颤动和心脏性猝死。

室早的治疗对策如下：①无器质性心脏病的患者，室早并不增加其死亡率，对无症状的孤立的室早，无论其形态和频率如何，无须药物治疗。②无器质性心脏病的患者，但室性期前收缩频发引起明显心悸症状，影响工作和生活者，可酌情选用美西律、普罗帕酮，心率偏快、血压偏高者可用 β 受体阻滞剂。③有器质性心脏病，伴轻度心功能不全（左心室射血分数 40% ~ 50%），原则上只处理心脏病，不必针对室性期前收缩用药，对于室性期前收缩引起明显症状者可选用普罗帕酮、美西律、莫雷西嗪、胺碘酮等。④急性心肌梗死早期出现的室性期前收缩可静脉使用利多卡因、胺碘酮。⑤室性期前收缩伴发心力衰竭、低钾血症、洋地黄中毒、感染、肺源性心脏病等情况时，应首先治疗上述病因。

7. 室性早搏的经导管射频消融治疗

导管消融术的出现极大地改变了心律失常临床治疗模式，使得心律失常的治疗从姑息性的控制转向微创性的根治术。经过十余年的发展，已经成为绝大多数快速性心律失常的一线治疗方法。

对于有明显临床症状、药物治疗无效或患者不能耐受、无伴发严重器质性心脏病的频发室性期前收缩患者，可考虑经导管射频消融。根据患者室性期前收缩发生时的体表心电图可以初步诊断室性期前收缩的起源部位在左心室或右心室，经激动标测结合起搏标测，可确定消融部位。目前还可以结合三维电解剖标测手段（Carto、Ensite3000），提高消融治疗成功率。

射频消融的适应证选择可参考下列条件：①心电图及动态心电图均证实为频发单形性室性早搏，室早稳定，而且频发，24 h 动态心电图显示同一形态的室性早搏通常超过 1 万次以上，或占全天心律的 8% 以上；②有显著的临床症状，心理治疗加药物治疗无效或药物有效但患者不能耐受长期药物治疗或者不愿意接受药物治疗者；③因频发室早伴心悸、乏力症状和（或）精神恐惧，明显影响生活和工作者；④因频发室早影响到学习或就业安排，有强烈根治愿望。

射频消融的禁忌证：①偶发室性期前收缩；②多源性室性期前收缩；③器质性心脏病所致室性期前收缩。

室性期前收缩导管射频消融特点：①室性期前收缩多起源于右室流出道；②多采用起搏标测；③无早搏时不宜进行标测和消融；④消融成功率高，并发症少。

九、室性早搏的并发症

本病会诱发室性心动过速、心室颤动，在严重的情况下还会导致心脏性猝死。

1. 室性心动过速

室性心动过速是指起源于希氏束分叉处以下的 3～5 个以上宽大畸形 QRS 波组成的心动过速，与阵发性室上性心动过速相似，但症状比较严重，小儿烦躁不安、苍白、呼吸急促，年长儿可诉心悸、心前区疼痛，严重病例可有晕厥、休克、充血性心力衰竭等，发作短暂者血流动力学的改变较轻，发作持续 24 h 以上者则可发生显著的血流动力学改变，体检发现心率增快，常在 150 次 / 分以上，节律整齐，心音可强弱不等。

2. 心室颤动（VF）

心室颤动是由于许多相互交叉的折返电活动波引起，其心电图表现为混乱的记录曲线，VF 常可以致死，除非用直流电除颤（用胸部重击或抗心律失常药物除颤难以奏效）。

3. 心脏性猝死

猝死是一临床综合征，指平素健康或病情已基本恢复或稳定者，突然发生意想不到的非人为死亡，大多数发生在急性发病后即刻至 1 h 内，最长不超过 6 h 者，主要由于原发性心室颤动、心室停搏或电机械分离，导致心脏突然停止有效收缩功能。

第二节 心房颤动

心房颤动（房颤）是最常见的慢性心律失常，普通人群发生率约 1%～2%，且发病率随着年龄的增加而增加，40～50 岁发病率 <0.5%，而 80 岁以上发病率高达 5%～15%。房颤时快而不规则的心室率可引起心悸、胸闷，过快的心室率可引起血流动力学异常，如出现低血压，诱发心力衰竭、心绞痛等。长期的心室率增快可导致心动过速性心肌病。房颤时心房收缩功能的丧失一方面影响左室的充盈量，另一方面心房内血液淤滞易形成血栓，血栓脱落可导致脑卒中及系统性栓塞。房颤可使脑卒中风险增加 5 倍，且 1/5 的脑卒中原因归因于房颤；而房颤相关脑卒中的死亡风险增加了 2 倍，医疗费用增加了 1.5 倍。由此可见房颤是非良性心律失常，Braunwald 曾预测房颤和心衰是 21 世纪两大挑战。近年来房颤治疗决策相关理念的更新，药物与非药物治疗的进展，使房颤的诊治更加规范、合理、安全和有效。

一、房颤新分类和症状分级

2014年美国《心房颤动治疗指南》新分类为：①阵发性房颤，指可自行终止或发作后7天内干预可终止的房颤；②持续性房颤，指房颤持续时间 > 7天；③长时程持续性房颤：指房颤持续时间 > 1年；④永久性房颤，指医生和患者共同决定不再尝试采取节律控制的持续性房颤；⑤非瓣膜性房颤：指不伴有风湿性二尖瓣狭窄、二尖瓣机械瓣或生物瓣置换术后、二尖瓣修复术后的房颤。

为了能够更好地描述房颤的症状严重程度，从而针对性地做出处理，2010年ESC《心房颤动治疗指南》推荐了欧洲心律学会（EHRA）房颤相关症状的分级（EHRA分级），EHRA分级能对房颤相关的症状进行较好的描述，从而有利于临床处理。房颤EHRA分级基于患者的症状及日常活动能力分为四级，可用于评估房颤发作期患者的症状及评估房颤治疗的效果。EHRA Ⅰ级：无症状；EHRA Ⅱ级：症状轻微，日常活动不受限；EHRA Ⅲ级：症状严重，日常活动明显受限；EHRA Ⅳ级：不能从事任何活动。房颤相关症状的EHRA分级是治疗策略选择的重要依据。

二、新的卒中风险评分系统——CHA_2DS_2VASc 积分

既往指南推荐 $CHADS_2$ 积分预测卒中和血栓栓塞风险，但该积分系统并未包括所有已知的危险因素。2010版ESC《心房颤动治疗指南》不再强调使用"低危""中危""高危"用于房颤患者卒中和血栓栓塞危险程度的评估，而是将非瓣膜性房颤卒中和系统栓塞的危险因素分为主要危险因素（既往有卒中或一过性脑缺血发作或系统栓塞史、年龄 ≥ 75岁）和临床相关的非主要危险因素 [心力衰竭或中重度左室功能不全（如左室EF值 ≤ 40%）、高血压、糖尿病，以及既往指南认为尚不明确的危险因素包括女性、年龄 65～74岁和血管疾病]。对比 $CHADS_2$ 积分系统，该指南提出新的卒中风险评分系统——CHA_2DS_2VASc 积分（见表4-2），将年龄 ≥ 75岁由1分增加到2分，同时增加了血管疾病、年龄 65～74岁、性别（女性）3个危险因素，最高积分由 $CHADS_2$ 积分的6分增加到 CHA_2DS_2VASc 积分的9分。

表 4-2 CHA_2DS_2VASc 积分系统

危险因素	分值
C：充血性心力衰竭/左室功能不全	1
H：高血压	1
A：年龄 ≥ 75岁	2
D：糖尿病	1
S：卒中/TIA（短暂性脑缺血发作）/血栓栓塞	2
V：血管疾病（包括既往心肌梗死病史、外周动脉疾病、主动脉斑块）	1
A：年龄 65～74岁	1
S：性别（女性）	1
	总积分：9

一些研究证实，与 $CHADS_2$ 积分相比，CHA_2DS_2VASc 积分具有较好的血栓栓塞预测价值。特别是对卒中低危的患者，CHA_2DS_2VASc 积分优于 $CHADS_2$ 积分，CHA_2DS_2VASc 积分为0的患者无血栓栓塞事件，而 $CHADS_2$ 评估为卒中低危的患者血栓栓塞事件发生率为1.4%，CHA_2DS_2VASc 积分有助于识别真正低危的患者。

三、新的抗凝策略

基于新的卒中和血栓栓塞风险评分系统，2010年版ESC《心房颤动治疗指南》推荐新的房颤抗栓治疗策略：存在一个主要危险因素或两个以上临床相关的非主要危险因素，即 CHA_2DS_2VASc 积分 ≥ 2分者推荐口服抗凝药；存在一个临床相关的非主要危险因素，即 CHA_2DS_2VASc 积分为1分者，推荐口服抗凝药或阿司匹林（75～325 mg/d），但优先推荐口服抗凝药；无危险因素，即 CHA_2DS_2VASc 积分0分者，推荐口服阿司匹林（75～325 mg/d）或不进行抗栓治疗，优先选择不进行抗栓治疗。

与 2006 年 ACC/AHA/ESC《心房颤动治疗指南》相比，阿司匹林在房颤抗栓治疗中的地位逐渐降低。从分布情况看 CHA_2DS_2VASc 为 0 时的病例数非常少见，其余病例积分均在 1 分以上（见表 4-3），因而新指南根据新的评分系统明显扩大了房颤患者口服抗凝药的适应证。

表 4-3　依据 CHA_2DS_2VASc 积分校正的卒中率

CHA_2DS_2VASc 积分	病例数（n = 7 329）	校正的卒中率（%/年）
0	1	0%
1	422	1.3%
2	1 230	2.2%
3	1 730	3.2%
4	1 718	4.0%
5	1 159	6.7%
6	679	9.8%
7	294	9.6%
8	82	6.7%
9	14	15.2%

需要指出的是，应用 CHA_2DS_2VASc 评分系统预测房颤患者血栓风险目前仅来自一项研究，故其预测效能还需要更多、更大样本的研究加以验证。此外，根据该评分系统，大量卒中风险较低的房颤患者（CHA_2DS_2VASc 积分 = 1 或 2 分）应该或者推荐使用口服抗凝药抗凝。

四、新的出血风险评分系统——HAS-BLED 积分

HAS-BLED 积分（见表 4-4）是基于欧洲心脏调查 398 例房颤患者的资料得出的。HAS-BLED 积分 ≥ 3 时，1 年内严重出血发生率为 3.74%；当积分 = 5 时，严重出血发生率可高达 12.5%。欧洲《心房颤动治疗指南》将 HAS-BLED 积分 ≥ 3 定义为出血高危患者，此时无论接受华法林或是阿司匹林治疗，均应谨慎。

表 4-4　HAS-BLED 出血积分系统

危险因素	分值
H：高血压	1
A：肝、肾功能异常（各 1 分）	1 或 2
S：卒中	1
B：出血	1
L：INR 值易变	1
E：年龄 > 65 岁	1
D：药物或饮酒（各 1 分）	1 或 2
	总积分：9

高血压定义为收缩压 > 160 mmHg；肾功能异常定义为慢性透析或肾移植或血肌酐 ≥ 200 μmol/L；肝功能异常定义为慢性肝病（如肝硬化）或肝功能的生化指标明显紊乱（如血胆红素 > 2 倍正常值上限，血谷丙转氨酶/谷草转氨酶水平 > 3 倍正常值上限）；出血定义为既往有出血病史和（或）已知有出血倾向，如出血体质、贫血等；INR 值易变定义为不稳定/高的 INR 值或在治疗窗内的时间较少（如 <60%）；药物/饮酒定义为同时合并使用的抗血小板药物、非甾体抗炎药，或嗜酒等。

对比 CHA_2DS_2VASc 卒中和血栓栓塞风险积分和 HAS-BLED 出血风险积分，可以看出两种积分值均有随年龄增加而增加的趋势，且血栓风险和出血风险具有相同的危险因素，如年龄、高血压、卒中等，对这些患者在考虑抗凝治疗的同时也应注意出血的风险，加强监测。

有研究综合 CHA_2DS_2VASc 积分和 HAS-BLED 积分后，为达到风险与获益之间的平衡，提出房颤

患者最佳的抗凝治疗策略：当 CHA_2DS_2VASc 积分 <2，建议不行抗栓治疗；当 CHA_2DS_2VASc 积分为 2 或 3 且 HAS-BLED 积分 <2 时，最佳选择华法林抗凝，否则不行抗栓治疗；CHA_2DS_2VASc 积分 = 4 且 HAS-BLED 积分 <3 时，最佳选择华法林抗凝，否则不行抗栓治疗；当 CHA_2DS_2VASc 积分 ≥ 5，HAS-BLED 积分 <4 时，优先选择华法林抗凝，否则选择阿司匹林进行治疗。这说明卒中风险较高的患者使用华法林的净获益较高，而卒中风险较高同时伴出血风险相对较高的患者应用华法林的价值并未下降。当 CHA_2DS_2VASc 积分 ≥ 5 且 HAS-BLED 积分 ≥ 4 时，即卒中和出血风险均高时，阿司匹林可能是最佳选择。

五、新型口服抗凝药

传统的口服抗凝药华法林虽预防非瓣膜性房颤卒中疗效确切，但其代谢易受食物、药物等相互作用的影响，且华法林起效慢，治疗窗口窄，需常规监测并调整剂量保证 INR 在目标范围内，抗凝不足时卒中风险增加，抗凝过度则出血风险增加。因而，新型口服抗凝药的问世可克服华法林的局限性，有望取代华法林。此外，多数新型口服抗凝药物仅抑制单个凝血因子如 IIa 和 Xa，不同于肝素或华法林作用于多个凝血因子。

（一）口服直接凝血酶抑制剂

1. 希美加群

希美加群是第一个口服直接凝血酶抑制剂，在髋或膝关节置换术后静脉血栓栓塞（VTE）的防治中被批准应用于 22 个国家和地区（主要在欧洲，也包括阿根廷、巴西、中国香港、印度尼西亚）。SPORTIF 试验Ⅲ和Ⅴ表明希美加群在房颤卒中预防方面（主要终点包括所有卒中或系统性血栓），疗效至少与华法林（INR2.0 ~ 3.0）相当，而大出血事件发生率两者无明显差别。然而希美加群的持续应用可导致肝毒性，被迫撤出市场。尽管如此，希美加群的尝试使房颤患者可应用口服、快速起效且不需要常规监测的抗凝药成为可能。

2. 达比加群

达比加群是一种口服直接凝血酶抑制剂，其前体药为达比加群酯。口服达比加群酯后，达比加群的生物利用度约 7%，半衰期可达 17 h，其超过 80% 通过肾代谢。RE-LY（达比加群酯长期抗凝治疗Ⅲ期随机研究）试验结果显示，达比加群 110 mg，每日两次抗栓疗效不劣于华法林，且出血风险比华法林更低；达比加群 150 mg，每日两次抗栓疗效优于华法林，且大出血事件与华法林类似。RE-LY 亚组分析评价了达比加群与华法林在既往有卒中或短暂性脑缺血发作二级预防中的作用，同样表明达比加群在降低卒中或系统性血栓方面优于华法林（达比加群 110 mg，每日两次 RR 0.84；达比加群 150 mg，每日两次 RR 0.75），且达比加群 110 mg，每日两次大出血风险较华法林明显降低（RR 0.66，95% CI 0.48 ~ 0.90），达比加群 150 mg，每日两次大出血风险与华法林无明显区别（RR 1.01，95% CI 0.77 ~ 1.34）。2010 年 10 月 19 日，达比加群 150 mg，每日两次（肌酐清除率 > 30 mL/min）和达比加群 75 mg，每日两次（肌酐清除率 15 ~ 30 mL/min）获得美国食品和药品管理局（FDA）批准上市。2011 年 ACCF/AHA/HRS《心房颤动防治指南》建议具有卒中或系统性栓塞危险因素的房颤患者，且未植入人工心脏瓣膜或无影响血流动力学的瓣膜疾病，无严重肾功能不全（肌酐清除率 <15 mL/min）或严重肝病（影响基线状态的凝血功能），达比加群可作为华法林的替代治疗预防卒中和系统性栓塞（I，B）。鉴于达比加群需每日两次服用且非出血不良反应较高，该指南同时指出服用华法林且 INR 控制良好的患者换用达比加群抗凝获益较少。

（二）口服直接 Xa 因子抑制剂

1. 利伐沙班

利伐沙班 10 mg 口服，绝对生物利用度约 80% ~ 100%。其血浆半衰期成人为 5 ~ 9 h，老年人约 11 ~ 13 h。该药通过双通道清除，2/3 通过肝代谢（代谢产物一半通过肾清除，一半通过粪便排泄），其余 1/3 以原药形式通过肾清除。2010 年完成的 ROCK-ETAF（利伐沙班与华法林预防卒中和栓塞对比研究）共入选一万四千多例房颤患者，约 45 个国家 1 100 家医院参与该研究，该试验旨在比较利伐沙班与华法林用于非瓣膜性房颤患者卒中预防和非中枢神经系统栓塞预防的有效性和安全性。结果显示利伐沙班疗效不劣于华法林，而主要或非主要临床相关出血事件两者相似，但利伐沙班的颅内出血、重要脏器出血、出血相关死亡发生率较华法林低。2011年ROCKET AF亚组分析表明，既往有卒中或短暂性脑缺血发作患者中使用利伐沙班的有效性和安全性与整体研究人群一致。

2. 阿哌沙班

阿哌沙班是一种选择性Xa因子抑制剂，口服生物利用度约50%，半衰期约8～15 h，大部分通过粪便排出，约25%经肾清除。ARISTOTLE（阿哌沙班降低房颤患者卒中及其他血栓栓塞事件）研究入选18 201例至少伴有一个卒中危险因素的房颤患者，以评价阿哌沙班5 mg（或特殊患者2.5 mg），每日两次，与华法林（目标INR 2.0～3.0）在预防非瓣膜性房颤患者卒中方面的疗效和安全性。结果显示阿哌沙班降低卒中或系统性栓塞优于华法林，且阿哌沙班的大出血、颅内出血、所有原因死亡发生率低于华法林。同时该研究也显示阿哌沙班组心肌梗死及胃肠道出血发生率较低。AVERROES试验比较阿哌沙班5 mg（或特殊患者2.5 mg），每日两次，与阿司匹林（81～324 mg/d）预防卒中的疗效及安全性，观察主要终点为卒中（缺血性或出血性）或系统性栓塞发生率。对于不适合或不耐受华法林的房颤患者，阿哌沙班较阿司匹林能明显降低主要终点事件，且大出血发生率无明显增加，该试验提前终止。

六、预防血栓栓塞的新方法——左心耳封堵术

经食管超声发现非瓣膜性房颤90%以上的血栓来源于左心耳，因而左心耳被称为"人类致命的附件"。由于房颤患者服用华法林及新型抗凝药具有一定的出血风险，或存在抗凝药禁忌时，房颤抗栓治疗即面临困境。因而寻找安全有效且能替代口服抗凝药的器械治疗成为发展方向。

近年来发展起来的经皮左心耳封堵术采用特制的封堵器可封堵血栓之源——左心耳，从而达到预防房颤血栓栓塞的目的。常用的PLAATO和WATCHMAN左心耳封堵器结构基本相似，由自膨胀镍钛记忆合金笼状结构支架及支架外面包被的可扩张高分子聚合物膜组成，封堵器通过特殊设计的房间隔穿刺鞘和释放导管释放。镍钛合金支架的杆上有锚钩，可以协助装置固定在心耳中以免脱落。高分子聚合物膜则可封闭左心耳心房入口，隔绝左心耳和左房体部，阻止血流相通。置入封堵器后，聚合物膜表面一段时间后可形成新的内皮细胞。经皮封堵左心耳治疗成功率较高，可明显降低房颤患者脑卒中的发生率。

PROTECK-AF研究显示，在安全性和有效性方面，左心耳封堵与华法林同样有效，随着观察时间的增加，左心耳封堵治疗已经呈现出优于华法林的趋势。左心耳封堵术的严重不良事件主要存在于围术期间。

随着左心耳封堵器械的进步以及经验的积累，左心耳封堵术可作为药物治疗预防房颤栓塞事件的重要补充。左心耳堵闭预防有抗凝禁忌的高危房颤患者卒中已经被欧洲指南推荐应用。

七、房颤节律控制和心率控制的抗心律失常药物

抗心律失常药物用于房颤治疗已有近百年历史，其目的包括降低房颤发生的频率及发作持续时间，及降低房颤相关死亡率及住院率等，但传统抗心律失常药物因有限的抗心律失常作用伴随着致心律失常及非心血管毒性作用使其应用受限。尽管如此，抗心律失常药物在房颤心室率控制、药物复律及维持窦性心律方面仍然占据重要地位。

（一）房颤患者心室率控制

心室率控制在于改善患者症状，急性期心室率控制目标为80～100次/分。血流动力学稳定者可口服β受体阻滞剂或非二氢吡啶类钙通道阻滞剂；症状严重而不能耐受者，通过静脉注射维拉帕米或美托洛尔可迅速减慢房室传导和心室率；伴严重左室功能障碍者可静脉注射胺碘酮。长期心室率控制有严格控制（静息时在60～80次/分，运动时<115次/分）和宽松控制（静息时<110次/分）两种策略，可根据EHRA分级进行。EHRA Ⅰ级或Ⅱ级的患者可选择宽松的心室率控制；EHRA Ⅲ级或Ⅳ级患者采取严格心室率控制。

（二）房颤患者转复窦性心律

当患者症状严重不能耐受，合适的心室率控制后患者仍有症状或患者要求进行节律控制时，可采用药物复律；当快心室率房颤患者伴心肌缺血、症状性高血压、心绞痛或心力衰竭时，房颤伴预激时心室率过快或血流动力学不稳定时可首选电复律。药物转复的策略为：①无器质性心脏病房颤患者可选用氟卡尼或普罗帕酮静脉推注；②器质性心脏病房颤患者，可选用胺碘酮静脉推注；③无明显器质性心脏病房颤患者，可顿服大剂量氟卡尼和普罗帕酮；④器质性心脏病房颤患者，当无低血压和明显心力衰竭时，可选择伊布利特。复律时可选药物的剂量和用法如下：胺碘酮 5 mg/kg，> 1 h 静脉推注；氟卡尼 2 mg/kg，> 10 min 静脉推注或 200 ~ 300 mg 口服；伊布利特 1 mg，> 10 min 静脉推注；普罗帕酮 2 mg/kg，> 10 min 静脉推注或 450 ~ 600 mg 口服；维那卡兰 3 mg/kg，> 10 min 静脉推注。电复律成功定义为房颤终止或复律后可记录到 2 个或 2 个以上的 P 波。

（三）转复后窦性心律维持

ACCF/AHA 及 ESC 房颤相关指南推荐对于无明确器质性心脏病（如心力衰竭、冠心病及严重左室肥厚）的房颤患者维持窦性心律可选择氟卡尼、普罗帕酮、索他洛尔、决奈达隆、胺碘酮；伴有冠心病的房颤患者可使用索他洛尔、胺碘酮、决奈达隆维持窦性心律，而有症状性心力衰竭的房颤患者推荐使用胺碘酮维持窦性心律。伴左室肥厚的房颤患者维持窦性心律的药物选择同不伴器质性心脏病的房颤患者一样，但严重左室肥厚患者在使用钠通道阻滞剂及钾通道阻滞剂时有致心律失常风险。对于伴严重左室肥厚的房颤患者维持窦性心律的药物选择，ESC 指南推荐决奈达隆或胺碘酮，而美国指南仅推荐胺碘酮。

八、房颤导管消融

2011 年 ACCF/AHA/HRS《心房颤动治疗指南》指出：对症状严重、抗心律失常药物治疗无效且左房正常或轻度增大、左室功能正常或轻度减低并且无严重肺疾病的阵发性房颤患者在有经验的中心（每年 > 50 例）行导管消融（Ⅰ类推荐），症状性持续性房颤可行导管消融治疗（Ⅱa 类推荐），伴有显著左房扩大或严重左室功能不全的症状性阵发性房颤行导管消融术（Ⅱb 类推荐）。指南强调，对具体患者而言，是否适宜接受导管消融还应考虑以下情况：心房疾病的程度（房颤类型、左房大小、症状的严重程度等），合并的心血管疾病严重程度，抗心律失常药物或者心室率控制是否满意以及医生的经验、患者的意愿等。

目前阵发性房颤消融策略是针对房颤促发灶行环肺静脉消融并以实现肺静脉电隔离为终点的术式。而慢性房颤除需行环肺静脉消融外，大多数患者同时需对左房基质进行改良。慢性房颤的基质改良包括心房线性消融、心房复杂碎裂电位消融、逐步综合消融等策略。北京安贞医院房颤中心首创的慢性房颤 2C3L 消融策略，即行环肺静脉消融、左房顶部线消融、二尖瓣峡部消融及三尖瓣峡部消融，消融终点为肺静脉电隔离以及所有消融径线均实现完全传导阻滞。该术式不追求术中消融终止房颤，不强调标测慢性房颤消融过程中出现的规律性房速，硬终点是肺静脉电隔离以及消融线的双向传导阻滞。该策略消融术式固定，方法相对简化，避免了左房大面积消融所致的不良后果。

九、房颤上游治疗

上游治疗是指防止心房电及机械重构进展而降低房颤发生率所采取的措施。可能有效的药物包括肾素–血管紧张素阻滞剂、醛固酮受体拮抗剂、多不饱和脂肪酸及他汀类药物。已有研究表明血管紧张素转化酶抑制药及血管紧张素受体拮抗剂可用于房颤的一级和二级预防。血管紧张素受体拮抗剂可降低无明显器质性心脏病的高血压患者新发房颤的发生率。但充血性心力衰竭或伴有多重心血管危险因素的患者使用该治疗的益处却不太可靠。同样，血管紧张素转化酶抑制药及血管紧张素受体拮抗剂用于房颤二级预防未显示获益。目前没有明确证据表明醛固酮受体拮抗剂及多不饱和脂肪酸可用于房颤的一级预防或二级预防。关于他汀类药物用于房颤一级预防或二级预防的研究结论存在争议，且不能有助于其作为抗心律失常治疗的推荐。上游治疗在发展成明显的心房纤维化前更有效。

随着对房颤认识的进一步深入，房颤的治疗取得了较大进展。房颤的治疗不但考虑减轻患者的症状，改善生活质量,更重要的是降低房颤相关并发症发生率,改善患者的远期预后。因而抗凝治疗仍然是目前房颤治疗最重要的方法,新的卒中和栓塞风险评分系统及新的抗凝出血评分系统使抗凝治疗的决策更加科学化。传统的抗凝药华法林由于多方面的局限性有望被新型口服抗凝药取代,然而受经济条件等的制约,华法林在我国未来较长一段时间仍将扮演着重要的角色。新型口服抗凝药的出现将使房颤患者抗凝的疗效更佳,依从性更好。抗心律失常药物仍是房颤治疗的重要措施。选择适宜人群行个体化治疗是抗心律失常药使用有效性和安全性的关键。房颤消融器械的进一步发展,如三维标测系统及导航系统的更新换代、新型消融系统(包括fronterior消融系统、冷冻球囊、可视下激光消融系统等)、实时影像学技术以及力感应技术的应用,可使消融过程更加简化、直观及安全,进而提高消融成功率并减少并发症,使导管消融的适应证进一步扩大。

第三节　室上性心动过速

室上性心动过速(室上速,SVT)是最常见的一种心动过速,其电生理机制也是认识得最清楚的。根据电生理分类,SVT由房室结折返、房室折返和房性心动过速组成。本文主要针对狭义上的室上速,即房室结折返和房室折返性心动过速的电生理机制及射频消融进行简单介绍。

一、房室结折返性心动过速(AVNRT)

AVNRT的电生理基础是房室结双径路。房室结双径路被认为是房室结传导功能性纵向分离的电生理现象,可能与房室结的复杂结构形成了非均一性的各向异性有关。

1. 房室结双径路的诊断

典型的房室结双径路表现为:在高位右房的 S_1S_2 刺激中,当 S_1S_2 缩短 10~20 ms,而出现 A_2H_2 突然延长 50 ms 以上,即出现房室传导的跳跃现象。若跳跃值仅 50 ms,诊断应慎重。此时若同时伴有心房回波或诱发 SVT,且能除外隐匿性旁路和房内折返,或连续两个跳跃值都是 50 ms,则可诊断。

当高位右房的 S_1S_2 刺激无跳跃现象,应加做以下检查。当出现下述表现时,亦可诊断:

(1)心房其他部位(如冠状窦) S_1S_2 刺激出现跳跃现象。

(2)RVA 的 S_1S_2 刺激出现 V_2A_2 的跳跃现象。快慢型 AVNRT 患者常有此现象。

(3)给 S_2S_3 刺激,或刺激迷走神经,或给予阿托品、异丙肾上腺素、腺苷三磷酸等药物后,出现跳跃现象,或诱发出 AVNRT。

此外,若观察到以下现象,也是诊断房室结双径路的证据。

(1)窦性心律或相似频率心房起搏时,发现长短两种 PR 或 AH 间期,二者相差在 50 ms 以上。

(2)心房或心室期前刺激,偶尔观察到双重反应(1:2传导),前者表现为 1 个 A_2 后面有两个 V_2;后者为 1 个 V_2 后有两个 A_2。

(3)心房或心室快速起搏,房室结正传或逆传出现 3:2 以上的文氏传导时,观察到 AH 或 VA 间期出现跳跃式延长,跳跃值在 50 ms 以上。

2. AVNRT 的类型与电生理特性

虽然房室结双径路是 AVNRT 的电生理基础,但要形成 AVNRT,还需要快径路与慢径路在不应期与传导速度上严格匹配。这就是为什么临床上没有 SVT 的病例,电生理检查中,25% 可以出房室结双径路现象的原因。根据快慢径路在 AVNRT 中传导方向的不同,可以分为两型:慢快型和快慢型。

(1)慢快型:又称常见型,占 AVNRT 的 95%。它的电生理特点是正传发生在慢径路,而逆传发生在快径路。由于快速的逆传,使心房的激动发生在心室激动的同时,或稍后,或稍前。因此,心电图上逆行 P 波大多数重叠在 QRS 波中(占 48%)或紧随其后(占 46%),少数构成 QRS 波的起始部(占 2%)。在心内电生理记录可以发现,逆传心房激动呈中心型,最早激动出现在房室交界区[即记录希氏束电图(HBE)的部位];HBE 的 AH > HA 间期,VA<70 ms,甚至为负值。

(2)快慢型:又称少见型,仅占 AVNRT 的 5%。它的电生理特点是正传发生在快径路,逆传发生在慢径路，因而逆 P'7 波远离 QRS 波，而形成长的 RP' 间期。心内电生理检查，逆传心房激动也是中心型，但最早激动点是冠状静脉窦（CS）口；HBE 的 AH<HA 间期。此时，需与房性心动过速、慢传导的隐匿性房室旁路参与的房室折返性心动过速（即 PJRT）相鉴别。

3. AVNRT 诊断要点

（1）常见型 AVNRT：

①房性、室性期前刺激，或用引起房室结正向文氏周期的频率进行心房起搏，可诱发和终止。

②心房程序刺激，房室结正向传导出现跳跃现象。

③发作依赖于临界长度的 AH 间期，即慢径路一定程度的正向缓慢传导。

④逆向性心房激动最早点在房室连接区，HBE 的 VA 间期为 $-40 \sim +70$ ms。

⑤逆行 P' 波重叠在 QRS 波中，或紧随其后，少数构成 QRS 波的起始波。

⑥心房、希氏束与心室不是折返所必需。兴奋迷走神经可减慢，然后终止 SVT。

（2）少见型 AVNRT：

①房性、室性期前刺激，或用引起房室结逆向文氏周期的频率进行心室起搏，可诱发和终止。

②心室程序刺激，房室结逆向传导出现跳跃现象。

③发作依赖于临界长度的 HA 间期，即慢径路一定程度的逆向缓慢传导。

④逆向性心房激动最早点在 CS 口。

⑤逆行 P'7 波的 RP' 间期长于 P'R 间期。

⑥心房、希氏束和心室不是折返所必需，兴奋迷走神经可减慢并终止 SVT，且均阻滞于逆向传导的慢径路。

4. AVNRT 的心电图表现

（1）慢快型 AVNRT 的心电图有以下表现：

① P 波埋于 QRS 波中。各导联无 P' 波，但由于 P' 波的记录与辨认有时非常困难，因而仅凭心电图判断有无 P' 波常常难以做到。

② SVT 时的心电图与窦性心律时比较。常常可以发现 QRS 波群在 Ⅱ、Ⅲ、aVF 导联多 1 个 S 波（假 S 现象），在 V_2 导联多 1 个 r' 波（假 r' 现象），这两种现象虽然出现率不太高，但诊断的可靠性相当高。

③若各导联有 P' 波，RP' 间期 <80 ms，与 AVRT 的区别在于后者的 RP1 期 > 80 ms。当 RP' 间期在 80 ms 左右时，诊断应谨慎，因二者在此范围中有重叠。

（2）快慢型 AVNRT 的心电图表现与房速（AT）和 PJRT 一样，仅凭心电图无法区分。

此外，由于 AVNRT 多见于女性，女：男约为 7：3，因而仅凭心电图诊断男性患者为 AVNRT 应谨慎。

5. AVNRT 的鉴别诊断

AVNRT 需要与间隔部位起源的房速（AT）或间隔部旁路参与的房室折返性心动过速（AVRT）以及加速性结性心律失常相鉴别。

（1）心动过速时心房与心室激动的时间关系：V-A 间期 <65 ms 可排除 AVRT，但不能区别开 AVNRT 和 AT。

（2）室房传导特征：心室程序刺激无递减传导特性，强烈提示有房室旁路，但如有明确递减传导特性，不能排除慢旁路的存在。

（3）希氏束旁刺激：刺激方法是以较高电压（脉宽）刺激希氏束旁同时夺获心室肌和希氏束或右束支（HB-RB），然后逐渐降低电压，使起搏只夺获心室肌，不夺获 HB-RB，观察心房激动顺序，刺激信号至 A 波（SA）以及 H-A 间期变化。如 S-A 间期和心房激动顺序均不变，提示房室旁路逆传；如 S-A 间期延长，H-A 间期不变，而且心房激动顺序也不变，提示无房室旁路，激动经房室结逆传；如心房激动顺序不同提示既有旁路也有房室结逆传。

（4）心动过速时希氏束不应期内心室期前刺激（RS_2 刺激）：希氏束不应期内心室期前刺激影响心房激动（使心房激动提前或推后）或终止心动过速时未夺获心房，均提示房室之间除房室结之外还有其他连接，即房室旁路，但刺激部位远离旁路时会有假阴性。

（5）心室超速起搏可以拖带心动过速，并有 QRS 融合波者提示 AVRT。

以上几个方面的检查有助于 AVNRT 与 AVRT 的鉴别，在排除 AVRT 之后，间隔部起源心动过速的鉴别主要集中在房速与 AVNRT 之间。如心室超速起搏不夺获心房常提示为房速，若能夺获心房，但停止心室起搏后心房激动呈 A-A-V 关系也提示心动过速为房速。非间隔起源房速易于鉴别，心房激动顺序呈偏心性，区别于不同类型的 AVNRT。

6. 典型 AVNRT 的消融

慢性消融治疗 AVNRT 的成功率高，房室传导阻滞发生率低，已成为 AVNRT 的首选治疗方法。不同类型 AVNRT 均可通过慢径消融取得成功，消融可以通过解剖定位或慢径电位指导完成，而目前最常用的方法是将两种方法结合，通过解剖法首先进行初步定位，之后结合心内电图标测，寻找关键的靶点。

解剖定位指导的消融方法：首先将标测消融导管送至心室，慢慢向下并回撤导管至 CS 开口水平，之后回撤并顺时针旋转使消融导管顶端位于 CS 开口和三尖瓣环之间，并稳定贴靠，局部心内电图呈小 A，大 V 波，A/V 在 0.25：1～0.7：1 之间，A 波通常碎裂、多幅。

慢径电位指导的消融方法：心内电图指导下的慢径消融是指将标测导管置于 CS 开口和三尖瓣环之间，标测所谓的慢径电位区域作为消融靶点。Jackman 和 Haissaguerre 分别介绍了两种不同形态的慢径电位。Jackman 等描述的慢径电位是一种尖锐快波，窦性心律时位于小 A 波终末部，通常只能在 CS 口周围 <5 mm 的直径范围内记录到。Haissaguerre 等描述的慢径电位是一种缓慢、低频、低幅波，在 CS 口前面的后间隔或中间隔区域可以记录到。

消融终点：①房室结前传跳跃现象消失，并且不能诱发 AVNRT；②房室结前传跳跃现象未消失，跳跃后心房回波存在或消失，但在静滴异丙肾上腺素条件下不能诱发心动过速；③消融后新出现的持续性一度或一度以上房室传导阻滞。

消融成功标准：①房室结前传跳跃现象消失，并且不能诱发 AVNRT；②房室结前传跳跃现象未消失，跳跃后心房回波存在或消失，但在静滴异丙肾上腺素条件下不能诱发心动过速；③消融后无一度以上房室传导阻滞。

二、室折返性心动过速（AVRT）

AVRT 的电生理机制是由于房室间存在附加旁路，导致电兴奋在心房、心脏传导系统、心室和房室旁路所组成的大折返环中做环形运动，因此，AVRT 的解剖学基础是房室旁路。房室旁路的产生是由于胚胎发育时，二尖瓣环和三尖瓣环这两个纤维环未能完全闭合，在未闭合处便出现心房肌与心室肌相连，即房室旁路。左前间隔处是主动脉瓣环与二尖瓣环间的纤维连续（亦称心室膜）、二尖瓣环在此处不会发生不闭合。因而，除此处之外，二尖瓣环与三尖瓣环的任何部位都能出现房室旁路。

1. 房室旁路的电生理特性

如前所述，房室旁路的组织学本质是普通心肌，因而它的电生理特性与心房肌和心室肌基本相同，而与心脏传导系统不同。其与房室结传导特性的区别在于，前者表现为全或无传导，而后者是递减传导（亦称温氏传导），即房室旁路的传导时间不随期前刺激的提前而延长，而房室结呈现明显延长。这是鉴别是否存在房室旁路的最根本的电生理依据。

房室旁路的传导方向，可以是双向，也可以是单向。单向中，大多数为仅有逆向传导，少数为仅有正向传导，这可能是由于旁路的心室端电动势大于心房端的缘故。旁路的传导可以持续存在，也可以间断存在。当旁路有双向传导时，患者表现为典型的预激综合征：窦性心律时的心电图有 δ 波（心室预激），且有 SVT 发作。当旁路仅有正向传导时，患者表现为仅有心室预激，而无 SVT（此时临床不应诊断预激综合征，应诊断为心室预激）。当旁路仅有逆向传导时，患者无心室预激，而仅有 SVT（此时临床最好采用隐匿性房室旁路的诊断而不用隐匿性预激综合征的诊断，因为患者没有心室预激）。当旁路存在时，是否发生 SVT，还取决于旁路的不应期、传导速度与房室结是否匹配。一般来说，正传不应期旁路长于房室结，而逆传不应期旁路则短于或等于房室结。这正是 AVRT 中大多数为顺向型，极个别是逆向型的原因。

在间歇性预激中，患者表现为一段时间心电图有 δ 波，一段时间 δ 波消失。这有两种可能：①旁路的正向传导呈间歇性；②旁路的正传实际上始终存在，但由于旁路位于左侧，当房室结传导较快时，δ波过小而误认为δ波消失；当房室结传导较慢时，δ波加大而显现。另外，δ波也可表现为与心跳按一定比例出现，多数为2∶1，这是由于旁路的正传不应期过长所致。

所谓隐匿性预激也有两种情况，一种是隐匿性旁路，一种是左侧显性旁路，但由于房室结正传始终较快，δ波太小而误认为是隐匿性预激，后者在刺激迷走神经或注射腺苷三磷酸后就表现为显性预激。

根据近年电生理的研究，无一人能证实 James 束（即房结束）的存在。心电图中 PR 间期 <0.12 s 而无 SVT 者，实际上都是房室结传导过快。所谓 L-G-L 综合征（PR 间期 <0.12 s，且有 SVT 发作），实际上是房室结传导过快伴 AVNRT 或 AVRT。因此，James 束实际上可能并不存在，只是根据心电图无 δ 波的短 PR 间期的一种推论而已。

另一种特殊旁路 Iahaim 束，以往根据心电图有 δ 波，但 PR 间期 > 0.12 s 推论它应该是结室束或束室束。但近年电生理研究和射频消融术已证实，结室束或束室束是极少见的，它大多数是连接于右房与右束支远端之间的房束旁路，但它的传导特性不是全或无的，而具有一定程度的递减传导。它一般只有正传而无逆传，因而多引起逆向型房室折返性心动过速。从电生理特性和组织学考虑，Mahaim 束实际上是异常存在的发育不健全的副房室传导系统。

还有一种特殊的慢传导的隐匿性旁路，其逆传十分缓慢，当冲动经旁路、心房抵达房室结时，房室结不应期已过，又可使冲动下传。因而，这种患者的 SVT 十分容易发作且不易终止，故称为无休止的房室交界区折返性心动过速（PJRT）。虽然发作时心电图类似于房速或 AVNRT，但实质上仍是 AVRT。据近年来电生理研究和射频消融术的结果，PJRT 的旁路大多数位于冠状静脉窦口附近，与房室结双径路的慢径路位置相同，因而还需与快慢型 AVNRT 鉴别。少数也可位于其他部位，如前间隔或游离壁。

总之，就大多数的房室旁路而言，其全或无传导特性明显地有别于房室结的显著递减性传导特性。但对于少数特殊旁路或少数房室结传导能力过强者，这种传导特性的区别变得很不明显，对于这些个别患者在进行心电生理检查和射频消融术时，应特别注意仔细鉴别，以免误判。

2. AVRT 的类型

（1）顺向型 AVRT（O-AVRT）：此型 AVRT 是以房室传导系统为前传支，房室旁路为逆传支的房室间大折返。其发生的条件为：房室旁路的前传不应期长于房室结，而逆传不应期短于房室结，而且房室传导系统（主要是房室结）的前传速度较慢。由于大多数旁路的不应期都有上述特点，而房室结的前传速度与不应期又能受自主神经影响而满足上述条件，因此，95%的 AVRT 者都是顺向型的，由于隐性旁路只能逆传，因而它参与的 AVRT 必然都是顺向型的。

（2）逆向型 AVRT（A-AVRT）：A-AVRT 是少见的房室折返性心动过速，发生于房室旁路有前向传导功能的患者。电生理检查中经心房和心室刺激均能诱发和终止这种房室折返性心动过速。心动过速的前传支为显性房室旁路，由此引起心室激动顺序异常而显示宽大畸形的 QRS 波，结合心腔内各部位电图的特点易与 O-AVRT 合并功能性束支传导阻滞和室性心动过速鉴别。目前电生理研究和射频消融结果均证实 A-AVRT 患者常存在多条房室旁路，而且心动过速的前传支和逆传支由不同部位的房室旁路构成。

（3）持续性交界性心动过速（PJRT）：PJRT 实际上是一种特殊的房室折返性心动过速，具有递减传导性能的房室旁路参与室房传导是心动过速的电生理基础。PJRT 的 P 波或 A 波远离 QRS 波或 V 波，而位于下一个心室激动波之前，与部分房性心动过速和少见型房室结折返性心动过速有某些相似之处，消融前进行鉴别诊断甚为重要。①鉴别室房传导途径：心室多频率或不同 S_1S_2 间期刺激时其室之间没有 H 波，这一特点说明室房传导不是沿 AVN-HPS 途径传导。因此观察 H 波清楚的 HBE 导联在心室刺激时无逆传 H 波，提示存在房室旁路室房传导。②比较心房顺序：心室刺激或心动过速的心房激动顺序异常无疑可确定心动过速的性质。房室慢旁路仅少数位于左、右游离壁，多数位于间隔区（尤其是冠状静脉窦口附近）。因此应在冠状静脉窦口附近详细标测，寻找到最早心房激动部位有助于诊断。③心动过速与 H 波同步刺激心室是否改变心房激动周期（AA 间期）：房性心动过速或房室结折返性心动过速，与 H 波同步刺激心室因恰逢希氏束不应期而不能逆传至心房，故 AA 间期不受影响。如为房室折返性心动过速，则于希氏束不应期刺激心室仍能逆传至心房，并使 AA 间期改变。由于 PJRT 系房室慢旁路逆向传导，因此心室刺激可使 AA 间期缩短或延长。

（4）多旁路参与的 AVRT：多条房室旁路并不少见，约占预激综合征患者的 10%。电生理检查中，出现下述情况提示存在多条旁路：①前传的 δ 波在窦性心律、房颤或不同心房部位起搏时，出现改变；②逆向心房激动有两个以上最早兴奋点；③顺向型 AVRT 伴间歇性前传融合波；④前传预激的位置与顺向型 AVRT 时逆传心房的最早激动位置不符合；⑤逆向型 AVRT 的前传支为间隔旁路（因为典型的逆向型 AVRT 的前传支都是游离壁旁路）和（或）逆向型 AVRT 的周长明显短于同一患者的顺向型 AVRT 的周长。

在多旁路参与的 AVRT 中，各条旁路所起的作用可能是不同的：可以是两种顺向型 AVRT，以其中一条为主，另一条为辅，也可是仅一种顺向型 AVRT，另一条旁路只是旁观者，当主旁路被阻断后，次旁路才参与形成 AVRT。以上情况是最常见的多旁路情况。有时两条旁路可以是一条作为前传支，另一条作为逆传支，形成不典型的逆向型 AVRT。

遇到多旁路患者应进行详尽的电生理检查。若进行射频消融术，应首先阻断引起 AVRT 或 δ 波明显的旁路；然后，在情况变得比较简单后，再确定另一条旁路的位置并消融。

3. 左侧房室旁路消融术

左侧旁路包括左游离壁（简称左壁）、左后间隔和极少数左中间隔旁路。左壁旁路，特别是左侧壁旁路最常见，而且操作也较其他部位的旁路简单。

大多数左侧旁路消融术采取左室途径，即经股动脉左室二尖瓣环消融，又称为逆主动脉途径。

（1）股动脉置鞘：常选取右侧股动脉穿刺置入鞘管，鞘管内径应比大头导管外径大 1F。股动脉置入鞘管后应注意抗凝，常规注射肝素 3 000～5 000 IU，手术延长 1 h 应补充肝素 1 000 IU。

（2）导管跨瓣：大头导管经鞘管进入动脉逆行至主动脉弓处应操纵尾端手柄，使导管尖端弯曲成弧，继续推送导管至主动脉瓣上，顺时针轻旋并推进导管，多数病例中能较容易地跨过主动脉瓣进入左室。

（3）二尖瓣环标测：导管进入左室后，应在右前斜位透视，使导管尖端位于二尖瓣环下并接触瓣环。局部电图记录到清楚的 A 波和高大的 V 波，提示大头导管尖端从心室侧接触瓣环。进一步操作可在右前斜或左前斜透视下标测二尖瓣环的不同部位。

（4）有效消融靶点：放电消融 10 s 内可阻断房室旁路，延长放电 30 s 以上可完全阻断房室旁路的部位为有效消融靶点。

靶电图的识别：靶电图是指大头电极在放电成功部位（即"靶点"）双极记录到的心内电图。从二尖瓣环不同部位的横截面得知，在游离壁部位心房肌紧靠房室环而且与其他组织相比，所占比例较大，而在左后间隔部位，心房肌距房室环较远，所占比例也较少。因此，游离壁部位的靶电图，A 波较大，其与 V 波振幅之比应为 1:4～1:2；而左后间隔部位的靶电图，A 波较小，A:V 约为 1:6～1:4，甚至刚能见到 A 波就能成功。对于显性旁路，除了 A 波达到上述标准外，A 波还应与 V 波相连，二者间无等电位线。此外，记录到旁路电位，V 波起始点早于体表心电图的 QRS 波起始点，亦是可供参考的靶电图标准。隐匿性旁路与显性旁路逆传功能的标测，可采用窦-室-窦标测法。前后窦性心律的靶电图，其 A 波大小应达到上述标准；中间心室起搏的靶电图，V 波应与其后的 A 波相连，二者间无等电位线。

（5）放电消融旁路：当靶电图符合上述标准后，即可试消融 10 s。显性旁路在窦性心律下放电，同时注意体表心电图 δ 波是否消失。由于左侧旁路绝大多数为 A 型预激，因而最好选择 V_1 导联进行观察。δ 波消失时，原有的以 R 波为主的图形立即变成以 S 波为主的图形，变化十分明显，容易发现。也可以观察冠状静脉窦内电图，当 δ 波消失时，原来相连的 A 波与 V 波立即分开，二者之间出现距离，这种变化也十分明显，容易发现。隐匿性旁路一般采用在心室起搏下放电，起搏周长多用 400 ms，频率过快可能引起大头电极移位。试放电中注意观察冠状静脉窦内电图，VA 逆传但不能保持 1:1，或虽然是 1:1，但 V 波与 A 波间距离突然加大都表明放电成功。试消融成功后，继续加强消融 60 s 以上。

（6）穿间隔左房途径：利用房间隔穿刺术，可建立股静脉至左房途径达到于二尖瓣心房侧消融左游离壁房室旁路的目的。完成心腔内置管和消融前电生理评价后，进行房间隔穿刺术，大头导管再经鞘管进入左房进行消融。

（7）并发症：左侧旁路消融术的并发症发生率为 0.86%～4%，可分为三大类型：①血管穿刺所致并发症，股动脉损伤最常见；②瓣膜损伤和心脏穿孔；③与射频消融直接有关的并发症。

4. 右壁旁路消融术

（1）由于房室环在透视下无标志，只能依据靶电图来判定大头电极是否在瓣环的心房侧。靶电图的标准为：A 波与 V 波紧密相连，二者振幅之比为 1∶3～2∶3。显性预激的靶电图在实际观察中，最大的困难是不易确定哪个成分是 A 波，哪个成分是 V 波。正确的方法是同步记录冠状静脉窦内电图，将靶电图与之对照，凡在冠状静脉窦内电图 A 波之前的为靶电图 A 波成分，与 A 波同时发生的为靶电图 V 波成分。

（2）由于大头电极在显性旁路附近记录到的电图区别不大，只有相互比较才能看出。因此，在经验不足时，最好用两根大头导管在旁路附近做交替标测：固定二者之中记录的 V 波较早的导管，移动 V 波较晚的导管，直到找不到 V 波更早的位置。隐匿性旁路应采用前述的窦-室-窦标测法。一旦确定旁路位置，最好在荧光屏上做标记，并保持电极头与患者体位不变。操纵大头导管的方法一般是先将大头电极送至房室环的心室侧，并保持在标记的旁路处，观察着记录的心内电图缓慢后撤，待 A 波振幅够大时停止后撤，然后利用轻微旋转大头导管来控制大头电极位于瓣环房侧，顺钟向旋转可使大头电极略向心室方向移动，逆钟向旋转则向心房方向移动。

（3）由于大头电极在房室环心房侧都难以紧贴心内膜，故输出功率应增大，一般选用 30～35 W，甚至可增至 50 W。若在放电过程中出现 δ 波时隐时现的情况，说明大头电极不稳定，此时术者应用手指稳住导管，同时加大输出功率，延长放电时间。最好能更换新的加硬导管，提高稳定度，使 δ 波在放电的 10 s 内消失，且无时隐时现的情况。

5. 旁路阻断的验证方法与标准

（1）前传阻断：体表心电图 δ 波消失和心内电图的 A 波与 V 波之间距离明显加大。

（2）逆传阻断：相同频率的心室起搏，消融前 1∶1 逆传在消融后再不能保持，或虽然保持 1∶1 逆传，但 V 波与逆传 A 波间的距离明显加大。判断有困难时，加做心室程序刺激，室房逆传由消融前的全或无传导变为消融后的递减传导。

显性旁路必须同时达到上述（1）（2）两条，隐匿性旁路只需达到第（2）条即可。

第四节　室性心动过速

室性心动过速（室速，ventricular tachycardia）是指起源于希氏束以下水平的左、右心室或心脏的特殊传导系统的快速性心律失常，是急诊科和心内科医师经常面临的临床问题。室速包括多种机制和类型，其中一些类型对患者无特殊损害，而另一些则可能直接威胁患者生命。

室速常发生于各种器质性心脏病患者。最常见为冠心病，特别是曾有心肌梗死的患者。其次是心肌病、心力衰竭、心瓣膜疾病等，其他病因包括代谢障碍、电解质紊乱、长 QT 间期综合征等，偶可发生在无器质性心脏病者。

一、临床表现

室速的临床症状取决于发作时的心室率、持续时间、基础心脏病变和心功能状况等。非持续性室速的患者可无明显症状。持续性室速常伴有明显血流动力学障碍与心肌缺血。临床症状包括低血压、气促、晕厥等。

二、分型

1. 根据心动过速时 QRS 波形态分类

（1）单形室速：室速的 QRS 波形态一致。

（2）多形性室速：有多个不同 QRS 波形态的室速。

2. 根据室速持续时间分类

（1）持续性室速：发作时间超过 30 s，需药物或电复律终止。

（2）非持续性室速：能够在 30 s 内自行终止的室速。

（3）室速风暴：24 h 发作至少 3 次以上的持续性室速，需要电复律才能终止。

3. 根据室速的机制分类

（1）瘢痕折返性室速：起源于心肌的瘢痕区的室速，并具有折返性室速的电生理特征。

（2）大折返性室速：折返环的范围较广，为数厘米。

（3）局灶性室速：有最早起源点，且由此激动点向四周传播。其机制包括自律性机制、触发机制和小折返机制。

（4）特发性室速：指发生在无明显器质性心脏病患者中的室速。

三、发病率

无明显基础心脏疾病人群的非持续性室速患病率较低，约为 1% ~ 3%，且无显著性别差异。在冠心病患者中，非持续性室速的发作取决于疾病的不同时期。经冠状动脉造影证实心肌缺血的慢性冠心病患者约 5% 发生非持续性室速。其他结构性心脏病也可导致室速发病率明显增加，肥厚型心肌病为 20% ~ 28%，左心室肥厚患者为 2% ~ 12%，非缺血性扩张型心肌病患者可高达 80%。

四、心电图特征

室速的心电图特征为：①3 个或 3 个以上的室性期前收缩连续出现；② QRS 波群形态畸形，时限超过 0.12 s；ST-T 波方向与 QRS 波群主波方向相反；③心室率通常为 100 ~ 250 次 / 分；心律规则，但亦可略不规则；④心房独立活动与 QRS 波群无固定关系，形成室房分离，偶尔个别或所有心室激动逆传夺获心房；⑤通常发作突然开始；⑥心室夺获与室性融合波：室速发作时少数室上性激动可下传心室，产生心室夺获，表现为在 P 波之后，提前发生一次正常的 QRS 波群。室性融合波的 QRS 波群形态介于窦性与异位心室搏动之间，其意义为部分夺获心室。心室夺获与室性融合波的存在对确立室性心动过速诊断提供重要依据。

需要注意的是，非持续性的宽 QRS 波心动过速也可能是室上性心动过速伴差异性传导。Brugada 四步法是临床常用的判断宽 QRS 波心动过速性质的流程，具有较高的敏感性和特异性：①若所有胸前导联均无 RS 波形，诊断为室速，否则进入第 2 步；②若任一胸前导联 RS 波谷时限 > 100 ms，诊断为室速，否则进入第 3 步；③存在房室分离诊断为室速，否则进入第 4 步；④ QRS 波呈右束支传导阻滞型（V_1、V_2 导联呈 R、QR、RS 型，V_6 导联呈 QR、QS 或 R/S<1），QRS 波呈左束支传导阻滞型（V、V_2 导联的 R 波 > 30 ms 或 RS 时限 > 60 ms，V_6 导联呈 QR、QS 型），诊断为室速。

Vereckei 等提出的新的宽 QRS 波心动过速 4 步法鉴别流程让人耳目一新，该法使宽 QRS 波心动过速的鉴别诊断进一步简化，尤其适合急诊应用。aVR 单导联鉴别宽 QRS 波心动过速的 4 步新流程内容包括：① QRS 波起始为 R 波时诊断室速，否则进入第 2 步；② QRS 波起始 r 波或 q 波的时限 > 40 ms 为室速，否则进入第 3 步；③ QRS 波呈 QS 形态时，起始部分有顿挫为室速，否则进入第 4 步；④ QRS 波的 Vi/Vt 值 ≤ 1 为室速，Vi/Vt 值 > 1 为室上速。

五、发生机制

室速发生的机制包括局灶性室速和瘢痕相关性折返。局灶性室速有一个最早发生室性激动的起源点，激动从该部位向各处传导。自律性、触发活动或微折返为其发生基础。瘢痕相关性折返是指具有折返特征的、起源于某个通过心电特征或心肌影像学确认的心肌瘢痕区的心律失常。瘢痕相关性折返是由瘢痕区域的折返所造成的。室速的机制决定着标测和确定消融靶点策略选择。对于特发性室速来说，局灶性起源或折返通路的关键位置通常只处于很小的范围内，散在的损伤即可消除室速；对于瘢痕相关性室速来说，消融切断室速的关键峡部。

六、治疗

1. 非持续性短暂室速

无器质性心脏病患者发生非持续性短暂室速，如无症状或血流动力学影响，处理的原则与室性期前收缩相同；有器质性心脏病的非持续性室速应考虑治疗。主要针对病因治疗，抗心律失常药物亦可以选用。

2. 持续性室速

无论有无器质性心脏病，均应给予治疗。

（1）若患者无显著的血流动力学障碍，终止室速发作首选利多卡因，其次为胺碘酮、普鲁卡因胺、普罗帕酮（心律平）、苯妥英钠、嗅苄胺等，均应静脉使用。首先给予静脉注射负荷量：①利多卡因50～100 mg；②胺碘酮150～300 mg；③普罗帕酮70 mg，选择其中之一，继而静脉持续滴注维持。

（2）若患者有显著的血流动力学障碍如低血压、休克、心绞痛、充血性心力衰竭或脑血流灌注不足的症状，终止室速发作首选直流电复律。

3. 室性心动过速的导管消融治疗

近十几年来，导管消融被证实是特发性室速和室性早搏唯一有效的根治方法，且随着三维标测系统的发展和灌注消融导管等技术的出现，在多中心临床试验中也显示出导管消融明显减少或消除结构性心脏病室速的反复发作。对导管消融的综合建议见表4-5。

表4-5 室性心动过速导管消融的适应证

结构性心脏病患者（包括既往心肌梗死、扩张型心肌病、AVRC/D）
推荐室速导管消融：
1. 有症状的持续单形性室速，包括ICD终止的室速，若使用抗心律失常药物治疗后以及抗心律失常药物不耐受或不接受者
2. 非短暂可逆原因所致的室速或室速风暴时
3. 频发可引起心室功能障碍的室性早搏或室速的患者
4. 束支折返性或束支间折返性室速
5. 抗心律失常治疗效果欠佳的反复发作的持续多形性室速和室颤，存在可标测消融的疑似触发灶
考虑导管消融：
1. 患者至少发作一次室速，使用过至少一种Ⅰ类或Ⅰ类抗心律失常药物
2. 既往心肌梗死患者，反复发作室速，左室射血分数<30%，预期寿命超过1年，适合选择胺碘酮以外治疗
3. 既往心肌梗死而残存左室射血分数尚可（>35%）的血流动力学能耐受的室速者，即使抗心律失常药物治疗失败
无结构性心脏病患者
推荐特发性室速患者导管消融：
1. 造成严重症状的单形性室速
2. 抗心律失常药物疗效欠佳、不耐受或不接受药物治疗的单形性室速患者
3. 抗心律失常治疗效果欠佳的反复发作的持续多形性室速和室颤（电风暴），存在可标测消融的疑似触发灶
室速导管消融的禁忌证
1. 存在活动的心室内血栓（可考虑行心外膜消融）
2. 非导致及加重心室功能不全的无症状室早和（或）单形性室速
3. 由短暂可逆原因所致的室速，如急性缺血、高钾血症或药物引起的尖端扭转型室速

导管消融治疗旨在破坏室速产生或维持的病理性基质、关键折返环。对心动过速起源进行定位的技术主要依据为大多数室速为心内膜下起源，对室速进行定位的方法包括通过分析室速发作时心电图的形态，心内膜激动顺序标测，心内膜起搏标测，瘢痕区标测，以及孤立电位标测。

根据室速发作时标准12导联心电图的QRS波形态，能够分辨或识别室速的起源。根据心梗的部位、室速的束支传导阻滞形态、QRS波额面电轴、胸前导联的演变形式等，能够显著缩小分析室速起源的范围。室速消融的步骤为：第一步，选择血管途径，右室起源的室速经静脉途径，左室起源室速经动脉逆行途径或穿刺房间隔途径；第二步，诱发室速；第三步，进行标测和消融；第四步，进行检验，判断心律失常是否能再被诱发。

4. 埋藏式心脏复律除颤器（ICD）治疗

目前植入 ICD 已成为治疗室性快速性心律失常最有效的方法之一，能够成功地预防心脏性猝死，降低心血管疾病死亡率（表 4-6）。

表 4-6 室性心动过速置入 ICD 的适应证

推荐室速 ICD 治疗：
1. 非可逆性原因引起的室颤或血流动力学不稳定的持续性室速所致的心搏骤停
2. 伴有器质性心脏病的自发的持续性室性心动过速，无论血流动力学是否稳定
3. 原因不明的晕厥，在心电生理检查时能诱发有血流动力学显著改变的持续性室速或室颤
4. 心肌梗死所致非持续室速，左室 EF＜40% 且心电生理检查能诱发出室颤或持续性室速

室速考虑 ICD 治疗：
1. 心室功能正常或接近正常的持续性室速
2. 服用 β 受体阻滞剂期间发生晕厥和（或）室速的长 QT 间期综合征
3. 儿茶酚胺敏感型室速，服用 β 受体阻滞剂后仍出现晕厥和（或）室速

不推荐 ICD 治疗的室速：
1. 合并 WPW 综合征的房性心律失常、右室或左室流出道室速、特发性室速，或无器质性心脏病的分支相关性室速，经手术或导管消融可治愈者
2. 经手术或导管消融可治愈者

七、特殊类型的室性心动过速

（一）加速性心室自主节律

其亦称缓慢性室速，发生机制与自律性增加有关。心电图通常表现为连续发生 3～10 个起源于心室的 QRS 波群，心率常为 60～110 次/分。心动过速的开始与终止呈渐进性，跟随于一个室性期前收缩之后，或当心室起搏点加速至超过窦性频率时发生。由于心室与窦房结两个起搏点轮流控制心室节律，融合波常出现于心律失常的开始与终止时，心室夺获亦很常见。

本型室速常发生于心脏病患者，特别是急性心肌梗死再灌注期间、心脏手术、心肌病、风湿热与洋地黄中毒。发作短暂或间歇。患者一般无症状，亦不影响预后。通常无须抗心律失常治疗。

（二）尖端扭转型室速

尖端扭转型室速（torsades de pointes）是多形性室性心动过速的一个特殊类型，因发作时 QRS 波群的振幅与波峰呈周期性改变，宛如围绕等电位线连续扭转而得名，频率 200～250 次/分。其他特征包括：QT 间期通常超过 0.5 s，U 波显著。当室性期前收缩发生在舒张晚期、落在前面 T 波的终末部可诱发此类室速。此外，在长–短周期序列之后亦易引发尖端扭转型室速。尖端扭转型室速亦可进展为心室颤动和猝死。临床上，无 QT 间期延长的多形性室速亦有类似尖端扭转的形态变化，但并非真的尖端扭转，两者的治疗原则完全不同。

本型室速的病因可为先天性、电解质紊乱（如低钾血症、低镁血症）、抗心律失常药物（如 ⅠA 类或Ⅲ类）、吩噻嗪和三环类抗抑郁药、颅内病变、心动过缓（特别是三度房室传导阻滞）等。

应努力寻找和去除导致 QT 间期延长的病因和停用有关药物。ⅠA 类或Ⅲ类抗心律失常药物可使 QT 间期更加延长，故不宜应用。亦可使用临时心房或心室起搏。起搏前可先试用异丙肾上腺素或阿托品。利多卡因、美西律或苯妥英钠等常无效。先天性长 QT 间期综合征治疗应选用 β 受体阻滞剂。对于基础心室率明显缓慢者，可起搏治疗，联合应用 B 受体阻滞剂。药物治疗无效者，可考虑左颈胸交感神经切断术，或植入 ICD 治疗。

第五节 病态窦房结综合征

病态窦房结综合征（sick sinus syndrome，SSS）简称病窦，又称窦房结功能障碍（sinus node dysfunction），是因窦房结及其周围组织病变，或者由于各种外在因素导致窦房结冲动形成或传导障碍而产生的多种心

律失常临床症候群。其临床中多见于老年患者，表现形式多样。可急性产生，或缓慢形成；病程迁延或间歇出现。

一、病因

（1）心脏疾患：冠心病、心肌炎、心包炎、心肌病、先天性心脏病、传导系统退行性病变等。

（2）内分泌或系统性疾病：淀粉样变性、血色病、硬皮病、系统性红斑狼疮、甲状腺功能减退等。

（3）药物或电解质紊乱：β受体阻滞剂、钙通道阻滞剂、抗心律失常药物及交感神经阻滞剂（可乐定、甲基多巴）、高血钾及高钙血症等。

（4）自主神经系统紊乱：迷走神经张力增高、血管迷走性晕厥及颈动脉高敏综合征等。

（5）其他：外伤、手术及导管消融等。

二、临床表现

本病可见于任何年龄，老年人多见。起病隐匿，发展缓慢，病程可长达数年甚至数十年。早期多无症状，当心率缓慢影响了主要脏器如心脏、脑部供血时，则可引发明显的临床症状。

脑部供血不足时可以出现头晕、记忆力减退、一过性黑矇、近似晕厥或晕厥。严重者可出现抽搐乃至猝死。心脏方面多表现为心悸，部分患者可出现心力衰竭或心绞痛。骨骼肌供血不足时则可出现四肢乏力、肌肉酸痛等症状，常因不突出而被忽略。

三、心电图表现

可有多种心电图表现，其中以严重而持久的窦性心动过缓最为常见，同时多伴发快速性心律失常，特别是心房颤动。部分患者也可并发房室传导阻滞或室内阻滞。可表现为：

（1）窦性心动过缓：心率常小于50次/分，运动时心率亦不能相应提高，多低于90次/分。

（2）窦性停搏：心电图上表现为P波脱落和较长时间的窦性静止，其长间歇与基础窦性心动周期不成倍数关系，多伴交界性或室性逸搏。

（3）窦房传导阻滞：理论上可分为三度，但一度和三度窦房传导阻滞体表心电图上不能诊断，故临床上仅见于二度窦房传导阻滞，可分为莫氏Ⅰ型和莫氏Ⅱ型。莫氏Ⅰ型的特点为：PP间期逐渐缩短，直至一次P波脱落；P波脱落前的PP间期最短；长的PP间期短于最短PP间期的2倍；P波脱落后的PP间期长于脱落前的PP间期。莫氏Ⅱ型的特点为：PP间期不变，可见一个长的PP间期；长的PP间期与基础PP间期之间存在倍数关系。

（4）心动过缓-心动过速综合征（bradycardia-tachycardia syndrome）简称慢-快综合征：在窦性心动过缓的基础上，可伴有阵发性心房颤动、心房扑动或室上性心动过速。在心动过速终止时，伴有一个较长的间歇。此类患者中，晕厥常见。心电图特点为：在窦性心动过缓的基础上，间歇出现阵发性房颤、房扑或室上性心动过速；心动过速终止时，窦性心律恢复缓慢状态，可出现窦性停搏、房性或交界性逸搏甚至室性逸搏心律。严重者可反复发作晕厥或发生猝死。此型应与心动过速-心动过缓综合征（简称快-慢综合征）相鉴别。在后者，基础窦房结功能正常，在心动过速（阵发性房颤、房扑或室上速）终止时，可出现较长的间歇；患者甚至出现一过性黑矇或晕厥。

（5）合并其他部位阻滞：在缓慢的窦性心律基础上，可伴发心脏其他部位的阻滞，如房室结、束支或室内阻滞。合并房室传导阻滞时，部分学者将其称为"双结病变"。心电图特点为：在缓慢窦性心律基础上（符合病窦标准），合并出现下列情况：如PR间期0.24s；无诱因出现二度或二度以上房室传导阻滞；完全性右束支、左束支或室内传导阻滞等。

四、实验室检查

病窦综合征的患者往往起病隐匿，发展缓慢。早期多无相关的临床症状而容易被漏诊，也有部分患者因症状间歇发作、难以捕捉而给临床诊断带来困难，因此需要通过各种实验室手段来检测窦房结的功能，以帮助临床诊断及鉴别诊断。这些手段包括：

（一）体表心电图

常规的体表心电图检查，对于临床十分必要。它可提供非常有用的临床线索及诊断价值，但因心电图记录时间短暂，若患者间歇发作，则容易漏诊或忽略一过性心律失常。

（二）动态心电图

动态心电图是评判窦房结功能是否正常的有效检测方法。它比常规体表心电图记录的时间更长，可持续记录 24 h、48 h 甚至 72 h，因而可捕捉到间歇出现的缓慢性窦性心律失常，如窦性停搏或窦房传导阻滞等，并证实这些心律失常与临床症状之间的关系，也可提供其他一些心电图信息，如 ST-T 改变。

（三）心电监测系统

对于临床症状不突出或间歇发作的患者，即便应用了动态心电图，有时亦难以捕捉到一过性心律失常，因而有必要使用记录时间较长或实时的心电监测系统包括电话监测心电图和植入式 Holter 检查。这些情况下，该系统可能更为有效。

（四）运动负荷试验

在评判窦房结功能状态时，除了强调检测其自律性高低的同时，还应注意其在运动状态下心率的变化能力，即心率的变异性是否正常。运动负荷试验检查的目的就是根据运动后的心率增加能否达到预计心率，通常采用根据年龄计算最大心率的 Burce 方案。运动后的最大心率大于 120 次/分，则可排除病窦；若运动后的最大心率小于 90 次/分，则提示窦房结功能低下。

（五）药物试验

药物试验包括阿托品和异丙肾上腺素试验。通常情况下，静脉注射阿托品 2 mg（或 0.04 mg/kg，不超过 3 mg）后，分别记录注射后 1 min、2 min、3 min、4 min、5 min、10 min、15 min、20 min、30 min 时刻的心电图，计算最小和最大的心率。若最大心率低于 90 次/分，则认为窦房结功能低下。如试验中或试验后出现了窦性停搏、窦房传导阻滞或交界性逸搏，则可明确病窦的诊断。由于该方法较为简单且容易实施，故在基层医院应用较为广泛。但需注意的是，该方法诊断病窦的特异性不高，因而存在一定的假阳性率，分析时应谨慎。

临床上，部分学者提出也可静脉应用异丙肾上腺素检测窦房结功能。具体方法是：每分钟静脉滴注异丙肾上腺素 1～4 μg，观察心率变化。如出现频发或多源室性早搏、室性心动过速或异丙肾上腺素剂量已达 4 μg/min，而最大心率仍未达到 100 次/分时，则可考虑窦房结功能低下。

（六）固有心率测定

有学者提出应用心得安和阿托品同时阻断交感神经和迷走神经后，就可使窦房结自身的内在特性显露。具体方法为：给予受试者经静脉滴注 0.2 mg/kg 的普萘洛尔（心得安），滴注速度为 1 mg/min，10 min 后再在 2 min 内静脉推注 0.04 mg/kg 的阿托品，观察 30 min 内的心率。窦房结固有心率与年龄相关。也可用校正的回归方程大致推算受试者窦房结固有心率的正常值。预计固有心率（IHRp）= 118.1 −（0.57 × 年龄），其 95% 的可信区间为计算值的 14%（小于 45 岁）或 18%（大于 45 岁）。若低于此值则提示窦房结功能低下。

（七）心脏电生理检查

心脏电生理检查包括食管和心内电生理检查，可测定窦房结恢复时间（sinus nodal recovery time，SNRT）和窦房传导时间（sinoatrial conduction time，SACT）。其原理为窦房结细胞的自律性具有超速抑制的作用，超速抑制的刺激频率越快，对窦房结的抑制越明显。故当心房的超速刺激终止后，最先恢复的应是窦性节律。从最后一个心房刺激信号开始至第一个恢复的窦性 P 波之间的距离，被称为窦房结恢复时间。它反映了窦房结细胞的自律性高低。试验的方法为：停用可能影响检查结果的心血管活性药物如拟交感胺类药物、氨茶碱和阿托品类制剂以及抗心律失常类药物至少 5 个半衰期以上。在受试者清醒空腹状态下，插入食管或心内电极导管，待心率稳定后，用快于自身心率 20 次/分的频率开始刺激，逐渐增加刺激的频率。每次刺激至少持续 30 s，两次刺激间隔至少 1 min，终止刺激后观察窦性节律的恢复情况。正常成人的 SNRT<1 500 ms，若大于此值则提示窦房结功能低下。为排除自身心率的影响，也可采用校正

的窦房结恢复时间（CSNRT），即用测量的 SNRT 减去基础窦性周期，CSNRT 正常值应小于 550 ms。

窦房传导时间的计算方法较为复杂，临床上有 Strass 和 Natula 两种方法。Strass 法具体方法为：应用 RS_2 刺激即每感知 8 个自身窦性 P 波后，发放一个房性早搏刺激。在 II 区反应内记录和测量窦性基础周长（A_1A_1）、早搏联律间期（A_1A_2）和回复周期（A_2A_3），II 反应 = 不完全代偿间期（A_1A_1 + A_2A_3<$2A_1A_1$）。Natula 法是取一个平均的窦性周长（记录 10 次基础窦性周长取其平均值），然后用略快于基础窦性频率 5～10 次/分的频率连续刺激心房（连续发放 8～10 个刺激脉冲），停止刺激后测量。SNRT 的正常值通常小于 120 ms。

（八）直立倾斜试验

对疑似血管迷走性晕厥特别是心脏抑制型的患者，也可考虑行直立倾斜试验。

五、诊断

由于病窦是一多种心律失常组合的临床症候群，因而必须结合患者的临床症状、心电图及电生理检查结果综合考虑。若能证实临床症状如头晕、一过性黑蒙及晕厥与缓慢性窦性心律失常密切相关，则可确定病窦的诊断。

六、治疗

（一）病因治疗

部分患者病因明确，如服用抗心律失常药物、电解质紊乱及甲状腺功能减退等，这些均可通过纠正其病因而使窦房结功能恢复。

（二）对症治疗

对于症状轻微或无症状的患者，可随访观察而无须特殊处理。对于部分症状不明显且不愿接受起搏器治疗的患者，也可给予提高心率的药物如抗胆碱能制剂阿托品、山莨菪碱和 β 受体激动剂异丙肾上腺素、沙丁胺醇（舒喘灵）和氨茶碱等。

（三）起搏治疗

对于临床症状明显的病窦患者，起搏治疗具有十分重要的作用。需要强调的是，起搏治疗的主要目的在于缓解因心动过缓引发的相关临床症状和提高患者的生活质量。起搏器植入的适应证应有严格的指征，对于临床症状明显且其病因不可逆转或需要服用某些抗心律失常药物控制快速性心律失常的病窦患者均可考虑植入心脏永久起搏器治疗。起搏器植入治疗时，应优先选择生理性起搏模式的起搏器，如 AAIR、AAI、DDD 或 DDDR 型起搏器。已有研究证实，心室起搏可增加病窦患者发生房颤的概率。此外，心室起搏特别是心尖部起搏由于心室激动顺序的异常和血流动力学的异常均可影响患者的心脏功能，而引发心脏的病理生理改变，因此临床中应尽量避免或减少心室起搏。

第六节 房室传导阻滞

房室传导阻滞是指窦房结发出冲动，在从心房传到心室的过程中，由于生理性或病理性的原因，在房室交界处受到部分或完全、暂时性或永久性的阻滞。房室传导阻滞可发生在心房内、房室结、希氏束以及左或右束支等不同的部位。根据阻滞程度不同，可分为一度、二度和三度房室传导阻滞。三种类型的房室传导阻滞临床表现、预后和治疗有所不同。

一度房室传导阻滞为房室间传导时间延长，但心房冲动全部能传到心室；二度房室传导阻滞为部分心房冲动不能传至心室；三度房室传导阻滞则全部心房冲动均不能传至心室，故又称为完全性房室传导阻滞。

一、病因

本病常作为其他疾病的并发症出现，如急性下壁心肌梗死、甲状腺功能亢进、预激综合征等都可以引起本病。

(1) 以各种原因的心肌炎症最常见，如风湿性、病毒性心肌炎和其他感染。

(2) 迷走神经兴奋，常表现为短暂性房室传导阻滞。

(3) 药物不良反应可能导致心率减慢，如地高辛、胺碘酮、心律平等，多数房室传导阻滞在停药后消失。

(4) 各种器质性心脏病，如冠状动脉粥样硬化性心脏病、风湿性心脏病及心肌病。

(5) 高钾血症、尿毒症等。

(6) 特发性传导系统纤维化、退行性变（即老化）等。

(7) 外伤、心脏外科手术或介入手术及导管消融时误伤或波及房室传导组织时可引起房室传导阻滞。

二、分型说明

按阻滞部位常分为房室束分支以上与房室束分支以下阻滞两类，其病因、临床表现、发病规律和治疗各不相同。还可按病程分为急性和慢性房室传导阻滞；慢性还可分为间断发作与持续发作型。也可按病因分为先天性与后天性房室传导阻滞；或按阻滞程度分为不全性与完全性房室传导阻滞。从临床角度看，按阻滞部位和阻滞程度分型不但有利于估计阻滞的病因、病变范围和发展规律，还能指导治疗，因而比较切合临床实际。

三、临床表现

不同程度的房室传导阻滞，其临床表现各不相同。

①一度房室传导阻滞症状不明显，听诊发现第一心音减弱、低钝；②二度房室传导阻滞临床症状与心室率快慢有关，心室脱落较少时，患者可无症状或偶有心悸，如心室脱落频繁可有头晕、胸闷、心悸、乏力及活动后气急，严重时可发生晕厥，听诊有心音脱落；③三度房室传导阻滞的症状取决于心室率及原有心功能，常有心悸、心跳缓慢感、乏力、气急、眩晕、心室率过慢、心室起搏点不稳定或心室停搏时，可有短暂的意识丧失，心室停搏超过 15 s 时可出现晕厥、抽搐和青紫，即阿－斯综合征发作。迅速恢复心室自主心律时，发作可立即中止，神志也立即恢复，否则可导致死亡。听诊心率每分钟 30 ~ 40 次、节律规则，第一心音强弱不等，脉压增大。

房室束分支以上阻滞，大多表现为一度或二度Ⅰ型房室传导阻滞，病程一般短暂，少数持续。阻滞的发展与恢复有逐步演变过程，突然转变的少见。发展成三度时，心室起搏点多在房室束分支以上（QRS 波形态不变），这些起搏点频率较高，35 ~ 50 次/分（先天性房室传导阻滞时可达 60 次/分），且较稳定可靠，因而患者症状较轻。阿－斯综合征发作少见，死亡率低，预后良好。

房室束分支以下阻滞（三分支阻滞），大多先表现为单支或二束支传导阻滞，而房室传导正常。发展为不完全性三分支阻滞时，少数人仅有交替出现的左或右束支传导阻滞而仍然保持正常房室传导，多数有一度、二度Ⅱ型、高度或三度房室传导阻滞，下传的心搏仍保持束支传导阻滞的特征。早期房室传导阻滞可间断发生，但阻滞程度的改变大多突然。转为三度房室传导阻滞时，心室起搏点在阻滞部位以下（QRS 波群畸形），频率慢（28 ~ 40 次/分），且不稳定，容易发生心室停顿，因而症状较重，阿－斯综合征发作常见，死亡率高，预后差。

四、体表心电图表现

房室传导阻滞可发生在窦性心律或房性、交界性、室性异位心律时。冲动自心房向心室方向传导阻滞（前向传导或下传阻滞）时，心电图表现为 PR 间期延长，或部分甚至全部 P 波后无 QRS 波群。冲动自心室向心房传导阻滞（后向传导或逆传阻滞）时，则表现为 RP 间期延长或部分 QRS 波群后无逆传 P 波。以下主要介绍前向阻滞的表现，后向阻滞的相应表现可以类推。

（一）一度房室传导阻滞

每个 P 波后均有 QRS 波群，但 PR 间期在成人超过 0.20 s，老年人超过 0.21 s，儿童超过 0.18 s 诊断一度逆传阻滞的 RP 间期长度目前尚无统一标准。

应选择标准导联中P波起始清楚、QRS波群以Q波起始的导联测量PR间期，以最长的PR间期与正常值比较。PR间期明显延长时，P波可隐伏在前一个心搏的T波内，引起T波增高、畸形或切迹，或延长超过PP间距，而形成一个P波越过另一个P波传导。后者多见于快速房性异位心律。显著窦性心律不齐伴一度房室传导阻滞时，PR间期可随其前的RP间期的长或短而相应地缩短或延长。

（二）二度房室传导阻滞

间断出现P波后无QRS波群（亦称心室脱漏）。QRS波群形态正常或呈束支传导阻滞型畸形和增宽。P波与QRS波群可呈规则的比例（如5∶4、3∶1等）或不规则比例。二度房室传导阻滞的心电图表现可分两型。莫氏Ⅰ型（又称文氏现象）PR间期不固定，心室脱漏后第一个PR间期最短，以后逐次延长，但较前延长的程度逐次减少，最后形成心室脱漏。脱漏后第一个PR间期缩短，如此周而复始。RR间距逐次缩短，直至心室脱漏时形成较长的RR间距。P波与QRS波群比例大多不规则。不典型的文氏现象并不少见，可表现为：心室脱漏前一个PR间期较前明显延长，导致脱漏前一个RR间期延长；由于隐匿传导而使脱漏后第一个PR间期不缩短；或在文氏周期中出现交界性逸搏或反复搏动，从而打乱典型的文氏现象。莫氏Ⅱ型PR间期固定，可正常或延长，QRS波群呈周期性脱落，房室传导比例可为2∶1、3∶1、3∶2等。

（三）高度房室传导阻滞

二度Ⅱ型房室传导阻滞中，房室呈3∶1以上比例传导，称为高度房室传导阻滞。

（四）近乎完全性房室传导阻滞

绝大多数P波后无QRS波群，心室基本由房室交界处或心室自主心律控制，QRS波群形态正常或呈束支传导阻滞型畸形增宽。与完全性房室传导阻滞的不同点在于，少数P波后有QRS波群，形成一个较交界处或心室自主节律提早的心搏，称为心室夺获。心室夺获的QRS波群形态与交界性自主心律相同，而与心室自主心律不同。

（五）三度或完全性房室传导阻滞

全部P波不能下传心室，P波与QRS波群无固定关系，PP和RR间距基本规则。心室由交界处或心室自主心律控制，前者频率35～50次/分，后者35次/分左右或以下。心室自主心律的QRS波群形态与心室起搏点部位有关。在左束支起搏，QRS波群呈右束支传导阻滞型；在右束支起搏，QRS波群呈左束支传导阻滞型。在心室起搏点不稳定时，QRS波群形态和RR间距多变。心室起搏点自律功能暂停则引起心室停搏，心电图上表现为一系列P波。

完全性房室传导阻滞时偶有短暂超常传导表现。心电图表现为一次交界性或室性逸搏后出现一次或数次P波下传至心室的现象，称为韦金斯基现象，其发生机制为逸搏作为对房室传导阻滞部位的刺激，可使该处心肌细胞阈电位降低，应激性增高，传导功能短暂改善。

由三分支阻滞引起的房室传导阻滞的心电图表现有以下类型：①完全性三分支阻滞：完全性房室传导阻滞，心室起搏点在房室束分支以下或心室停顿；②不完全性三分支阻滞：一度或二度房室传导阻滞合并二分支传导阻滞；一度或二度房室传导阻滞合并单分支阻滞；交替出现的左束支传导阻滞和右束支传导阻滞，合并一度或二度房室传导阻滞。

五、心内电图表现

（一）一度房室传导阻滞

以A-H间期延长（房室结内阻滞）最为常见，H-V间期延长且V波形态异常（三分支阻滞）较少见。其他尚可表现为P-A间期延长、H波延长、H波分裂和H-V间期延长但V波形态正常。

（二）二度房室传导阻滞

①Ⅰ型大多数表现为A-H间期逐次延长，直至A波后无H波，且H-V间期正常（房室结内阻滞）；极少表现为H-V间期逐次延长，直至H波后无V波，而A-H间期正常（三分支阻滞）；②Ⅱ型以部分H波后无V波而A-H间期固定（三分支阻滞）最为多见；表现为部分A波后无H波而H-V间期固定的情况（房室结内阻滞）少见。

（三）三度房室传导阻滞

其可表现为 A 波后无 H 波而 H-V 关系固定，A 波与 H 波间无固定关系（房室结内阻滞）或 A-H 关系固定、H 波后无固定的 V 波，V 波畸形。

六、诊断

根据典型心电图改变并结合临床表现，不难做出诊断。为估计预后并确定治疗，尚需区分生理性与病理性房室传导阻滞、房室束分支以上阻滞和三分支阻滞，以及阻滞的程度。

个别或少数心搏的 PR 间期延长，或个别心室脱漏，多由生理性传导阻滞引起，如过早发生的房性、交界性早搏，心室夺获，反复心搏等。室性早搏隐匿传导引起的 PR 间期延长（冲动逆传至房室结内一定深度后中断，未传到心房，因而不见逆传 P 波；但房室结组织则因传导冲动而处于不应期，以致下一次冲动传导迟缓）也属生理性传导阻滞。此外室上性心动过速的心房率超过 180 次 / 分时伴有的一度房室传导阻滞，以及心房颤动由于隐匿传导引起的心室律不规则，均为生理性传导阻滞的表现。生理性传导阻滞的另一种表现——干扰性房室分离，应与完全性房室传导阻滞引起的房室分离仔细鉴别。前者心房率与心室率接近而心室率大多略高于心房率；后者心室率慢于心房率。

三分支阻滞的诊断应结合病史、临床表现和心电图分析，有条件时辅以希氏束电图。不完全性三分支阻滞的心电图表现中，除交替出现左束支和右束支传导阻滞可以肯定诊断外，其他几种都可能是房室束分支以上和以下多处阻滞的组合。

一度房室传导阻滞或二度 2∶1 房室传导阻滞时，如全部或未下传的 P 波埋在前一个心搏的 T 波中，可分别被误诊为交界性心律或窦性心动过缓。二度房室传导阻滞形成的长间歇中可出现 1～2 次或一系列交界性逸搏，打乱房室传导规律，甚至呈类似三度房室传导阻滞的心电图表现，仔细分析可发现 P 波一次未下传，与 QRS 波群干扰分离的现象。

七、治疗原则

房室束分支以上阻滞形成的一至二度房室传导阻滞，并不影响血流动力学状态者，主要针对病因治疗。房室束分支以下阻滞者，不论是否引起房室传导阻滞，均必须结合临床表现和阻滞的发展情况，慎重考虑起搏治疗的适应证。

（一）病因治疗

病因治疗如解除迷走神经过高张力、停用有关药物、纠正电解质紊乱等。各种急性心肌炎、心脏直视手术损伤或急性心肌梗死引起的房室传导阻滞，可试用肾上腺皮质激素治疗，氢化可的松 100～200 mg 加入 500 mL 液体中静脉滴注，但心肌梗死急性期应慎用。

（二）增快心率和促进传导

1. 药物治疗

（1）拟交感神经药物：常用异丙肾上腺素，能选择性兴奋心脏正位起搏点（窦房结），并能增强心室节律点的自律性及加速房室传导。对心室率在 40 次 / 分以下或症状显著者可以选用。每 4 h 舌下含 5～10 mg，或麻黄碱口服，0.03 g，3～4 次 / 天。预防或治疗房室传导阻滞引起的阿 - 斯综合征发作，宜用 0.5～2 mg 溶于 5% 葡萄糖溶液 250～500 mL 中静脉滴注，控制滴速使心室率维持在 60～70 次 / 分，过量不仅可明显增快心房率而使房室传导阻滞加重，还能导致严重室性异位心律。

（2）阿托品：每 4 h 口服 0.3 mg，适用于房室束分支以上的阻滞，尤其是迷走神经张力过高所致的阻滞，必要时肌内或静脉注射，每 4～6 h 0.5～1.0 mg。

（3）碱性药物：碳酸氢钠或乳酸钠有改善心肌细胞应激性、促进传导系心肌细胞对拟交感神经药物反应的作用，5% 碳酸氢钠或 11.2% 乳酸钠 100～200 mL 静脉滴注，尤其适用于高钾血症或伴酸中毒时。

2. 阿 - 斯综合征的治疗

（1）心脏按压、吸氧。

（2）0.1% 肾上腺素 0.3～1 mL，肌内注射，必要时亦可静脉注射。2 h 后可重复一次。亦可与阿托品合用。

（3）心室颤动者改用异丙肾上腺素 1～2 mg 溶于 10% 葡萄糖溶液 200 mL 中静脉滴注。必要时用药物或电击除颤。

（4）静脉滴注乳酸钠或碳酸氢钠 100～200 mL。

（5）对反复发作者，合用地塞米松 10 mg，静脉滴注，或以 1.5 mg，每日 3～4 次口服，可控制发作。但房室传导阻滞仍可继续存在。其发作可能为：①增强交感神经兴奋，加速房室传导；②降低中枢神经对缺氧的敏感性，控制其发作；③加速心室自身节律。

对节律点极不稳定，反复发作阿-斯综合征者，节律点频率不足以维持满意的心排血量，肾、脑血流量减少者，可考虑采用人工心脏起搏器。

3. 人工心脏起搏治疗

心室率缓慢并影响血流动力学状态的二至三度房室传导阻滞，尤其是阻滞部位在房室束分支以下，并发生在急性心肌炎、急性心肌梗死或心脏手术损伤时，均有用临时起搏治疗的指征。安装永久起搏器前，或高度至三度房室传导阻滞患者施行麻醉或外科手术时，临时起搏可保证麻醉或手术诱发心室停搏时患者的安全，并可预防心室颤动的发生。

植入永久性心脏起搏器的适应证包括：

（1）伴有临床症状的任何水平的高度或完全性房室传导阻滞。

（2）束支-分支水平阻滞，间歇发生二度Ⅱ型房室传导阻滞，且有症状者。

（3）房室传导阻滞，心室率经常低于 50 次/分，有明显临床症状，或是间歇发生心室率低于 40 次/分，或由动态心电图显示有长达 3 s 的 RR 间期（房颤患者长间歇可放宽至 5 s），虽无症状，也应考虑植入永久起搏器。

4. 禁用药物

禁用抑制心肌的药物，如普萘洛尔（心得安）、奎尼丁及普鲁卡因胺等。

第五章 心脏瓣膜病

心脏瓣膜病是由于炎症、黏液样变性、退行性改变、先天性畸形、缺血性坏死、创伤等原因引起的单个或多个瓣膜的结构或功能异常,导致瓣口狭窄和(或)关闭不全。病变最常累及二尖瓣,其次为主动脉瓣。三尖瓣和肺动脉瓣很少累及。病变性质可为单纯狭窄、单纯关闭不全、或狭窄伴关闭不全。

第一节 二尖瓣狭窄

一、病因和发病机制

二尖瓣狭窄的主要原因是风湿热,风湿热反复发作,或长期反复链球菌咽峡炎或扁桃体炎,引起瓣叶粘连融合而致瓣口狭窄。约25%的风湿性心脏病患者为单纯二尖瓣狭窄,40%的患者为二尖瓣狭窄合并二尖瓣关闭不全。女性患者占所有风湿性二尖瓣狭窄患者的2/3。风湿热引起二尖瓣狭窄主要在瓣膜交界处、瓣尖、腱索等处。特征为二尖瓣尖边缘融合和腱索的融合导致这些结构增厚、缩短,狭窄的二尖瓣呈典型的漏斗型,瓣口多呈"鱼口"状或钮孔状。少见的情况二尖瓣狭窄是由瓣环钙化,老年人常见的瓣膜退行性病变;先天性发育异常;结缔组织病,如系统性红斑狼疮或恶性肿瘤如多发性骨髓瘤等所引起。

二、病理生理

(一)左心房代偿期

正常成人二尖瓣口面积约 4~6 cm^2,当减至 2.0 cm^2 时为轻度二尖瓣狭窄,此时左心房代偿性肥大和扩张,心房肌收缩力增强以增加瓣口血流量。此时左心房压轻度增高,但休息及劳力时可无症状。

(二)左心房失代偿期

当瓣口面积 ≤ 1.5 cm^2 时为中度二尖瓣狭窄,此时左心房压升高,并引起肺静脉、肺毛细血管及肺动脉压升高而出现明显临床症状。肺小动脉反应性收缩,肺动脉压进一步升高。同时,肺毛细血管压升高可致肺淤血及间质水肿,当超过 30 mmHg(4.0 kPa)时,液体渗入肺泡而致肺水肿。运动引起心率加快,舒张期缩短时尤易发生。

(三)右心衰竭期

长期肺动脉高压,引起肺小动脉中层增厚,管腔变窄,右心室后负荷增加,室壁代偿性肥厚,室腔扩张,终致右心衰竭。慢性二尖瓣狭窄导致左房扩大,引起心房颤动,快速心室率使舒张期充盈时间减少而加重血流动力学异常,导致肺循环压力的进一步加重。

三、临床表现

（一）症状

一般在二尖瓣中度狭窄（瓣口面积 <1.5 cm^2）时始有明显症状。

1. 呼吸困难

二尖瓣狭窄的主要症状是劳力性呼吸困难，主要由肺顺应性降低引起，可伴有咳嗽和喘鸣。任何使心率增加的因素，如体力活动、肺部感染、发热、性活动、妊娠、心房纤颤伴有快速心室率或其他快速心律失常引起。随狭窄加重出现夜间阵发性呼吸困难和静息时呼吸困难、端坐呼吸甚至发生急性肺水肿。

2. 咯血

支气管静脉同时回流至肺静脉及体循环静脉。肺静脉压升高，可致支气管静脉破裂，可致突然大咯血，或痰中带血伴有夜间呼吸困难；急性肺水肿时咳大量粉红色泡沫样痰，肺梗死亦导致咯血。

3. 咳嗽

可因支气管黏膜瘀血水肿易患支气管炎或扩大的左心房压迫左主支气管引起。

4. 声嘶

扩大的左心房和肺动脉压迫左侧喉返神经引起。

（二）体征

重度二尖瓣狭窄常有两颧绀红，称为二尖瓣面容。

1. 二尖瓣狭窄的心脏体征

（1）心尖冲动正常或不明显。

（2）心尖区第一心音增强和开瓣音，提示前叶柔顺、活动度好；如瓣叶钙化僵硬，则第一心音减弱，开瓣音消失。

（3）心尖区舒张中晚期低调、隆隆样杂音，常伴有舒张期震颤，是二尖瓣狭窄最典型的体征，若严重二尖瓣狭窄时，却听不到舒张期杂音，称为"哑型二尖瓣狭窄"。

2. 肺动脉高压和右心室扩大的心脏体征

肺动脉高压时，胸骨左下缘可扪及右室收缩期抬举样搏动，肺动脉瓣区第二心音亢进或分裂。由于肺动脉扩张，在胸骨左上缘可闻及短的收缩期喷射性杂音和逆型高调哈气性舒张早期杂音。右心室扩大伴三尖瓣关闭不全时，胸骨左缘第4、5肋间有全收缩期吹风样杂音，于吸气时增强。

四、辅助检查

（一）X线

后前位左心缘变直，右心缘呈双心房。心影呈"梨"形称"二尖瓣型心脏"；左前斜位左心房扩大，使左主支气管上抬；右前斜位食管下段后移。尚可见右心室扩大，肺动脉扩张，肺静脉瘀血，间质水肿所致 Kerley B 线。

（二）心电图

左心房扩大是二尖瓣狭窄的一个主要心电图特征，表现为 II 导联 P 波宽度 > 0.12 s，伴有切迹，P 波电轴在 + 45° ~ -300°，Pv1 终末负向量增大，称二尖瓣型 P 波；QRS 电轴右偏及右心室肥大征象。心房颤动常发生在已有左心房扩大的患者，并与左心房扩大持续时间、左心房心肌纤维化程度以及患者年龄有关。

（三）超声心动图

超声心动图是诊断性评估二尖瓣狭窄患者的基石。风湿性瓣膜增厚、钙化、狭窄的二维经胸或经食道超声心动图显示声阻抗增加和二尖瓣融合，以及舒张期的瓣叶分离不良，左心房常见扩大，而单纯二尖瓣狭窄左心室腔正常或缩小，二维超声心动图有助于识别左心房血栓和评价二尖瓣钙化以及左心室的收缩力。二尖瓣狭窄 M 型可见 EF 斜率降低，二尖瓣前后叶同向运动呈"城垛样"。B 型可见瓣叶增厚、粘连、钙化，瓣口面积缩小，左心房扩大，重者可伴右心室及右心房扩大，连续多普勒测舒张期跨瓣压差增大。多普勒超声心动图是定量二尖瓣狭窄严重程度的最准确的非侵入性技术。大多数二尖瓣狭窄患者，详细的超声心动图检查通常可提供足够的治疗计划信息而无须心导管检查。据超声的改变可分为隔膜型与漏斗型并可按瓣口狭窄程度分为轻、中、重度狭窄：按狭窄的二尖瓣孔长径分度：轻度 > 1.2 cm^2，中度 0.8 ~ 1.2 cm^2，重度 <0.8 cm；按狭窄的二尖瓣口面积分度：轻度 1.5 ~ 2.5 cm^2，中度 1.0 ~ 1.5 cm^2，重度 0.6 ~ 1.0 cm^2。

（四）心导管检查

如果症状、体征与超声心动图测定计算的二尖瓣瓣口面积不一致，在考虑介入或手术治疗时应经心导管检查，同步测定肺毛细血管压和左心室压，以确定跨瓣压差和计算瓣口面积，正确判断狭窄程度。

五、诊断及鉴别诊断

心尖区隆隆样舒张中晚期杂音伴 X 线及心电图示左心房增大，可诊断为二尖瓣狭窄，超声心动图检查可确诊。中青年患者，心脏超声示瓣叶及腱索粘连时，为风心病二尖瓣狭窄。50 岁以上患者，心脏超声示瓣环及环下钙化时，为老年退行性二尖瓣狭窄。

心尖区舒张期隆隆样杂音，尚可见于下列情况，应注意鉴别：①先天性心脏病（如室间隔缺损）和高动力循环（如甲状腺功能亢进）时可闻及上述杂音。② Austin Flint 杂音见于主动脉关闭不全。③左心房黏液瘤患者处于卧位或站位，瘤体使二尖瓣口部分阻塞时，可闻及心尖区隆隆样舒张中晚期杂音，此杂音可随体位而改变。超声心动图下可见左心房团块状回声反射。

六、并发症

（一）心房颤动

其为相对早期的常见并发症，常先出现房性期前收缩，继之阵发性心房扑动或心房颤动，以后进展为持续性。心房颤动时因舒张期缩短，左心房收缩消失，左心室充盈减少，左心室搏出量减少，心排血量降低 20% ~ 25% 左右，常致心衰加重或肺水肿。

（二）血栓栓塞

左心房增大，血流淤积，易形成附壁血栓，脱落后，常引起脑、脾、肾、肠系膜及四肢栓塞，常表现为反复发作和多处栓塞。

（三）急性肺水肿

常因劳力、激动使肺毛细血管压增高而引起。患者突然出现呼吸困难、发绀、不能平卧，咳粉红色泡沫样痰，全肺布满啰音。

（四）右心衰竭

长期左心房、肺静脉、肺毛细血管压增高致右心室增大扩张，终致右心衰竭，为严重二尖瓣狭窄的晚期并发症和主要死亡原因。

（五）肺部感染

本病常因肺淤血所致。

（六）感染性心内膜炎

本病心功能代偿期多见，失代偿期少见。

七、治疗

（一）一般治疗

（1）风心患者应积极预防和治疗慢性咽炎或扁桃体炎，以防风湿热反复发作；可长期甚至终身应用苄星青霉素。

（2）无症状者避免剧烈体力活动，定期复查。

（3）呼吸困难者应限制体力活动，限制钠盐摄入，口服利尿剂，避免诱发急性肺水肿的因素。

（4）并发急性肺水肿者，与处理急性左心衰所致肺水肿原则相似，注意应用硝酸酯类药物扩张静脉系统、减轻前负荷，合并心房颤动伴快速心室率时可静脉注射毛花苷 C 以减慢心室率。

（5）重度狭窄伴心房颤动者，控制心室率，争取恢复和保持窦性心律。轻度二尖瓣狭窄患者如有适应证应考虑药物和电复律治疗。

（6）抗凝治疗，应用抗凝药物预防心房附壁血栓形成，华法林 3 mg，1 次/日，口服，需作凝血常规监测，调整华法林剂量让凝血酶原时间（PT）或国际标准化比率（INR）为正常的 1.5~2 倍。

（7）大量咯血时，取坐位，用镇静剂，静脉注射利尿剂，以降低肺静脉压。

（二）介入和手术治疗

1. 经皮球囊二尖瓣成形术

对于无明显关闭不全，无钙化的病变，可选该手术。将球囊导管经肘静脉或股静脉插入右心房，穿刺房间隔到达二尖瓣，用生理盐水扩张球囊，分离未钙化的粘连瓣叶，扩大瓣口面积。成功的二尖瓣狭窄球囊扩张术疗效可维持 10~15 年，疗效与闭式分离术相同，有经验的扩张成形术的成功率达 95% 以上。并发症有心脏穿破、心包填塞、血栓栓塞、二尖瓣及瓣下结构损伤，个别患者房间隔穿刺后遗留 5 mm 房间隔缺损。

2. 二尖瓣狭窄的手术

二尖瓣手术有闭式分离术、直视下分离术及瓣膜置换术。

手术病例的长期疗效：二尖瓣分离术后的大多数患者最终需要做二尖瓣置换术。对于瓣环或瓣叶钙化、畸形或合并严重二尖瓣关闭不全者，可考虑人工瓣膜置换。目前二尖瓣置换多已采用机械瓣，因生物瓣有退行性改变问题未解决，其生物瓣植入后的寿命在 15~20 年，所以生物瓣只用在 60 岁以上的二尖瓣狭窄患者。瓣膜置换术后 10 年生存率约为 50%，也有存活 30 年以上的患者。机械瓣膜需要终生抗凝，所有的人工瓣膜都有跨瓣压差，它们都不能达到自身瓣膜的血流动力学功能。人工瓣血栓栓塞率 > 5%。瓣膜置换术后心衰未得到改善多数是因为瓣周漏或植入瓣偏小跨瓣压差大或仍有风湿活动，导致心肌衰竭，肺淤血，继发细菌感染或混合感染而死亡。瓣膜置换术的手术死亡率为 5%，机械瓣的病损率为 2%。

第二节　二尖瓣关闭不全

一、病因和发病机制

1. 二尖瓣关闭不全

二尖瓣关闭不全（mitral incompetence，MI）可由瓣叶、瓣环、腱索、乳头肌和左室的任一结构异常和功能失调所致，收缩期血液由左室反流入左心房。二尖瓣关闭不全可与二尖瓣狭窄一并存在。产生急性二尖瓣关闭不全的原因有：①瓣叶穿孔（感染性心内膜炎）。②腱索断裂（SBE，二尖瓣脱垂，心脏创伤）。③乳头肌断裂（心肌梗死及创伤）。④其他。

2. 产生慢性二尖瓣关闭不全的原因

①二尖瓣脱垂（二尖瓣黏液瘤样变性）。②风湿性心脏病。③冠心病（心肌乳头肌缺血致乳头肌功能不全）。④任何原因引起的左室扩张（扩张型心肌病、高血压、主动脉瓣关闭不全等）。⑤肥厚型心肌病。⑥二尖瓣环钙化。⑦遗传性结缔组织病马凡氏综合征，先天性骨骼发育不良。⑧系统性红斑狼疮。⑨原发性房间隔缺损。

3. 产生间歇性二尖瓣关闭不全的原因

①缺血心脏病，乳头肌功能不全。②缺血性左室顺应性降低。③左室的几何形变化。④前负荷或后负荷轻度降低。

二、病理生理

二尖瓣关闭不全主要累及左心房和左心室，最终影响右心。二尖瓣关闭不全时，收缩期左心室腔内的部分血液反流至左心房，左心房压力负荷及容量负荷增加，终致左心房扩大。舒张期来自肺静脉的血与反流至左心房的血同时流入左心室，左心室舒张期容量及压力增大。根据 Frank-Starling 定律，左心室心搏量增加并代偿性肥厚，虽然收缩期有部分血液反流入左心房，但射入主动脉的心搏量得以维持正常，可无肺淤血表现。持续严重的过度负荷，超过代偿功能时，终致左心室心肌衰竭。左心室及左心房压力明显上升，继而肺血管腔内压力增高，出现肺淤血，肺动脉高压及右心衰竭。急性心肌梗死乳头肌坏死、断裂所致的急性二尖瓣关闭不全，常有骤然发生的肺淤血、肺水肿等左心衰竭的表现。

三、临床表现

（一）症状

慢性二尖瓣关闭不全常见，轻度者可终生无症状，重度者以软弱无力等全身动脉系统缺血为突出表现。肺淤血所致的呼吸困难出现较晚。上述症状可因原发病因不同而不同：①风心病者无症状期长，可达 20 年或更长。一旦出现明显症状，多已有不可逆的心功能损害。咯血及急性肺水肿较二尖瓣狭窄少见。②二尖瓣脱垂者多无症状，严重者在晚期可有左心衰竭。急性二尖瓣关闭不全可发生于乳头肌坏死，腱索断裂。仅有少数腱索断裂而病变轻者可仅有轻微劳力性呼吸困难。病变重者如乳头肌坏死、腱索断裂常出现急性左心衰竭、急性肺水肿，甚至心源性休克。

（二）体征

因左心室增大，心界常向左下扩大，心尖冲动有力且向左下移位。瓣膜纤维化、钙化者，第一心音常减弱，由于左心室射血时间缩短，第二心音提前，且分裂增宽。瓣叶挛缩所致者（如风心病）在心尖区可闻及全收缩期吹风样高调一贯型杂音。二尖瓣脱垂者一般为喀喇音后的收缩晚期杂音，常伴震颤。腱索断裂者类似海鸥音。前叶关闭不全者杂音向左腋下传导，后叶者向心底部传导。收缩末期左心室与左心房之间压力差减小，杂音先于第二心音消失，因此杂音常在收缩早期，并伴有肺动脉瓣区第二心音亢进。

四、辅助检查

（一）X 线

慢性重度反流常见左心房左心室明显增大，左心衰竭者可见肺淤血及急性肺水肿征象。二尖瓣环钙化者可在左侧位或右前斜位上见 C 形钙化影。急性者心影可正常或左心房轻度增大伴明显肺淤血，甚至肺水肿征。

（二）心电图

慢性者主要表现为左心房增大，即 P 波增宽伴切迹，部分可有左心室肥厚。少数病程长者可有右心室肥厚，常伴心房颤动。急性者窦性心动过速常见。

（三）超声心动图

彩色多普勒血流显像或脉冲多普勒超声在左心房和二尖瓣心房侧探及收缩期高速射流，对于确定二尖瓣有无反流有决定性意义，敏感性几乎达 100%。探测左心房内收缩期最大射流面积可估测反流程度。小于 4 cm² 为轻度，4～8 cm² 为中度，大于 8 cm² 为重度。亦可按二尖瓣血液反流长度确定关闭不全的程度，若反流血流束局限于二尖瓣环附近为轻度二尖瓣关闭不全，达左房腔中部为中度二尖瓣关闭不全，直达心房顶部，贯通整个心房为重度二尖瓣关闭不全。二维超声不能明确二尖瓣有无反流，但可显示二尖瓣病变的形态特征（瓣叶和瓣下结构增厚、融合、缩短和钙化，瓣叶冗长、脱垂，瓣环扩大或钙化，赘生物等），有助于明确二尖瓣关闭不全的病因。

五、诊断和鉴别诊断

二尖瓣关闭不全的主要诊断依据是心尖区典型的收缩期杂音伴左房室增大。结合起病缓急、发病情况、超声心动图及其他实验检查确定病因诊断。应与下列情况鉴别：

（一）生理性杂音

此症多位于心尖区的胸骨左缘，柔和、短促，强度多为 Ⅰ～Ⅱ 级，杂音不传导。

（二）相对性二尖瓣关闭不全

此症见于各种原因所致左室扩大，但二尖瓣本身无增厚、粘连等病变，瓣叶活动良好，杂音较柔和，多出现在收缩中晚期。

（三）室间隔缺损

此症为全收缩期杂音，在胸骨左缘4、5、6肋间最明显，不放射到腋下，常伴有收缩期震颤。心电图可有双室肥厚，胸部X线可示左、右室扩大。

（四）主动脉瓣狭窄

心室部喷射性收缩期杂音，偶伴有收缩期震颤，呈递增—递减型，杂音向颈部传导。

（五）三尖瓣关闭不全

为全收缩期杂音，在胸骨左缘4～5肋间最明显，几乎不传导，少数有收缩期震颤。右室扩大显著时传至心尖区。杂音在吸气时增强，伴有颈静脉收缩期明确搏动（V波）和肝脏收缩期搏动。心电图示右室肥厚，胸部X线示右室扩大。

以上有赖于超声心动图来做出正确诊断。

六、并发症

（1）心力衰竭：慢性者在晚期发生，常先发生左心衰竭，继之右心衰竭，急性者常突然发生左心衰竭。

（2）心房颤动：多发生于重度二尖瓣关闭不全者。

（3）感染性心内膜炎常见。

（4）心律失常及猝死：多发生于急性二尖瓣脱垂者。

七、治疗

（一）内科治疗

可在积极预防和治疗原发病的基础上，应用以下方法：

慢性二尖瓣关闭不全无症状者无须治疗，但应长期随访。出现症状者采取降低后负荷措施可降低左心室向主动脉的排血阻力，使由左心室通过关闭不全的二尖瓣向左心房的反流量减少，可口服血管紧张素转换酶抑制剂。重度心衰者可采取同时降低前后负荷的措施，静脉滴注扩张动脉和小静脉的药物如硝普钠、硝酸甘油、二硝酸异山梨酯，口服或静脉注射利尿剂可减低前负荷；应用强心剂可使前向排血量增加。对于心房颤动者，应采取减慢心率的措施，同时长期抗凝治疗预防血栓栓塞。急性患者常突然发生急性左心衰竭，治疗目的是降低肺静脉压、增加心排血量。静脉滴注硝普钠、硝酸甘油等可通过扩张小静脉和小动脉降低前后负荷，减少反流量，增加前向排血量，从而缓解肺淤血、肺水肿。静脉注射利尿剂可降低前负荷。在应用药物控制症状的基础上，根据病情，紧急或择期手术治疗。

（二）外科治疗

为恢复二尖瓣关闭完整性的根本措施，应在左心室功能发生不可逆损害之前进行外科治疗。急性二尖瓣关闭不全先内科紧急处理，病情稳定后行冠状动脉造影，然后行人工瓣膜置换术或修补术（或合并冠脉搭桥术）。慢性二尖瓣关闭不全在以下情况下要行手术治疗：①合理用药治疗后仍有心功能不全和（或）症状尚轻，但非创伤性检查显示左室功能进行性恶化。②心功能Ⅱ级，特别有心脏扩大，左室收缩末期容积大于30 mL/m^{2}者。③心功能Ⅲ～Ⅳ级，经内科疗法充分治疗后应及时手术。手术前应行心导管检查和心血管造影检查，以了解血流动力学情况、二尖瓣关闭不全的程度及冠状动脉病变，便于指导手术治疗。手术方法有人工瓣膜置换术和二尖瓣整修术，后者用于非风湿性、非感染性和非缺血性病因者，如二尖瓣脱垂、腱索断裂和瓣环扩张等。

第三节 主动脉瓣狭窄

一、病因和发病机制

（一）风湿性主动脉瓣狭窄

系由交界处和瓣叶粘连和融合，瓣膜环的小叶血管增生，进而导致瓣膜游离缘的回缩和硬化，以致瓣口呈小的圆形或三角形开口。风湿性单纯主动脉瓣狭窄极少见，多合并主动脉瓣关闭不全和二尖瓣病变。

（二）先天性主动脉狭窄

主动脉瓣的先天性畸形有单口叶型、二叶型和三叶型。单叶型瓣膜可引起严重梗阻，是1岁以下儿童引起致命性狭窄的最常见畸形。先天性二叶型瓣膜在出生时即有交界处粘连而产生狭窄，但多无明显症状，常在晚年时钙化造成严重的狭窄。先天性三叶型瓣膜，瓣尖大小不一，并有某些粘连，许多瓣膜可在一生中保持正常功能，但最终引起钙化和狭窄。

（三）退行性老年钙化性主动脉瓣狭窄

常致瓣叶主动脉面钙化、结节、赘生物形成，瓣叶活动受限，引起主动脉瓣口狭窄，无瓣叶粘连和融合。其常伴二尖瓣环钙化。为65岁以上老年人单纯性主动脉瓣狭窄的常见原因。

二、病理生理

正常成人主动脉瓣口面积 $\geq 3.0 \, m^2$，大约减少一半以上时，收缩期左心室腔内压力才会大于主动脉根部，而出现跨瓣压差；$\leq 1.0 \, cm^2$ 则压差明显增高。这时左心室壁心肌代偿性向心性肥厚，以维持室壁应力和左心室排血量，左心室肥厚使其顺应性下降，舒张期左心房内的血不能顺利流进左心室，因而左心房肥厚并扩大，收缩期左心房收缩力增强使更多的血液射入左心室，以缓解肺静脉、肺毛细血管、肺动脉的压力升高。如此代偿直至晚期，终因心肌缺血、纤维化、收缩力减弱，出现左心衰竭。

严重主动脉瓣狭窄引起心肌缺血，可导致心绞痛发作，其机制为：①主动脉根部舒张压降低，冠状动脉灌注压减少。②舒张期心腔内压力增高，压迫心内膜下冠状动脉。③左心室壁增厚、心室收缩压升高和射血时间延长，增加心肌耗氧量。④左心室肥厚，心肌毛细血管密度相对减少。

三、临床表现

（一）症状

1. 呼吸困难

疲乏、无力和头晕是很早期的症状。劳力性呼吸困难为晚期肺淤血引起的首发症状。轻度的左心衰竭可出现气短、呼吸困难，严重者可出现夜间阵发性呼吸困难和端坐呼吸，甚或急性肺水肿，其预后很差。

2. 晕厥或眩晕

约1/4有症状的主动脉瓣狭窄患者发生晕厥，常发生于劳力后或身体向前弯曲时，少数在休息时发生。其发生机制有人认为：①劳力后周围血管扩张，而心排心血相应未能增加，导致急性脑缺血。②运动后导致心肌缺血加重，使左室收缩泵功能突然降低，心排血量减少。③发生严重心律失常，如心室颤动、心房颤动或房室传导阻滞等，导致急性血流动力学障碍。④颈动脉窦过敏。以上均引起体循环动脉压下降，脑循环灌注压降低，发生急性脑缺血。

3. 心绞痛

心绞痛常见，随年龄增长，发作更频繁。约有2/3患者发生在运动时，约有3%患者伴有冠心病。

4. 猝死

约有20%~25%患者发生猝死，可为首发症状，可能与急性心肌缺血诱发致命性心律失常有关。

(二)体征

（1）早期患者可因左心室向心性肥厚，收缩有力且时间延长，可触及抬举性心尖冲动，心界可正常。晚期心衰者心界可增大。

（2）第一心音一般正常，当第二心音减弱时，说明瓣叶钙化；当在心尖区闻及第四心音时，说明左心房代偿功能良好。

（3）在胸骨右缘第二肋间、胸骨左缘第三肋间可闻及 3/6 级以上的收缩期喷射性、粗糙的吹风样杂音，收缩中期增强，呈递增－递减型，在心音图上表现为菱形，向颈动脉、胸骨左下缘和心尖区传导，常伴震颤。

四、辅助检查

（一）X线

早期心影可正常，晚期心衰时，左心室及左心房可轻度增大。升主动脉根部常见狭窄后扩张，侧位片可见主动脉瓣钙化。心衰时可有肺淤血征象。

（二）心电图

可见左心室高电压与继发性 ST-T 改变，左心房增大，部分患者可伴室性心律失常、心房颤动。少数患者可见房室传导阻滞及左束支或其分支阻滞。

（三）超声心动图

二维超声心动图可观察主动脉瓣叶数目、大小及增厚、钙化情况，确定交界处有无粘连融合、瓣口开放大小和形态、瓣环有无钙化，从而确定病因诊断。连续多普勒测定收缩期主动脉瓣口最大血流速度，可计算出瓣口面积、平均和峰跨瓣压差，M 型诊断本病不敏感和缺乏特异性。

（四）心导管术

左心导管检查用以确定主动脉瓣狭窄的严重程度，考虑人工瓣膜置换术或分离术。最可靠的方法是用右心导管经房间隔穿刺进入左室与另一导管逆行置于主动脉根部，同步测定左室－主支动脉收缩期压差，主动脉瓣跨瓣口压差 > 20 mmHg，可诊断为主动脉瓣狭窄。根据所得的压力差计算出瓣口面积。> 1.0 cm^2 为轻度狭窄，0.75～1.0 cm^2 为中度狭窄，<0.75 cm^2 为重度狭窄。心血管造影可判断主动脉狭窄类型，即瓣下、瓣膜部和瓣上狭窄。对年龄较大的患者应行冠状动脉造影以确定是否并存冠状动脉病变。

五、诊断和鉴别诊断

根据典型的主动脉瓣狭窄的杂音，结合超声心动图检查，诊断一般可确定。年龄 <15 岁者，多为先天性；16～65 岁伴有关闭不全和二尖瓣病变者多为风心病；> 65 岁者，多为退行性老年性钙化。

本病需与先天性主动脉瓣下狭窄和梗阻性肥厚型心肌病鉴别。二维超声心动图是最敏感的检查手段。

六、并发症

常见者为：①心律失常：多为心房颤动，常因心排血量减少而发生肺水肿，低血压显著者可晕厥，室性早搏多见于年龄较大有心肌缺血者。②心脏性猝死：系为心肌缺血所致。③体循环栓塞。④心力衰竭：发生左心衰竭后，自然病程明显缩短，因此终末期的右心衰竭少见。⑤感染性心内膜炎。

七、治疗

（1）内科治疗主要包括：①预防风湿热反复发作。②预防和治疗感染性心内膜炎。③预防和治疗房性和室性心律失常。④预防和治疗心绞痛、心力衰竭。根本的治疗方法是在患者出现不可逆的心衰前行人工瓣膜置换术，单纯主动脉瓣狭窄可考虑行球囊主动脉瓣成形术。严重主动脉瓣狭窄需手术换瓣。

（2）手术指征：①左室－主动脉跨瓣压差大于 6.7 kPa（50 mmHg），瓣口面积 0.75 cm^2 以下。②心电图有左心室肥大。③已出现劳力性呼吸困难、晕厥、心绞痛等。有明显心衰的患者手术效果不好。

（3）手术预后：①主动脉瓣置换术的手术死亡率为3%～4%。②瓣膜置换术后5年存活率约80%。③机械瓣的晚期并发症是血栓栓塞，年发生率2%～3%，人工瓣膜心内膜炎也是常见并发症。

第四节 主动脉瓣关闭不全

一、病因和发病机制

（一）主动脉瓣疾病

主动脉瓣疾病包括：①风心病：由于瓣叶纤维化、增厚和缩短，舒张期瓣叶边缘不能完全关闭所致，常合并二尖瓣损害。②感染性心内膜炎：由于炎症，赘生物破坏瓣环、瓣叶，进而纤维化、瘢痕挛缩所致，可表现为急性、亚急性或慢性关闭不全。③先天性畸形：常见的是二叶主动脉瓣，其中一叶大而冗长，心室舒张期脱入左心室，引起关闭不全。④主动脉瓣黏液样变性：致瓣叶在舒张期脱入左心室。⑤强直性脊柱炎。

（二）主动脉根部扩张

主动脉根部扩张包括：①梅毒性主动脉炎：由于炎症致主动脉根部扩张而致关闭不全。②Marfan综征：为遗传性结缔组织病，通常累及骨、关节、眼、心脏和血管。系羟脯氨酸代谢异常，合成减少，分解增加，主动脉中层纤维变性，强度降低，根部扩张，瓣环扩大，瓣叶变形而致主动脉瓣关闭不全。同时伴四肢及指趾细长（蜘蛛指）、关节过伸、晶体脱位等现象。③其他：严重高血压和（或）动脉粥样硬化，特发性升主动脉扩张。

二、病理生理

心室舒张期血液从主动脉通过关闭不全的主动脉瓣反流入左心室。左心室除接纳来自左心房的前向血流外，还额外接纳来自主动脉的反流。反流量与关闭不全的程度及主动脉内压力成正比。临床表现随反流发生的紧急程度及反流量的大小而不同。急性关闭不全且反流量大者，左心室适应能力有限，左心室收缩期末余血量增加，舒张期末压力增高，随之左心房压力增高，常发生严重肺淤血和肺水肿。慢性反流者，早期左心室逐渐扩张，容量负荷增加，左心室收缩力增强，同时左心室离心性肥厚，进一步增强心肌收缩力，使前向心排血量得以维持，肺静脉压在相当长的一段时期内不致升高。晚期由于反流量进一步增大，心肌重量增加超过冠状动脉供血能力，主动脉舒张压降低，冠状动脉血流量减少，终致左心室收缩功能降低而致左心衰竭发生。

三、临床表现

（一）症状

1. 急性主动脉瓣关闭不全

急性主动脉瓣关闭不全常见于主动脉夹层动脉瘤及胸部外伤，常见症状是呼吸困难。端坐呼吸、咳嗽、急性肺水肿引起的粉红色泡沫痰。急性心肌缺血可引起胸痛、低血压、休克。

2. 慢性主动脉瓣关闭不全

轻度主动脉瓣关闭不全可能无任何自觉症状，严重主动脉瓣关闭不全可有心慌、气短、胸痛及左心衰症状。胸部沉重感，胸骨后不适感。有的患者以急性夜间阵发性呼吸困难为主要表现。

（二）体征

典型体征见于慢性：①心尖冲动向左下移位，弥散而有力。②第一心音减弱为舒张期左心室充盈过度，二尖瓣叶在舒张期已接近瓣环区所致。主动脉瓣区第二心音减弱或消失。有时心间区可闻及第三心音。③典型杂音是在主动脉瓣区尤其主动脉瓣第二听诊区闻及舒张早期递减型高调的哈气样杂音，反流轻者在舒张早期，重者占全舒张期。并在心尖区闻及舒张中或晚期隆隆样杂音（Austin-Flint杂音）。④动脉收缩压升高，舒张压降低，脉压增宽。周围血管征包括：随心搏的点头征（De Musset），水冲脉，股动脉枪击音（Traube 征），听诊器压迫股动脉可闻及双期杂音（Duroziez 双重音），毛细血管搏动征等。

急性者，可见心动过速，增强的第三心音或奔马律，在胸骨左缘Ⅱ~Ⅲ肋间可听到舒张期逆减性杂音。若左室舒张末压很高可能使心音不明显或周围血管体征不明显，第一心音减弱。关闭不全时可闻及 Austin-Flint 杂音，这是由于反流入左室的血瘀使二尖瓣的开放不够充分。左心室扩大不明显，可无心尖冲动向左下移位，有脉压增宽但不明显，第二心音降低或消失，肺动脉瓣第二心音增强。肺水肿者，肺部听诊可闻及水泡音。

四、辅助检查

（一）X 线

慢性者左心室左心房增大，心胸比率增大，升主动脉扩大，主动脉结突出，与向左下扩大的左心室呈"靴形心影"。急性者心影可正常，肺淤血与肺水肿征常见。

（二）心电图

可见左心室肥厚和由此引起的 ST-T 改变。急性者常见窦性心动过速。

（三）超声心动图

M 型 UCG 表现舒张期二尖瓣前叶和（或）后叶出现高频率心室扑动或室间隔左室面扑动为主动脉瓣关闭不全的可靠征象；急性者可见二尖瓣在左室收缩之前提前关闭。主动脉瓣舒张期快速扑动为瓣叶破裂的特征。二维超声心动图可更全面地观察主动脉瓣及其周围结构，有助于主动脉瓣反流不同病因的鉴别。多普勒超声心动图于左室流出道内探及全舒张期的反流信号，为诊断主动脉瓣反流敏感方法，并可半定量分析主动脉瓣反流程度。经食管超声有利于主动脉夹层和感染性心内膜炎的诊断。

（四）放射性核素显像

放射性核素造影测定反流分数和左室与右室心搏量比值能准确测定反流严重程度，有助于早期诊断主动脉瓣关闭不全患者左心功能受损。

（五）心导管检查及心血管造影

急性严重的主动脉瓣关闭不全或打算做瓣膜置换术时，应做心导管检查，确定主动脉瓣关闭不全的程度。经内科治疗无效的患者，应进行紧急手术。心导管检查能评估左室功能，显示冠状动脉的解剖。

五、诊断和鉴别诊断

在主动脉瓣区和（或）主动脉瓣第二听诊区听到典型的主动脉瓣关闭不全的舒张期杂音，伴有明显的周围血管征，诊断主动脉瓣关闭不全并不困难。超声心动图具有确诊意义及病因诊断价值。主动脉瓣关闭不全常需与以下疾病鉴别：① Graham-Steel 氏杂音：系由严重肺动脉高压，根部扩张所致肺动脉瓣关闭不全产生的杂音，在肺动脉瓣听诊区最响。② Austin-Flint 杂音：系由主动脉瓣关闭不全舒张期主动脉血液反流冲击二尖瓣，导致二尖瓣口开放减小所产生的二尖瓣区舒张期隆隆样杂音，应与二尖瓣狭窄鉴别。

六、并发症

（1）感染性心内膜炎。
（2）室性心律失常。
（3）心力衰竭：慢性者先发生左心衰竭，晚期发生全心衰竭；急性者为急性左心衰竭。

七、治疗

在预防和治疗原发病的基础上，主要通过内科治疗调整心功能。外科治疗为根本措施。

（一）内科治疗

降低主动脉压力，应用主要扩张动脉的血管扩张剂，降低收缩压和舒张压，使收缩期有更多的血液从左心室泵入主动脉，收缩末左心室内余血量减少；舒张期主动脉压力减低，反流量减小，舒张期末心室压力减低，有利于心功能的维持，推迟手术时间。可选用硝苯地平，此药有一定的负性肌力作用。当心力衰竭时以选用血管紧张素转换酶抑制剂优于硝苯地平，适当选用强心剂、利尿剂也是维持心功能的必要手段之一。对于急性主动脉瓣关闭不全伴发急性左心室衰竭、肺淤血、肺水肿者可静脉滴注硝普钠，降低前后负荷，缓解肺水肿。一般患者需要定期随访观察心功能状态，在心功能受到不可逆性损害之前行人工瓣膜置换术为宜。

（二）外科治疗

人工瓣膜置换术为严重主动脉瓣反流发生不可逆心功能损害之前的最有效的治疗方法。下列情况可考虑手术：①有症状伴左心功能不全者。②有症状患者，伴左心功能正常，内科治疗无效，均应推荐手术。③无症状患者，密切左心功能监测，连续 3~6 个月多次无创检查（超声心动图、放射性核素显像等）显示心功能减退和运动耐量受损，如左室射血分数呈进行性和持续性降至 50%，左心室收缩末期内径超过 45 mm，或左心室收缩末期容量 > 55 mL/m^2，则必须手术。如左心功能测定为临界或非持续性者，应密切随访。术后大部分患者症状显著改善，心脏大小、心肌重量减小，左心功能有所恢复，但心功能改善程度不及主动脉瓣狭窄患者。

第五节 三尖瓣关闭不全

一、病因和发病机制

三尖瓣关闭不全是由于三尖瓣器质性或功能性损害致收缩期血液由右室反流入右室房，并因此而产生的血流动力学障碍。三尖瓣关闭不全最常见的原因并非是瓣膜本身的病变，而是右心室及三尖瓣环扩大引起的继发性关闭不全，少见病因有风湿性、细菌性心内膜炎，三尖瓣脱垂，先心病 Ebstein 畸形，外伤及类癌性心脏瓣膜病变。

二、病理生理

器质性三尖瓣关闭不全是由风湿性心瓣膜炎症造成的瓣膜增厚及缩短所引起，多伴有交界处粘连，合并某种程度的狭窄。功能性三尖瓣关闭不全常继发于二尖瓣病、肺心病，通过肺动脉高压引起右室扩大，右室明显扩大可使乳头肌及腱索与瓣叶距离加大，使三尖瓣闭合受限；也可由于三尖瓣环扩大引起的相对性关闭不全，可见于慢性肺心病。三尖瓣关闭不全的反流血量决定于漏缝的大小、右房压及肺动脉压。若继发二尖瓣的功能性三尖瓣关闭不全，肺动脉压越高，则反流量越大。因右房壁薄，代偿力差，早期即可出现静脉系统瘀血。

三、临床表现

（1）症状及体征：右室压正常时，三尖瓣关闭不全可无症状，可有疲乏，用力时肝区疼痛，颈前搏动，面部发胀，踝部水肿。若继发于左心衰，二尖瓣狭窄或肺动脉高压，可出现气短、端坐呼吸和周围性水肿。少数患者在发生三尖瓣关闭不全以后，原有的左心衰症状，如气短、端坐呼吸减轻。

（2）检查可见：颈静脉怒张，右心室扩大，右心室抬举性搏动，胸骨下段左右缘有喷射性中晚期收缩期杂音，肺动脉瓣第二心音增强，可闻及第三心音或奔马律。肝肿大、踝部水肿，可有腹水、黄疸、周围性发绀，还可出现心房颤动，常见于明显三尖瓣关闭不全的患者。

四、辅助检查

（一）超声心动图检查

（1）二维超声显示三尖瓣活动增强，三尖瓣环扩大，器质性损害时瓣膜增厚回声增强。声学造影：可见显影剂往返于右室与右房之间。

（2）脉冲多普勒在右房有收缩期湍流。

（二）X线

右心房及右心室增大的证据。

（三）心电图

左室肥大，右房扩大，P波宽大。

五、诊断和鉴别诊断

（1）功能性与器质性三尖瓣关闭不全的鉴别，功能性者有明显的二尖瓣病和其他致右室扩大的疾病，有显著的肺动脉高压，超声示三尖瓣环及右室腔扩大。而器质性者可见三尖瓣瓣叶的病变，瓣叶增厚，纤维化及挛缩及明显右心衰体征。

（2）与二尖瓣关闭不全鉴别，杂音部位、传导方向、呼吸影响有助鉴别。

（3）外伤引起的三尖瓣关闭不全，瓣膜损伤或腱索断裂引起，常常外伤后数年出现症状。还应与Ebstein畸形及心肌病进行鉴别。

六、治疗

（1）治疗原发疾病及心力衰竭。

（2）预防心内膜炎。

（3）器质性三尖瓣病变可考虑换瓣或直视下的瓣膜修补术。

第六节 三尖瓣狭窄

一、病因和发病机制

三尖瓣狭窄是指三尖瓣的病损引起心脏在舒张期血液自右房流入右室时出现梗阻，单独三尖瓣病变极少，多与二尖瓣病并存。最常见是风湿性，少见原因有类癌性病变，心内膜弹力纤维增生症和右房黏液瘤。

二、病理生理

风湿热治愈后遗留有三尖瓣交界处粘连，但瓣叶增厚不明显。三尖瓣交界处均有粘连，则呈隔膜状，风湿性者常伴关闭不全。正常三尖瓣口上下舒张期压差不明显，三尖瓣狭窄后压差大于0.7 kPa（5 mmHg）时，可出现大循环静脉瘀血现象。由于腔静脉容积很大，阻力很低，右房瘀血及压力升高的症状远较二尖瓣狭窄为轻，右房室间压力差，很少超过2 kPa（15 mmHg）。与二尖瓣狭窄同时存在时，右心排血量减少，能缓解二尖瓣狭窄所引起的肺动脉高压，减轻肺淤血，呼吸困难反而改善。

三、临床表现

（一）症状体征

患者出现静脉瘀血的表现及自觉症状较轻，胸骨左缘3~5肋间有低调的舒张中、晚期隆隆样杂音，右侧卧位深吸气时增强。

（二）心电图

PⅡ、Ⅲ、aVF增宽振幅高，合并三尖瓣关闭不全时可同时有右室肥厚图形。

（三）右心导管检查

三尖瓣舒张期出现跨瓣压力阶差，右房压增高。

（四）超声心动图检查

M型：显示三尖瓣前叶于舒张期平斜型下降，EF斜率减小。

（五）二维超声

三尖瓣舒张期圆隆状，瓣叶增粗，回声增强，开放受限，其开放幅度小于三尖瓣环的直径。

（六）多普勒超声

在三尖瓣右室侧可记录到舒张期湍流。

（七）X线

右房明显增大，肺动脉不扩张，肺血不多。

四、治疗

轻、中度的三尖瓣狭窄可行经皮球囊三尖瓣扩张术，器质性三尖瓣狭窄较严重时或做外科三尖瓣分离术，或行瓣膜置换术，合并关闭不全也可考虑直视下在做三尖瓣修补术。

第七节 肺动脉瓣狭窄

肺动脉瓣狭窄是指肺动脉瓣先天或后天损害使心脏在收缩期血液从右室流入肺动脉出现梗阻，所引起的血流动力障碍。

一、病因

肺动脉瓣狭窄大多为先天性心脏病的一种表现，可单独存在，约占先心病的7%，风湿性肺动脉瓣狭窄少见。其也作为Noonan氏综合征、法乐氏四联症、风疹综合征的一部分。类癌综合征为后天所致，其他获得性者少见。

二、病理

肺动脉瓣狭窄的影响，取决于瓣膜狭窄的严重程度及右室功能结构、三尖瓣的功能、有无合并房室间隔缺损等。若右心室功能和三尖瓣功能良好而无间隔缺损时，即使肺动脉瓣中度狭窄，症状亦较轻。严重的肺动脉瓣狭窄，可致右室收缩期负荷加重，右室肥厚及衰竭，当合并卵圆孔未闭及房室间隔缺损，可引起右向左分流、发绀。右心衰竭伴明显心脏扩大是常见的死亡原因。

三、临床表现

（一）病史和症状

自幼发现心脏杂音，随着年龄增大体力不如同年龄的人。心排血量减少后出现疲乏、气短。如伴房缺或卵圆孔未闭可出现发绀。黄染提示右心衰竭。儿童生长迟缓。可有心绞痛，用力性晕厥，感染性心内膜炎，均是常见的症状或并发症。

（二）体征

（1）颈静脉搏动，明显的或巨大的"a"波。

（2）心脏扩大，右心室肥厚，胸骨左缘二三肋间可触及右室流出道震颤。

（3）轻度肺动脉瓣狭窄有收缩期喷射性杂音。部位在胸骨左缘第二肋间的外侧。A_2和P_2能清楚听到呈宽分裂。中度以上狭窄时喷射性杂音持续时间长，A_2被掩盖，P_2更加延迟和减弱。严重肺动脉瓣狭窄时喷射性杂音持续时间为轻度狭窄的二倍以上，杂音传至左肩和左肺后部，P_2音消失。若瓣膜钙化可使喷射音消失。

四、诊断与鉴别诊断

（一）诊断依据

1. 症状

单纯性肺动脉瓣狭窄患者无发绀症状。

2. 听诊

胸骨左缘第二三肋间有喷射性收缩期杂音，多伴收缩期震颤，P_2明显减弱。

3. 心电图

电轴右偏，右室肥厚，不完全性或完全右束支阻滞，P波可宽大。

4. X线

肺动脉段凹陷，肺血少，右室心影增大，心尖上绕揭示右心室扩大。

5. 超声心动图

肺动脉瓣增厚，开放受限，多普勒肺动脉瓣上取样见高速紊乱血流频谱。跨瓣压差在 20 mmHg 以上。右心室肥厚扩张。

6. 右管检查

右室内高压，严重肺动脉瓣狭窄时可能导管不能进入肺动脉，横跨肺动脉瓣出现收缩期压力增度，肺动脉压正常或降低，右室造影可见瓣口狭窄，瓣叶增厚，有喷射征及狭窄后扩张征象。

（二）鉴别诊断

1. 房室间隔缺损

肺血多，杂音在胸骨左缘第三四肋间，不向左肩传导。P_2亢进，房间隔缺损所听到的收缩期新音实际是右心血流增多，所致相对性肺动脉瓣狭窄。

2. PDA

PDA虽杂音在胸骨左缘第二肋间外带，但呈连续性杂音，不向左肩传导，P_2亢进。

3. 肺动脉漏斗部狭窄

肺动脉漏斗部狭窄亦是P_2减弱，多是法乐氏四联症的一部分，肌性狭窄，可基本上听不到肺动脉区喷射性新音。

4. 左锁骨下动脉狭窄

左锁骨下动脉狭窄杂音位置较肺动脉瓣狭窄位置高，可在左锁骨下及左锁骨上窝听到。

五、治疗

球囊导管肺动脉瓣狭窄扩张术，适用于先天性或后天性单纯性中度以上肺动脉瓣狭窄、肺动脉瓣狭窄并卵圆孔未闭或无明显左向右分流的小房缺、肺动脉瓣膜狭窄并轻度右室流出道肌性肥厚。根据笔者经验本法简单易行，成功率高（95%以上），安全性高，并发症少，有右心功能不良、瓣膜狭窄严重或钙化病变，或瓣下收缩期压力阶差 > 70 mmHg，应考虑做直视肺动脉瓣分离术或换瓣术，或瓣膜支架植入术。

第八节 肺动脉瓣关闭不全

肺动脉瓣关闭不全是指肺动脉瓣器质性或功能性损害，致右室舒张时血液从肺动脉通过肺动脉瓣反流入右心室造成的血流动力学障碍。

一、病因

本病继发于左心衰竭、二尖瓣狭窄、慢性梗阻性肺部疾患、原发性肺动脉高压及艾森曼格氏综合征引起的慢性肺动脉高压，肺动脉环扩张，致功能性肺动脉瓣关闭不全，这种情况占肺动脉瓣关闭不全的大多数。少数由先天性或风湿性肺动脉瓣病损或感染性心内膜炎的瓣膜受累及类癌所引起。

二、病理

功能性肺动脉瓣关闭不全的肺动脉瓣叶可能正常，瓣环可能扩张，心内膜炎引起的可以出现瓣叶损害，瓣叶上可见赘生物。肺动脉瓣关闭不全时血液反流到右心室，长期重度反流可使原有右心室负荷增重，右心室肥厚及扩张，容易发生右心衰竭。在合并间隔缺损或动脉导管未闭病例，肺动脉高压致肺动脉瓣关闭不全，继之加重右心压力，使发生右向左分流，此时即出现发绀。

三、临床表现

(一)症状

由于基础心肺病变及右心舒张期负荷加重症状,患者可有心慌、气短、疲乏无力等一般症状,右心脏器瘀血时可致消化系统症状,右心衰竭时半卧位减轻症状。

(二)体征

胸骨左缘第二三肋间可闻及响亮的舒张期递减性吹风样杂音,若杂音是由于继发于肺动脉高压者称Graham-steel氏杂音(如二尖瓣狭窄),P_2增强,可拟及右室抬举样冲动。先天性肺动脉瓣关闭不全少见,可在正常第二心音肺动脉瓣成分后出现低调的舒张期杂音。

四、诊断与鉴别诊断

(一)诊断依据

(1)有心肺疾患的基础病变及症状。
(2)胸骨左缘二、三肋间有舒张早中期高调吹风样递减型杂音。
(3)心电图可见右室、右房扩大,也可见心房颤动。
(4)X线:右室增大及肺动脉扩张,肺血增多或不增多。
(5)超声心动图:可观察肺动脉瓣叶病变,评估肺动脉压水平、右室大小及功能,了解肺动脉瓣的反流量。
(6)右心导管检查:右室收缩舒张均在明显增高,肺动脉压和右室舒张末压力非常近似。

(二)鉴别诊断

与主动脉瓣关闭不全进行鉴别,但主动脉瓣病变影响左心室负荷,肺动脉瓣关闭不全主要影响右心室负荷,两者有明显区别。

五、治疗

由于肺动脉瓣关闭不全多数者由于肺动脉原发或继发的压力增高,因此,治疗原发病最为重要,如二尖瓣狭窄、间隔缺损等。若关闭不全已很严重,肺小动脉有明显硬化,右心功能已不良或已出现艾森曼格综合征有右向左分流情况,预后不良,手术机会很少。

第六章 先天性心脏病

先天性心血管病是由于胎儿的心脏在母体内发育有缺陷或部分发育停顿所造成的畸形（Malformation）。出生后可发现有心血管病变，先天性心血管畸形种类很多，所造成的血流动力学影响差别很大，有的出生后即不能成活，有一些先天性心血管畸形的血流动力学障碍可自我调节和代偿而自然成活到成年。

第一节　房间隔缺损

房间隔缺损是成年人最常见的先天性心脏病，女性多于男性，男女比例为1：2，且有家族遗传倾向。根据缺损部位的不同可分为原发孔缺损和继发孔缺损，以继发孔房间隔缺损最为常见。房间隔缺损（ASD）早期存在心房水平左向右分流，经过右心房、右心室和肺部的血流量显著增加；晚期因肺动脉高压可发生右向左分流或双向分流。原发孔房间隔缺损常伴有二尖瓣和三尖瓣发育不良。

一、病理生理

继发孔型房间隔缺损由于正常左、右心房之间存在着压力阶差，左房的氧合血经缺损分流至右房，体循环血流量减少，可引起患儿发育迟缓，体力活动受到一定限制，部分患者亦可无明显症状。氧合血进入肺循环后可引起肺小血管内膜增生及中层肥厚等病变，导致肺动脉压及肺血管阻力升高，但其进程较缓慢，多出现在成人患者。

原发孔型房间隔缺损又称部分心内膜垫缺损或房室管畸形，在胚胎发育过程中心内膜垫发育缺陷所致。

形成一个半月形的大型房间隔缺损，位于冠状静脉窦的前下方，缺损下缘邻近二尖瓣环，常伴有二尖瓣裂。

房间隔缺损的大小并不完全相同。小的房间隔缺损只会将一小部分血液渗漏到另一侧心房。很小的房间隔缺损不会影响心脏的正常工作，因此也没有必要进行特殊的治疗。很多较小的缺损随着孩子的发育甚至会自行闭合，而较大的缺损则会导致比较多的血液流入另一侧的心房，而且通常也不太可能自行闭合。

据美国心肺与血液研究院统计，大约50%的房间隔缺损可能会自行闭合或者很小而不必治疗，而另外50%的缺损则需要心导管手术的治疗。

二、临床类型

原发孔型房间隔缺损，实际上为部分型心内膜垫缺损。其位于房间隔的下部，紧邻房室瓣，呈新月状，常合并二尖瓣前叶裂与关闭不全，伴三尖瓣隔瓣发育不良及轻度三尖瓣关闭不全。继发孔型房间隔缺损包括：卵圆窝型房间隔缺损、卵圆孔未闭（PFO）、卵圆窝上缺损、卵圆窝后下方缺损以及单心房。其大小不一，继发孔型房间隔缺损有时可合并二尖瓣狭窄。心房水平左向右分流的程度取决于房间隔缺损的大小和左右心室的顺应性。正常情况下，左心室的顺应性小于右心室，即左房压力略高于右房压而决定了左心房向右心房分流，导致右心房、右心室扩张和肺血流增多。肺循环/体循环血流 $Qp/Qs<2：1$ 时为小房间隔缺损。当 $Qp/Q \geqslant 2：1$ 时为中至大型房间隔缺损。在成人，由于常常合并有肺动脉高压，可使左向右分流减少或出现右向左分流，发生青紫。相反，在左心室顺应性严重降低的情况（如主动脉瓣狭窄、冠状动脉疾病及周身高血压）则左向右分流量增加，可引起右心衰竭。

三、临床表现

（一）症状

轻者可无症状，仅在体检时发现。分流量大时可有发育障碍，患者可表现劳累后乏力、气急、胸闷等，并因肺充血易患支气管炎，尤其是婴幼儿。晚期约有15%患者因重度肺动脉高压出现右向左分流而有青紫，形成 Eisenmenger 综合征。

（二）体征

缺损较小的患者可能无明显的体征，而缺损较大的患者可能发育较差，体格瘦小，左前胸隆起，甚至胸脊柱后凸。

（1）心脏浊音界增大，心前区近胸骨左缘处有抬举性搏动，提示右心室增大。

（2）肺动脉瓣区第二心音明显分裂并亢进，此种分裂在呼吸周期和 valsalva 动作时无明显改变（固定分裂），并可闻及Ⅱ～Ⅲ收缩期喷射性杂音，系肺动脉血流量增加，肺动脉瓣关闭延迟并相对性狭窄所致。

（3）肺动脉压显著增高时亦可听到由于相对性肺动脉瓣关闭不全而引起的舒张期哈气样杂音，但少见。

（4）极少数患者在胸骨左缘下端三尖瓣区可听到由相对性三尖瓣狭窄引起的隆隆样舒张中期杂音。

（5）原发孔型房间隔缺损伴有二尖瓣裂缺者，心尖区可有二尖瓣关闭不全的反流性全收缩期杂音。

四、辅助检查

（一）胸部X线检查

左至右分流量大的病例，胸部X线检查显示心脏扩大，尤以右心房、右心室增大最为明显。肺动脉总干明显突出，两侧肺门区血管增大，搏动增强，在透视下有时可见到肺门舞蹈、肺野血管纹理增粗、主动脉弓影缩小。慢性充血性心力衰竭患者，由于极度扩大的肺部小血管压迫气管，可能显示间质性肺水肿、肺实变或肺不张等X线征象。

（二）心电图检查

典型的病例常显示右心室肥大，不完全性或完全性右束支传导阻滞。心电轴右偏。P波增高或增大，P-R间期延长。额面心向量图 QRS 环呈顺时针方向运行。30 岁以上的病例室上性心律失常逐渐多见，起初表现为阵发性心房颤动，以后持续存在。房间隔缺损成年人病例，呈心房颤动者约占 20%。

（三）超声心动图检查

超声心动图检查显示右心室内径增大，左室面心室间隔肌部在收缩期与左室后壁呈同向的向前运动，与正常者相反，称为室间隔矛盾运动。双维超声心动图检查可直接显示房间隔缺损的部位和大小。

（四）心导管检查

右心导管检查是诊断心房间隔缺损的可靠方法。右心房、右心室和肺动脉的血液氧含量高于腔静脉的平均血液氧含量达 1.9% 容积以上，说明心房水平由左至右血液分流。此外，心导管进入右心房后可能通过房间隔缺损进入左心房，从心导管在缺损区的上下活动幅度，尚可推测缺损的面积。从大隐静脉插入的心导管通过房间隔缺损进入左心房的机遇更多。

五、诊断与鉴别诊断

（一）诊断要点

根据典型的体征和实验室检查结果，诊断本病并不困难。

（二）鉴别诊断

1. 体征

不明显的患者须与正常生理情况相鉴别。

正常儿童可在胸骨左缘第 2 肋间听到 II 级吹风样收缩期杂音，伴有第二心音分裂或亢进。如怀疑患本病，可进行 X 线、心电图和超声心动图等检查来确诊。

2. 较大的心室间隔缺损

因左至右的分流量大，其 X 线、心电图表现与本病可极为相似，体征方面亦可有肺动脉瓣区第二心音的亢进或分裂，因此可能造成鉴别诊断上的困难。但室间隔缺损杂音的位置较低，常在胸骨左缘第 3、第 4 肋间，且多伴震颤，左心室常有增大等可以鉴别。但在儿童患者，尤其是与第一孔未闭型的鉴别仍然不易，此时超声心动图、右心导管检查等有助于确立诊断。此外，左心室 – 右心房沟通（一种特殊类型的心室间隔缺损）的患者，其体征类似高位心室间隔缺损，右心导管检查结果类似心房间隔缺损，也要注意鉴别。

3. 原发性肺动脉高压

其体征和心电图表现，与本病颇为相似；X 线检查亦可发现肺动脉总干弧凸出，肺门血管影增粗，右心室和右心房增大；但肺野不充血或反而清晰，可资鉴别。右心导管检查可发现肺动脉压明显增高而无左至右分流的证据。

4. 瓣膜型单纯肺动脉口狭窄

其体征、X 线和心电图的表现，与本病有许多相似之处，有时可造成鉴别上的困难。但瓣膜型肺动脉口狭窄时，杂音较响，常伴有震颤，而肺动脉瓣区第二心音减轻或听不见；X 线片示肺野清晰，肺纹稀少，可以鉴别。超声心动图见肺动脉瓣的异常，右心导管检查发现右心室与肺动脉间有收缩期压力阶差，而无分流的证据，则可确诊。

六、治疗

治疗原则为中小型缺损且年龄较小者可先行内科处理，无自然闭合可能者应及早行根治性治疗。

（一）内科治疗

原发孔型房间隔缺损要避免剧烈活动，防止感染和心力衰竭。

（二）介入治疗

经导管介入治疗先天性心脏病具有创伤小、恢复快、疗效高、并发症低、术后不留瘢痕等优势，目前已成为先天性心脏病根治的重要治疗手段。

1. 适应证

（1）年龄通常 ≥ 3 岁。

（2）缺损直径 ≥ 5 mm，伴右心容量负荷增加，≤ 36 mm 的继发孔型左向右分流 ASD。

（3）缺损边缘至冠状静脉窦，上、下腔静脉及肺静脉的距离 ≥ 5 mm；至房室瓣 ≥ 7 mm。

（4）房间隔的直径应大于所选用封堵伞左房侧的直径。

（5）不合并必须外科手术的其他心脏畸形。

2. 禁忌证

（1）原发孔型及静脉窦型 ASD。

（2）心内膜炎及出血性疾患。

（3）封堵器安置处有血栓存在，导管插入处有静脉血栓形成。

（4）严重肺动脉高压导致右向左分流。

（5）伴有与 ASD 无关的严重心肌疾患或瓣膜疾病。

3. 介入治疗术后处理

（1）综合心电监护 24 h。

（2）术后肝素抗凝 48 h，按 100 U/kg 计算，每 12 小时 1 次，共用 4 次。

（3）口服阿司匹林 3～5 mg/（kg·d），共 6 个月；封堵器直径 ≥ 30 mm；患者可酌情加服波立维每日 75 mg（成人）。

（4）常规应用抗生素 3～5 日。

（5）术后 24 h，1、3、6 及 12 个月复查超声心动图、心电图及 X 线胸片。

（三）手术治疗

分流量较大的 ASD 须手术治疗，多在体外循环心内直视下进行缺损修补。

第二节 室间隔缺损

室间隔缺损（ventricular septal defect，VSD）是指在左、右心室之间存在一直接开口。在成人先天性心脏病中，本病仅次于房间隔缺损占第二位。室间隔缺损分为三型：Ⅰ型肌型缺损、Ⅱ型膜周部缺损、Ⅲ型动脉瓣下缺损，其中又以膜周部缺损最为常见。本病在男性略多见。

一、临床分型

（一）漏斗部缺损

漏斗部缺损又分为干下型（室上嵴上缺损）和嵴内型缺损（室上嵴下缺损）。干下型位于右心室流出道，室上嵴上方和主、肺动脉瓣之下，少数病例合并主、肺动脉瓣关闭不全。嵴内型缺损位于室间隔膜部，此型最多见，约占 60%～70%。

（二）膜周部缺损

膜周部缺损又分为单纯膜部、膜周型和隔瓣后缺损，其中隔瓣后缺损位于右心室流入道，三尖瓣隔瓣后方，约占 20%。

（三）肌部缺损

肌部缺损位于心尖部，为肌小梁缺损，收缩期时间隔心肌收缩使缺损变小，所以左向右分流量小。

二、病理生理

室间隔缺损意味着隔离左右心室（心脏下部的两个腔室）的间隔出现了缺损。这种心脏缺损会导致左心室的富氧血液流入右心室，而不是正常流入主动脉。而心室间隔缺损（VSD）导致了左心室富氧血液与右心室缺氧血液的混合。VSD 也是大小不一。较小的 VSD 临床表现不明显，甚至有可能自行闭合。而较大的 VSD 会导致大量的血液由左心室分流到右心室，肺循环的血流量可达到体循环的 3～5 倍，不但会导致左心室负荷过重，而且由于右心室血液过多，进而导致右侧心脏及肺部血压过高。随着病情的发展，由于肺循环量持续增加，并以相当高的压力冲向肺循环，致使肺动脉发生痉挛，产生动力性肺动脉高压。日久肺小动脉发生病理性变化，中层和内膜层增厚，使肺循环阻力增加，产生梗阻型肺动脉高压。此时左向右分流量显著减少，最后出现双向分流或反向分流而呈现青紫。当肺动脉高压显著时，产生右向左分流，即称为艾森曼格（Eisenmenger）综合征。

三、临床表现

在心室水平产生左至右的分流，分流量多少取决于缺损大小。缺损大者，肺循环血流量明显增多，流入左心房、室后，在心室水平通过缺损口又流入右心室，进入肺循环，因而左、右心室负荷增加，左、右心室增大，肺循环血流量增多导致肺动脉压增加，右心室收缩期负荷也增加，最终进入阻塞性肺动脉高压期，可出现双向或右至左分流。

缺损小，可无症状。缺损大者，症状出现早且明显，以致影响发育。有心悸气喘、乏力和易肺部感染。严重时可发生心力衰竭。有明显肺动脉高压时，可出现发绀，本病易罹患感染性心内膜炎。

心尖冲动增强并向左下移位，心界向左下扩大，典型体征为胸骨左缘三四肋间有 4～5 级粗糙收缩期杂音，向心前区传导，伴收缩期细震颤。若分流量大时，心尖部可有功能性舒张期杂音。肺动脉瓣第二音亢进及分裂。严重的肺动脉高压，肺动脉瓣区有相对性肺动脉瓣关闭不全的舒张期杂音，原间隔缺损的收缩期杂音可减弱或消失。

四、辅助检查

（一）X 线检查

缺损小的可无异常发现，缺损大的有肺充血、肺血管影增粗，肺动脉总干弧凸出及左、右心室增大。肺动脉显著高压时有显著右心室肥大。

（二）心电图和心电向量图检查

缺损大时可示左心室肥大、左右心室合并肥大、右束支传导阻滞等变化。

（三）超声心动图检查

可见室间隔回声连续性中断，同时左心室内径增大，二尖瓣前瓣叶 EF 段下降斜率增快。彩色多普勒血流显像对探测小的缺损和对缺损定位和分型很有价值。

（四）磁共振

电脑断层显像有助于缺损定位和辨识大小。

（五）心导管检查

右心导管检查发现从右心室开始至肺动脉，血液氧含量较右心房高出 0.9% 容积以上，即显示右心室水平由左至右分流。肺动脉和右心室压可增高。

五、诊断与鉴别诊断

（一）诊断

根据典型的杂音、X 线和心电图检查的发现，诊断本病不太困难，结合超声心动图、右心导管检查可以确诊。

（二）鉴别诊断

（1）室间隔缺损尤其在儿童患者，须与房间隔缺损相鉴别。

（2）肺动脉口狭窄漏斗型的肺动脉口狭窄，杂音常在胸骨左缘第 3、4 肋间听到，易与室间隔缺损的杂音混淆。

（3）肥厚梗阻型原发性心肌病、肥厚型原发性心肌病有左心室流出道梗阻者可在胸骨左下缘听到收缩期杂音，其位置和性质与心室间隔缺损的杂音类似，但此病杂音在下蹲时减轻，半数患者在心尖部有收缩期反流性杂音，脉搏呈双峰状，心电图示左心室肥大和劳损的同时有异常深的 Q 波，超声心动图见心室间隔明显增厚、二尖瓣前瓣叶收缩期前移（SAM），心导管检查未见由左至右分流，而左心室与流出道间有收缩期压力阶差，选择性左心室造影示心室腔小、肥厚的心室间隔凸入心腔。

六、治疗

治疗原则为中小型缺损且年龄较小者可先行内科处理，无自然闭合可能的应及早行根治性治疗。

（一）内科治疗

室间隔缺损要避免剧烈活动，防止感染和心力衰竭。

（二）介入治疗

1. 适应证

（1）年龄通常 ≥ 3 岁。

（2）对心脏有血流动力学影响的单纯性 VSD。

(3) VSD 上缘距主动脉右冠瓣 ≥ 2 mm，无主动脉右冠瓣脱入 VSD 及主动脉瓣反流。

(4) 外科手术后残余分流。

2. 禁忌证

(1) 活动性心内膜炎，心内有赘生物，或引起菌血症的其他感染。

(2) 封堵器安置处有血栓存在，导管插入处有静脉血栓形成。

(3) 缺损解剖位置不良，封堵器放置后影响主动脉瓣或房室瓣功能。

(4) 重度肺动脉高压伴双向分流者。

3. 介入治疗术后处理

(1) 综合心电监护 24 h。

(2) 地塞米松 0.1 ~ 0.25 mg/（kg·d），术后常规应用 5 日。

(3) 口服阿司匹林 3 ~ 5 mg/（kg·d），服用 6 个月；封堵器直径 ≥ 30 mm，患者可酌情加服波立维每日 75 mg（成人）。

(4) 常规应用抗生素 3 ~ 5 日。

(5) 术后 24 h、1 日、3 日、6 日及 12 个月复查超声心动图、心电图及 X 线胸片。

(三) 手术治疗

无自然闭合可能的较大室间隔缺损可行体外循环下直视手术修补。

第三节　动脉导管未闭

动脉导管未闭（patent ductus arteriosus，PDA）占先心病发病总数的 15%，可分为管型、漏斗型及窗型。动脉导管连接肺动脉总干与降主动脉是胎儿期血液循环的主要渠道。出生后一般在数月内因废用而闭塞，如 1 岁仍未闭塞，即为动脉导管未闭。本畸形使流经主动脉的血液向肺动脉分流，致肺循环的血流量增多，肺动脉及其分支扩张，回流至左心系统的血流量相应增加，致使左心室的容量负荷加重，导致左心室扩大、肥厚以及肺动脉高压。由于舒张期主动脉血分流至肺动脉，故使周围动脉舒张压下降、脉压增大。

一、临床分型

按动脉导管形态分五型：①漏斗型：导管的主动脉端粗大，肺动脉端偏小，呈漏斗状。②管型：导管呈管状，可有 1 处或多处狭窄；管型长短不一，长者 3 厘米，短者仅 3 ~ 5 毫米。③窗型：导管极短，主动脉侧漏斗浅。④哑铃型：导管中间细，两端粗大，似哑铃状。⑤动脉瘤型：导管两端较细，中间呈瘤状膨大。漏斗型和管型为常见。

二、病理生理

动脉导管为位于左肺动脉基部与主动脉起始部之间的管道。胎儿时期，肺呈萎陷状态，肺血管的阻力较高，由右心室排至肺动脉的血液绝大多数通过动脉导管进入降主动脉。出生后，肺膨胀并随着呼吸而收缩，肺循环阻力随之下降，右心室排出的血液仍进入两侧肺内进行气体交换。当肺动脉压力与主动脉压力持平时，动脉导管即呈功能上的闭合。进而由于生理上的弃用、肺膨胀后导管所处位置角度的改变和某些尚未阐明的因素，导管逐渐产生组织学上的闭合，形成动脉韧带。据统计，88% 的婴儿在出生后两个月内导管即闭合，98% 在 8 个月内已闭合。如果在 1 周岁时导管仍开放，以后自行闭合的机会较少，即形成导管未闭（症）。

未闭动脉导管的直径与长度一般自数毫米至 2 cm 不等，有时粗如其邻近的降主动脉，短至几无长度可测，为主动脉与肺动脉壁之间直接沟通，所谓穿形动脉导管未闭。

动脉导管未闭产生主动脉向肺动脉（左向右）血液分流，分流量的多寡取决于导管口径的粗细及主动脉和肺动脉之间的压力阶差。出生后不久，肺动脉的阻力仍较大、压力较高，因此左至右分流量较少，或仅在收缩期有分流。此后肺动脉阻力逐渐变小，压力明显低于主动脉，分流量亦随之增加。由于肺动脉同时接受右心室排出的和经导管分流来的血液，从肺静脉回至左心室的血量增加，加重左心室负荷，导致左心室扩大、肥厚以至功能衰竭。流经二尖瓣孔的血量过多时，会出现二尖瓣相对性狭窄。肺静脉血排流受阻、压力增高，可导致肺间质性水肿。由于流经升主动脉和主动脉弓的血量增多而使其管腔扩大；肺动脉血量增加亦呈同样反应。长期的肺血流量增加，可引起肺小动脉反射性痉挛，后期可发生肺小动脉管壁增厚、硬化，管腔变细，肺循环阻力增加，使原先由于肺血流量增加引起的肺动脉压力升高更加严重，进一步加重右心室负担，出现左、右心室合并肥大，晚期时出现右心衰竭。随着肺循环阻力的增加和肺动脉高压的发展，左至右分流量逐渐减少，最终出现反向（右至左）分流，躯体下半部动脉血氧含量降低，趾端出现发绀。长期的血流冲撞，可使导管壁变薄、变脆，以至发生动脉瘤或钙化，并易招至感染，发生动脉内膜炎。近端肺动脉可因腔内压力增高呈现动脉瘤样扩大。

三、临床表现

（一）症状

轻者可无症状，病变较重者，有劳累后气短、心悸、乏力和其他心力衰竭表现。患者较易发生感染性心内膜炎。

（二）体征

（1）胸骨左缘第 2 肋间及锁骨下方可闻及粗糙响亮的连续性机械样杂音，多数伴有震颤。严重肺动脉高压者，往往只有收缩期杂音。

（2）分流量大者，由于左室扩大，可在心尖部闻及二尖瓣相对关闭不全及（或）狭窄引起的轻度收缩期及（或）舒张期杂音。

（3）收缩压稍增高、舒张压降低、脉压增大、有水冲脉等周围血管体征。

（4）伴有严重肺动脉高压者可导致右向左分流，上述典型杂音可消失而仅闻及肺动脉瓣关闭不全的舒张期杂音，患者多有青紫，临床症状严重。

（5）伴右向左分流者，可出现发绀，其特征为下肢较上肢明显，故可能仅表现为杵状趾。

四、辅助检查

（一）X线检查

左向右分流程度较轻者，X 线胸片可正常。病变较重，则示左心室及左心房增大，肺动脉段突出，肺血管增粗，主动脉结增宽。严重肺动脉高压时，右心室增大，肺动脉主干显著增粗而肺野外围血管细小。

（二）心电图

病变轻者，心电图可在正常范围内；若病变较重，则示左心室肥大。有肺动脉高压时，出现左、右心室肥大或右心室肥大图形。

（三）超声心动图

左心室和左心房增大，并可直接显示经未闭动脉导管从主动脉流入肺动脉的高速湍流。

（四）右心导管

肺动脉血氧含量高于右心室（>0.6% 容积），有时导管可通过未闭动脉导管进入降主动脉中。

（五）逆行主动脉造影

可清楚显示导管的形态和大小。

五、诊断与鉴别诊断

（一）诊断

凡在胸骨左缘第 2、第 3 肋间听到响亮的连续性机械样杂音伴局限性震颤，向左胸外侧、颈部或锁骨窝传导，心电图示电轴左偏，左心室高电压或肥大，X 线胸片示心影向左向下轻、中度扩大，肺门充血，一般即可做出动脉导管未闭的初步诊断，再可由彩色多普勒超声心动图检查加以证实，非介入性彩超的诊断价值很大，即使在肺动脉高压、心杂音不典型甚至消失的病例都可检查出本病，甚至在其他心内畸形中亦可筛选出动脉导管未闭。超声心动图诊断尚有少数假阳性或假阴性者，因此对可疑病例需行升主动脉造影和心导管检查。升主动脉造影能进一步明确诊断。导管检查除有助于诊断外，血管阻力的测定尚有助于判别动力性或阻塞性肺动脉高压，对选择手术方法有决定性作用。

（二）鉴别诊断

有许多从左向右分流心内畸形在胸骨左缘可听到同样的连续性机器样杂音或接近连续的双期心杂音，难以辨识。在建立动脉导管未闭诊断进行治疗前必须予以鉴别，现将主要的畸形按发病顺序分别论述如下。

1. 高位室间隔缺损合并主动脉瓣脱垂

当高位室间隔缺损较大时往往伴有主动脉瓣脱垂畸形，导致主动脉瓣关闭不全，并引起相应的体征。临床上在胸骨左缘听到双期杂音，舒张期为泼水样，不向上传导，但有时与连续性杂音相仿，难以区分。目前彩色超声心动图已列入心脏病常规检查。在本病可显示主动脉瓣脱垂畸形以及主动脉血流反流入左心室，同时通过室间隔缺损由左心室向右心室和肺动脉分流。为进一步明确诊断可施行逆行性升主动脉和左心室造影，前者可示升主动脉造影剂反流入左心室，后者则示左心室造影剂通过室间隔缺损分流入右心室和肺动脉。据此不难做出鉴别诊断。

2. 主动脉窦瘤破裂

本病在我国并不罕见。其临床表现与动脉导管未闭相似，可听到性质相同的连续性心杂音，只是部位和传导方向稍有差异；破入右心室者偏下偏外，向心尖传导；破入右心房者偏向右侧传导。如彩色多普勒超声心动图显示主动脉窦畸形以及其向室腔和肺动脉或房腔分流即可判明。再加上逆行性升主动脉造影更可确立诊断。

3. 冠状动脉瘘

这种冠状动脉畸形并不多见，可听到与动脉导管未闭相同的连续性杂音伴震颤，但部位较低，且偏向内侧。多普勒彩超能显示动脉瘘口所在和其沟通的房室腔。逆行性升主动脉造影更能显示扩大的病变冠状动脉主支，或分支走向和瘘口。

4. 主动脉-肺动脉间隔缺损

本病非常少见，常与动脉导管未闭同时存在，且有相同的连续性杂音和周围血管特征，但杂音部位偏低偏内侧。仔细的超声心动图检查当能发现其分流部位在升主动脉根部。逆行性升主动脉造影更易证实。

5. 冠状动脉开口异位

右冠状动脉起源于肺动脉是比较罕见的先天性心脏病。其心杂音亦为连续性，但较轻，且较表浅。多普勒超声检查有助于鉴别诊断。逆行性升主动脉造影连续摄片显示冠状动脉异常开口和走向以及迂回曲张的侧支循环，当可明确诊断。

六、治疗

治疗原则为防止心内膜炎及心力衰竭，无自然闭合可能的应及早行根治性治疗。

（一）内科治疗

避免剧烈活动，防止感染和心力衰竭。

（二）介入治疗

1. 适应证

（1）Amplatzer法：①左向右分流不合并须外科手术的心脏畸形的PDA；PDA最窄直径≥2.0 mm，年龄通常≥6个月，体重≥4 kg。②外科术后残余分流。

（2）弹簧栓子法：①左向右分流不合并须外科手术的心脏畸形的PDA；PDA最窄直径（单个Cook栓子≤2.0 mm；单个pfm栓子≤3.0 mm）。年龄通常≥6个月，体重≥4 kg。②外科术后残余分流。

2. 禁忌证

（1）依赖PDA存在的心脏畸形。

（2）严重肺动脉高压并已导致右向左分流。
（3）败血症，封堵术前1个月内患有严重感染。
3. 术后处理
（1）综合心电监护24 h。
（2）常规应用抗生素3~5日。
（3）术后24 h、1个月、3个月、6个月及12个月复查超声心动图、心电图及X线胸片。

（三）手术治疗

根据病变特点可行导管结扎术或导管切断缝合术。

第四节　肺动脉瓣狭窄

先天性肺动脉瓣狭窄的定义一般是指左、右心室之间无交通（即室间隔完整），但在肺动脉瓣、瓣下（右心室漏斗部）或瓣上（肺动脉干及其分支）有狭窄。其后果是使右心室排血受阻，导致右心室压力增高、肥厚及扩大。分为三型：瓣膜型、瓣下型、瓣上型。肺动脉瓣狭窄可合并卵圆孔未闭或房间隔缺损（称法洛三联症），也可引起继发性漏斗部狭窄；单纯的右心室漏斗部狭窄很少见，多伴有室间隔缺损。

一、临床表现

（一）症状

狭窄程度轻者，可无症状。狭窄程度较严重时，有劳动后心悸、气急、乏力，严重狭窄者可因剧烈活动而导致晕厥甚至猝死。晚期可出现心力衰竭。

（二）体征

（1）胸骨左缘第2肋间有粗糙响亮的收缩期喷射性杂音，3~5级，传导广泛，伴有震颤。第二心音常明显分裂（≥0.05 s），但肺动脉瓣区的P_2可减弱或消失。
（2）漏斗部狭窄的患者，杂音与震颤部位一般在左第3或第4肋间处，强度较轻，肺动脉瓣区第二心音可能不减轻，有时甚至呈现分裂。
（3）法洛三联症时有发绀及杵状指（趾）。

二、辅助检查

（一）X线检查

心影正常或轻度扩大，晚期可见右心室和右心房明显增大。肺动脉主干明显突出（狭窄后扩张），肺野正常或清晰。

（二）心电图

右侧胸导联的QRS波图形可反映肺动脉瓣狭窄的程度。轻度狭窄时，心电图无明显改变，或V_1导联呈rsR'图形；重度狭窄时，V_1的R波明显增高，伴电轴右偏和右心房肥大；极重度狭窄者，V_1可呈qR图形。

（三）超声心动图

二维超声显像能确定狭窄部位，多普勒检查可测量经狭窄部位的血流速度，进而估算狭窄程度。

（四）右心导管

（1）右心室收缩压增高，肺动脉压力略降低，右心室与肺动脉之间出现收缩期压力阶差>1.3 kPa（10 mmHg）。压力阶差越大提示狭窄越严重。
（2）根据导管从肺动脉拉回右心室时连续描记的压力曲线，可判断肺动脉瓣狭窄的类型。
（3）法洛三联症伴有自右向左分流时，周围动脉血氧饱和度可降低。导管亦可自右心房经未闭卵圆孔或房间隔缺损进入左心房。

三、诊断与鉴别诊断

（一）诊断

根据临床体征、X 线及超声心动图检查，一般的肺动脉瓣狭窄不难做出初步诊断，但对某些病例为了进一步明确诊断或鉴别诊断的需要，了解狭窄程度和伴发的心脏畸形，有助于选择正确的手术，有必要做右心导管或右心室造影检查。

（二）鉴别诊断

1. 房间隔缺损

轻度肺动脉瓣狭窄的体征、心电图表现与房间隔缺损颇有相似之处，鉴别要点参见"房间隔缺损"。

2. 室间隔缺损

漏斗部狭窄的体征与室间隔缺损甚为相似，要注意鉴别。

3. 先天性原发性肺动脉扩张

本病的临床表现和心电图变化与轻型的肺动脉瓣狭窄甚相类似，鉴别诊断有一定困难。右心导管检查未能发现右心室与肺动脉收缩期压力阶差或其他压力异常，同时又无分流，而 X 线示肺动脉总干弧扩张，则有利于本病的诊断。

4. 法洛四联症

重度肺动脉瓣狭窄，伴有心房间隔缺损，而有右至左分流出现发绀的患者（法洛三联症），须与法洛四联症相鉴别。

四、治疗

治疗原则为严重肺动脉瓣狭窄应接受球囊瓣膜成形术，如无该术适应证，则应接受外科手术治疗。

（一）内科治疗

轻、中度患者通常只需要内科治疗，手术时可给予抗生素以预防感染性心内膜炎。

（二）介入治疗

1. 适应证

（1）明确适应证：典型肺动脉瓣狭窄，心输出量正常时经心导管检查跨肺动脉瓣压差 > 50 mmHg，最佳年龄 2 ~ 4 岁，其余各年龄均可进行。

（2）相对适应证：①典型肺动脉瓣狭窄，心电图示右心室大，右心室造影示肺动脉扩张、射流征存在，但经心导管检查跨肺动脉瓣压差 <50 mmHg 且 > 35 mmHg 者；②重症新生儿肺动脉瓣狭窄；③重症肺动脉瓣狭窄伴心房水平右向左分流；④轻、中度发育不良型肺动脉瓣狭窄；⑤典型肺动脉瓣狭窄伴有动脉导管未闭或房间隔缺损等先心病，可同时进行介入治疗者。

2. 非适应证

（1）单纯性肺动脉瓣下漏斗部狭窄，但瓣膜正常者。

（2）重度发育不良型肺动脉瓣狭窄。

（3）伴重度三尖瓣反流须外科处理者。

3. 介入治疗术后处理

（1）综合心电监护 24 h。

（2）常规应用抗生素 3 ~ 5 日。

（3）PDPV 术后伴右心室流出道反应性狭窄者，给予 β-受体阻滞剂口服，通常 3 ~ 6 个月。

（4）术后 1 个月、3 个月、6 个月及 12 个月行临床随访，复查心电图、X 线胸片、超声心动图。

（三）手术治疗

肺动脉瓣发育不良且僵硬增厚以及经皮球囊扩张术失败的患者，可考虑瓣膜切开术；漏斗部狭窄患者，可手术切除造成梗阻的肥厚肌束。

第五节 法洛四联症

先天性法洛四联症是联合的先天性心脏血管畸形，包括肺动脉狭窄、心室间隔缺损、主动脉右位（骑跨于缺损的室间隔上）和右心室肥大四种情况，其中主要的是心室间隔缺损和肺动脉狭窄。本病是最常见的发绀型先天性心脏血管病。只有心室间隔缺损、肺动脉狭窄和右心室肥大而无主动脉骑跨的患者，被称为非典型的法洛四联症。如同时有房间隔缺损则称为法洛五联症。由于室间隔大缺损，左、右心室压力相等，相当于一个心室向体循环及肺循环排血，右室压力增高，但由于肺动脉狭窄，肺动脉压力不高甚至降低，右室血流大量经骑跨的主动脉进入体循环，使动脉血氧饱和度明显降低，出现青紫并继发性红细胞增多症。

一、病理生理

本病的心室间隔缺损位于右心室间隔的膜部。肺动脉口狭窄可能为瓣膜、右心室漏斗部或肺动脉型，而以右心室漏斗部型居多。主动脉根部右移，骑跨在有缺损的心室间隔之上，故与左、右心室直接相连。在 20%~25% 的患者，主动脉弓和降主动脉位于右侧。右心室壁显著肥厚。肺动脉口狭窄严重而致闭塞时，则形成假性动脉干永存。由于肺动脉口狭窄造成血流入肺的障碍，右心室排出的血液大部分经由心室间隔缺损进入骑跨的主动脉，肺部血流减少，而动静脉血在主动脉处混合被送达身体各部，造成动脉血氧饱和度显著降低，出现发绀并继发红细胞增多症。肺动脉口狭窄程度轻的患者，在心室水平可有双向性的分流。右心室压力增高，其收缩压与左心室和主动脉的收缩压相等，右心房压亦增高，肺动脉压则降低。

二、临床表现

（一）症状

主要是自幼出现进行性发绀和呼吸困难，哭闹时更甚，伴有杵状指（趾）和红细胞增多。病孩易感乏力，劳累后的呼吸困难与乏力常使病孩采取下蹲位休息，部分病孩由于严重的缺氧而引起昏厥发作，甚至有癫痫抽搐。其他并发症尚有心力衰竭、脑血管意外、感染性心内膜炎、肺部感染等。如不治疗，体力活动大受限制，且不易成长。

（二）体征

可见发育较差，胸前部可能隆起，有发绀与杵状指（趾）。胸骨左缘第二、三肋间有收缩期吹风样喷射型杂音，可伴有震颤。此杂音为肺动脉口狭窄所致，其响度与狭窄的程度呈反比例，因狭窄越重则右心室的血液进入骑跨的主动脉越多，而进入肺动脉的越少。其与单纯性肺动脉口狭窄杂音的其他不同之处有历时较短，高峰较早，吸入亚硝酸异戊酯后减轻而非增强，出现震颤的机会少等。肺动脉口狭窄严重者此杂音几乎消失而可出现连续性杂音，为支气管血管与肺血管间的侧支循环或合并的未闭动脉导管所引起。非典型的法洛四联症和肺动脉口狭窄程度较轻而在心室水平仍有左至右分流者，还可在胸骨左缘第三、四肋间听到由心室隔缺损引起的收缩期杂音。肺动脉瓣区第二心音减弱并分裂，但亦可能呈单一而响亮的声音（由主动脉瓣区第二心音传导过来）。主动脉瓣区可听到收缩喷射音，并沿胸骨左缘向心尖部传导。心浊音界可无增大或略增大。心前区和中上腹可有抬举性搏动。

三、辅助检查

（一）X 线检查

肺野异常清晰，肺动脉总干弧不明显或凹入，右心室增大，心尖向上翘起，在后前位片上心脏阴影呈木鞋状（有如横置的长方形）。近 1/4 的患者可见右位主动脉弓。

（二）心电图和心向量图

检查电轴右偏，右心室肥大劳损，部分患者可表现右心房肥大。

（三）超声心动图检查

主动脉前后径增宽，位置偏前，骑跨于室间隔上，与左右心室相通，室间隔与主动脉前壁连续中断。

（四）心血管造影

选择性右心室造影，可见主动脉和肺动脉同时显影，并可了解肺动脉狭窄情况，此外还有可能见到造影剂经室间隔缺损进入左心室。

心导管检查右心室压力增高，右心室与肺动脉间有明显压力阶差，根据连续测压的压力曲线可判别狭窄类型，有时导管直接由右心室插入主动脉或左心室，表明有主动脉骑跨和室间隔缺损。化验检查红细胞计数、血红蛋白含量和血细胞比容显著增高，动脉血氧饱和度降低。

四、诊断与鉴别诊断

（一）诊断

根据临床表现、X线及心电图检查可提示本症，超声心动图基本可确诊。

（二）鉴别诊断

（1）肺动脉口狭窄合并心房间隔缺损伴有右至左分流（法洛三联症），本病发绀出现较晚。胸骨左缘第二肋间的收缩期杂音较响，所占据时间较长，肺动脉瓣区第二心音减轻、分裂。X线片上见心脏阴影增大较显著，肺动脉总干弧明显凸出。心电图中右心室劳损的表现较明显。右心导管检查、选择性指示剂稀释曲线测定或选择性心血管造影，发现肺动脉口狭窄属瓣膜型，右至左分流水平在心房部位，可以确立诊断。

（2）艾森曼格综合征心室间隔缺损、心房间隔缺损、主动脉-肺动脉间隔缺损或动脉导管未闭的患者发生严重肺动脉高压时，使左至右分流转变为右至左分流，形成艾森曼格综合征。本综合征发绀出现晚；肺动脉瓣区有收缩喷射音和收缩期吹风样杂音，第二心音亢进并可分裂，可有吹风样舒张期杂音；X线检查可见肺动脉总干弧明显凸出，肺门血管影粗大而肺野血管影细小；右心导管检查发现肺动脉显著高压等，可资鉴别。

（3）埃勃斯坦畸形和三尖瓣闭锁埃勃斯坦畸形时，三尖瓣的隔瓣叶和后瓣叶下移至心室，右心房增大，右心室相对较小，常伴有心房间隔缺损而造成右至左分流。心前区常可听到4个心音；X线示心影增大，常呈球形，右心房可甚大；心电图示右心房肥大和右束支传导阻滞；选择性右心房造影显示增大的右心房和畸形的三尖瓣，可以确立诊断。三尖瓣闭锁时三尖瓣口完全不通，右心房的血液通过未闭卵圆孔或心房间隔缺损进入左心房，经二尖瓣入左心室，再经心室间隔缺损或未闭动脉导管到肺循环。X线检查可见右心室部位不明显，肺野清晰。心电图有左心室肥大表现。选择性右心房造影可确立诊断。

（4）完全性大血管错位时肺动脉源出自左心室，而主动脉源出自右心室，常伴有心房或心室间隔缺损或动脉导管未闭，心脏常显著增大，X线片示肺部充血。选择性右心室造影可确立诊断。不完全性大血管错位中右心室双出口患者的主动脉和肺动脉均从右心室发出，常伴心室间隔缺损，X线片示心影显著增大、肺部充血、选择性右心室造影可确立诊断。如同时有肺动脉瓣口狭窄则鉴别诊断将很困难。

（5）动脉干永存只有一组半月瓣，跨于两心室之上，肺动脉和头臂动脉均由此动脉干发出，常伴有心室间隔缺损。法洛四联症患者中如肺动脉口病变严重，形成肺动脉和肺动脉瓣闭锁时，其表现与动脉干永存类似，称为假性动脉干永存。要注意两者的鉴别。对此，选择性右心室造影很有帮助。

五、治疗

治疗原则为内科对症处理，及早外科手术根治本病，未经手术而存活至成年的患者，唯一可选择的治疗方法为手术纠正畸形，手术风险较大。

（一）内科治疗

严重患者因红细胞增多、血黏度高，血流变慢，易引起栓塞，因此当患腹泻、呕吐、高热时应及时补液，以防脱水。若患者发生缺氧发作，立即给予吸氧、镇静，取屈膝位，并给予5%碳酸氢钠5 mL/kg和普萘洛尔0.1～0.2 mg/kg静脉注射，经常有缺氧发作者可给予普萘洛尔1～2 mg/kg，分3次口服，以解除右心室流出道痉挛，预防缺氧发作。

（二）外科治疗

本病的手术治疗有姑息性和纠治性两种：

（1）分流手术在体循环与肺循环之间造成分流，拟增加肺循环的血流量，使氧合血液得以增加。本手术并不改变心脏本身的畸形，是姑息性手术，但可为将来的纠治性手术创造条件。

（2）直视下手术在体外循环的条件下切开心脏修补室间隔缺损，切开狭窄的肺动脉瓣或肺动脉，切除右心室漏斗部的狭窄，是彻底纠正本病畸形的方法，疗效好，宜在5岁后施行，症状严重者3岁后亦可施行。

第六节 完全性大动脉转位

完全性大动脉转位（TGA）是新生儿期最常见的发绀型先天性心脏病，发病率为0.2‰～0.3‰。其约占先天性心脏病总数的5%～7%，居发绀型先心病的第二位，男女患病之比为（2～4）:1。患有糖尿病母体的发病率较正常母体高达11.4倍，妊娠初期使用过激素及抗惊厥药物的孕妇发生率较高，若不治疗，约90%的患者在1岁内死亡。正常情况下，肺动脉瓣下圆锥发育，肺动脉位于左前上方。主动脉瓣下圆锥萎缩，主动脉位于右后下方。大动脉转位时，主动脉瓣下圆锥发达，未被吸收，主动脉位于左前上方，肺动脉瓣下圆锥萎缩，肺动脉位于左后下方。这因使肺动脉向后连接左心室，主动脉向前连接右心室，主动脉瓣下有圆锥存在，与三尖瓣间呈肌性连接，肺动脉瓣下无圆锥结构存在，与二尖瓣呈纤维连接。

常见的合并畸形有：房间隔缺损或卵圆孔未闭，室间隔缺损，动脉导管未闭，肺动脉狭窄等。

一、临床表现

（一）青紫

出现早，半数出生时即存在，绝大多数始于1个月内。随着年龄增长及活动量增加，青紫逐渐加重。青紫为全身性，若同时合并动脉导管未闭，则出现差异性青紫，上肢青紫较下肢重。

（二）充血性心力衰竭

生后3～4周婴儿出现喂养困难、多汗、气促、肝脏肿大和肺部细湿啰音等进行性充血性心力衰竭等症状。患儿常发育不良。

（三）体格检查

早期出现杵状指（趾）。生后心脏可无明显杂音，但有单一的响亮的第2心音，是出自靠近胸壁的主动脉瓣关闭音，若伴有大的室隔缺损或大的动脉导管或肺动脉狭窄等，则可听到相应畸形所产生的杂音。如合并动脉导管未闭，可在胸骨左缘第二肋间听到连续性杂音，合并室间隔缺损，可在胸骨左缘第三、四肋间听到全收缩期杂音，合并肺动脉狭窄可在胸骨左缘上缘听到收缩期喷射性杂音。杂音较响时，常伴有震颤。一般伴有大型室间隔缺损者早期出现心力衰竭伴肺动脉高压，但伴有肺动脉狭窄者则发绀明显，而心力衰竭少见。

二、病理生理

完全性大动脉转位若不伴其他畸形，则形成两个并行循环。上、下腔静脉回流的静脉血通过右边心射转位的主动脉供应全身，而肺静脉回流的氧合血则通过左心射入转位的肺动脉到达肺部。患者必须依靠心内交通（卵圆孔未闭、房间隔缺损、室间隔缺损）或心外交通（动脉导管未闭、侧支血管）进行血流混合。本病血流动力学改变取决于是否伴有其他畸形，由左心血液沟通混合程度及肺动脉是否狭窄。根据是否合并室间隔缺损及肺动脉狭窄，可将完全性大动脉转位分为三大类。

（一）完全性大动脉转位合并室间隔完整

右心室负荷增加而扩大肥厚，随正常的肺血管阻力下降，左心室压力降低，室间隔常偏向左心室，两者仅依靠未闭的卵圆孔及动脉导管沟通混合，故青紫、缺氧严重。

（二）完全性大动脉转位合并室间隔缺损

完全性大动脉转位伴室间隔缺损可使左右心血液沟通混合较多，使青紫减轻但肺血流量增加，可导致心力衰竭。

（三）完全性的动脉转位合并室间隔缺损及肺动脉狭窄

血流动力学改变类似法洛四联症。

三、辅助检查

（一）X线检查

主要表现为：①由于主、肺动脉干常呈前后位排列，因此正位片见大动脉阴影狭小，肺动脉略凹陷，心底部大血管影狭隘而心影呈"蛋形"。②心影进行性增大。③大多数患者肺纹理增多，若合并肺动脉狭窄者肺纹理减少。

（二）心电图

新生儿期可无特殊改变。婴儿期示电轴右偏，右心室肥大，有时尚有右心房肥大。肺血流量明显增加时则可出现电轴正常或左偏、左右心室肥大等。合并房室通道型室间隔缺损时电轴左偏，双室肥大。

（三）超声心动图

超声心动图是诊断完全性大动脉转位的常用方法。若超声显示房室连接正常，心室大动脉连接不一致，则可建立诊断。主动脉常位于右前，发自右心室，肺动脉位于左后，发自左心室。彩色及频谱多普勒超声检查有助于心内分流方向、大小的判定及合并畸形的检出。

（四）心导管检查

导管可从右心室直接插入主动脉，右心室压力与主动脉相等。也有可能通过卵圆孔或房间隔缺损到左心腔再入肺动脉，肺动脉血氧饱和度高于主动脉。

（五）心血管造影

选择性左心室造影时可见主动脉发自右心室，左心室造影可见肺动脉发自左心室，选择性升主动脉造影可显示大动脉的位置关系，判断是否合并冠状动脉畸形。

四、治疗

诊断后首先纠正低氧血症和代谢性酸中毒等。

（一）姑息性治疗方法

球囊房隔成形术：缺氧严重而又不能进行根治手术时可行球囊房隔造漏或房缺扩大术，使血液在心房水平大量混合，提高动脉血氧饱和度，使患儿存活至适合根治手术。

肺动脉环缩术：完全性大动脉转位伴大型室间隔缺损者，可在6个月内作肺动脉环缩术，预防充血性心力衰竭及肺动脉高压引起的肺血管病变。

（二）根治性手术

（1）生理纠治术可在生后1~12个月内进行，即用心包膜及心房壁在心房内建成板障，将体循环的静脉血导向二尖瓣口而入左心室，并将经肺的回流血导向三尖瓣口而入右心室，形成房室连接不一致及心室大血管连接不一致，以达到生理上的纠治。

（2）大动脉调转手术可在生后4周内进行，即主动脉与肺动脉互换及冠状动脉再植，达到解剖关系上的纠正。手术条件为：左/右心室压力比>0.85，左心室射血分数>0.45，左心室舒张末期容量>正常的90%，左心室后壁厚度>4 mm，室壁张力<12 000 dyn/cm。

技术篇

第七章 冠状动脉造影技术

第八章 急性冠状动脉综合征的介入治疗

第九章 冠状动脉内支架置入术

第十章 心律失常射频导管消融技术

第十一章 心脏起搏技术

第十二章 先天性心脏病的介入治疗

第十三章 经皮心脏瓣膜成形术

第七章 冠状动脉造影技术

第一节 冠状动脉造影总论

冠状动脉造影可选择性地完成左冠状动脉和右冠状动脉影像学检查，是确定有无冠状动脉狭窄性病变的"金标准"，可为冠心病患者进行药物治疗、介入治疗或外科治疗提供可靠的依据。最早的冠状动脉造影采用的是主动脉根部造影，造影时左右冠状动脉同时显影，称为非选择性冠状动脉造影，随后改进为主动脉窦内造影，使左右冠状动脉分别显影，称为半选择性冠状动脉造影。非选择性和半选择性冠状动脉造影因为显像清晰度较差，难以满足临床的需要。1959年，Sones用特制的尖端呈弧形的造影导管，经肱动脉逆行进入主动脉根部，并将导管尖端分别置入左右冠状动脉开口，成功地完成了选择性冠状动脉造影术。此后，Amplatz（1966年）和Judkins（1967年）等对导管尖端的形状和弧度以及导管插入技术做了很多改进，尤其是经皮股动脉穿刺技术（Sedinger，1953）的应用，使选择性冠状动脉造影术得到了广泛应用。现在所说的冠状动脉造影即指选择性冠状动脉造影，非选择性冠状动脉造影或主动脉窦造影只是在显示开口病变或因冠状动脉畸形无法进入冠状动脉开口时才偶尔使用。现在冠状动脉造影技术又有了巨大的进步，不同于以前的较大的厚壁导管，现在所用的导管为较小6号或5号高流量造影导管，并且导管类型非常丰富，一般通过股动脉或桡动脉完成，部分患者可以当天完成造影后起床行走并出院。我国最早于1973年进行冠状动脉造影术检查，由中山医院和阜外医院完成，现在我国大多数大型医院已能完成冠状动脉造影术。

第二节 冠状动脉造影的术前准备

一、冠状动脉造影的适应证及禁忌证

冠状动脉造影的目的在于确定有无冠状动脉狭窄或闭塞，以便确定治疗方案、判断预后，也用于评估药物治疗、介入治疗和手术治疗后的疗效。ACC/AHA已发表有关冠状动脉造影的指南性文件，其中冠状动脉造影主要包括如下主要适应证。

（一）稳定型心绞痛

此项包括严重稳定型心绞痛（CCS Ⅲ~Ⅳ）或症状虽轻或无症状但非侵入性检查显示有高危标准的患者。高危标准表现包括：负荷心电图显示ST段压低 > 0.1 mV 伴运动耐量降低，或诱发的左心功能不全或低血压；负荷显像显示一个中等的或大片的灌注缺损（尤其是前壁）、多个缺损、一大片固定的灌注缺损伴有左心室扩张或肺摄入增加，或加大负荷或多巴酚丁胺诱发的室壁运动异常等；从心脏性猝死复苏后仍有室性心律失常的患者。

（二）不稳定型心绞痛

此项包括尽管内科治疗仍反复发生症状的不稳定型心绞痛患者，或表现为高危或中危的不稳定型心绞痛患者。高危不稳定型心绞痛包括：长时间持续的胸痛（> 20 min）；或心绞痛伴有肺水肿、二尖瓣反流或低血压；或心绞痛伴有 ST 段抬高。中危患者包括：新近发作的心绞痛（2 周内）；或心绞痛伴有动态 T 波演变、ST 段压低或有多导联病理性 Q 波。

（三）急性心肌梗死

此项包括 ST 段抬高型急性心肌梗死和无 ST 段抬高型急性心肌梗死的患者；心肌梗死伴有心力衰竭、血流动力学不稳定、心脏骤停、二尖瓣反流或室间隔穿孔；心肌梗死后心绞痛或负荷下产生缺血的患者。

（四）血运重建术后

此项包括血运重建后发生心肌缺血或无创检查提示高危的患者，包括介入治疗后怀疑突然血管闭塞或亚急性血栓形成；介入治疗后 9 个月内或冠状动脉搭桥术后 1 年内发生心绞痛或无创检查提示高危的患者。

（五）胸痛待查患者

不能明确原因的胸痛或胸部不适患者，怀疑或不排除冠心病的可能，也是冠状动脉造影的适应证。

（六）其他情况

某些高危职业（如飞机驾驶员等），或瓣膜性心脏病患者在瓣膜置换术前也行冠状动脉造影，以明确是否同时存在冠状动脉病变。

冠状动脉造影的禁忌证：冠状动脉造影检查无绝对禁忌证。相对禁忌证包括：活动感染或发热、活动性出血或严重出血倾向、肾功能不全、严重心力衰竭、严重电解质紊乱、造影剂过敏等。

二、冠状动脉造影的术前准备

由于多数患者对冠状动脉造影在思想上存在担心（包括操作危险性及冠状动脉病变严重性），因此医师应向患者做适当的解释，包括简要说明冠状动脉造影的操作过程，以及患者在造影检查过程中如何配合医师。当患者进入造影室内，技术员和护士应安慰患者，使其感到舒适、精神放松。

应对受检者仔细询问病史、体格检查和必要的实验室检查（包括血常规、肝肾功能化验、心电图、胸片、心脏超声）。乙肝、丙肝、艾滋病、梅毒等血清标志物亦应术前检查。确定有无不适宜冠状动脉造影的指征，如严重肾功能不全、出血倾向、活动性感染等。

所有患者均应做造影剂过敏试验，如果仅表现恶心或某些不适，则并非对造影剂过敏。对既往应用造影剂后有皮疹、血压降低表现者，在造影前 12 ~ 18 h 口服泼尼松 40 mg，每 8 h 1 次，并做好抗过敏性休克的准备。对这些患者可在股动脉插管后，自血管鞘内注入 1 mL 稀释的造影剂，再次行造影剂过敏试验。

患者正在服用的药物无须停止。准备同时行介入治疗的患者，需术前一天使用负荷剂量的阿司匹林和氯吡格雷。对肾功能不良或易于发生造影剂肾病的患者，术前 12 h 开始应给予水化治疗，约 100 ~ 150 mL/h 持续输入，术后继续水化治疗，促使造影剂尽快排出。

严重高血压（收缩压 > 200 mmHg）可引起造影检查术中脑血管意外并发症及术后止血困难，故需在术前或术中舌下含服硝酸甘油或硝苯地平，将血压控制到适当水平。下肢间歇性跛行或足背动脉搏动异常的患者，应选择股动脉搏动尚佳一侧进行插管。如双侧股动脉均存在严重狭窄时，可选择肱动脉或桡动脉插管进路。

冠状动脉造影过程中，均需有清晰的心电图监测和血压监测。造影需在无菌操作下进行。

第三节 冠状动脉造影术

一、冠状动脉造影的导管操作技术

虽然最先成熟的冠状动脉造影方法,是采用经肱动脉切开途径,使用 Sones 导管完成,但现在已几乎不再使用。本文主要介绍最为常用的经股动脉穿刺和经桡动脉穿刺 Judkins 导管法冠状动脉造影术,顺便提及其他导管操作方法。

(一) Judkins 导管法冠状动脉造影

1. 导管的选择

Judkins 导管法冠状动脉造影是最常用的冠状动脉造影术。插管前需根据患者心脏位置及升主动脉情况选择大小适当的 Judkins 导管,这对操作的顺利进行和成功均十分重要。左冠状动脉造影时,如果升主动脉正常,则可选用 4 号左冠状动脉造影导管,绝大多数患者可获得成功。如果升主动脉增宽,且向左突出(多见老年、高血压或主动脉瓣狭窄后轻度主动脉扩张患者),此时导管第一弯度"同定点"与左冠状动脉开口之间的距离增大,则应选用 5 号左冠状动脉造影导管。重度主动脉瓣狭窄伴明显狭窄后升主动脉扩张时,应选用 6 号左冠状动脉造影导管。右冠状动脉造影时,3.5 号、4 号右冠状动脉造影导管适用于正常或轻度扩张的升主动脉,5 号导管适用于升主动脉明显增宽或主动脉弓延长时(图 7-1)。

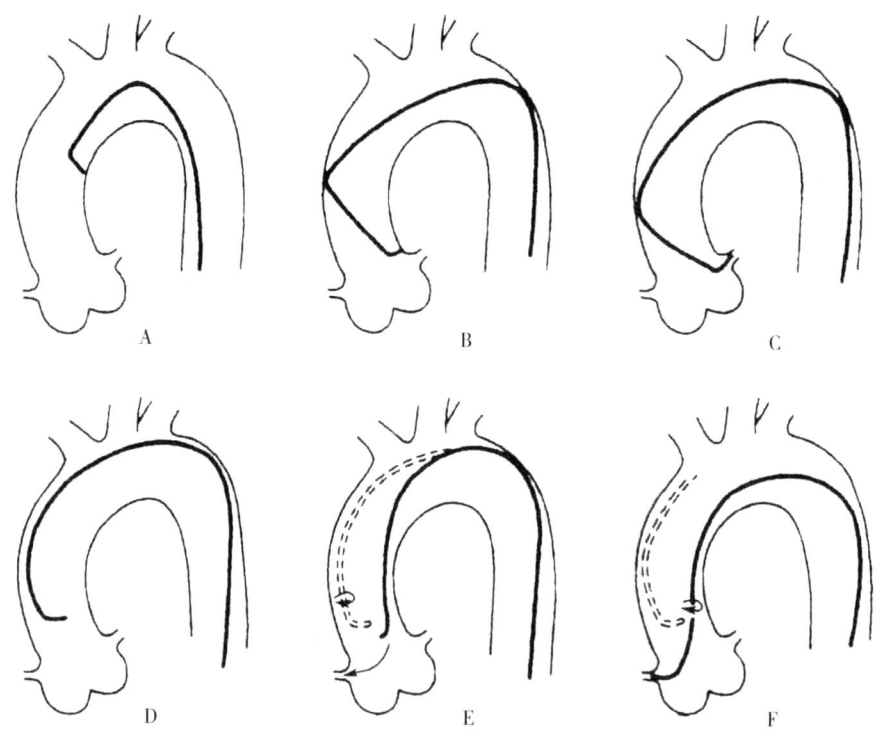

图 7-1 冠状动脉造影插管方法

A ~ C. 左冠状动脉造影插管;D ~ F. 右冠状动脉造影插管

2. 造影

导管连接及插入将 0.9 mm 导引钢丝在体外预先插入冠状动脉造影导管至其顶端,然后插入动脉鞘内。首先推进导引钢丝,然后沿导引钢丝将冠状动脉造影导管插至主动脉窦部,拔出导引钢丝后,回抽导管排气,用肝素盐水冲洗管腔,并将导管与测压装置连接。然后轻轻回撤导管,左 Judkins 导管多可自动插入左冠状动脉开口,右 Judkins 导管需顺时针方向旋转才能插入右冠状动脉开口。冠状动脉造影时常采用三联三通串联开关装置以便旋转导管、监测压力、注射造影剂及冲洗导管,其优点是使整个管道系统呈密闭的状态，可以避免空气漏入，同时压力监测可及时发现导管嵌顿冠状动脉开口的情况。多数医院使用三联三通进行冠状动脉造影，也有医院直接将导管与一般注射器连接，操作更为简便，只要操作熟练，一般也不会注入气泡，导管嵌顿也多可从造影剂反流和造影剂滞留等影像特征及时识别。当髂动脉严重扭曲时，可先选用 Judkins 右冠状动脉造影导管，在 J 形导引钢丝或超滑导丝支持下，在 X 线透视下耐心推送，多可跨越狭窄部位。极度迂曲的髂动脉选用超滑导丝成功率高。绝对不能在遇到阻力时，盲目强力推送导管或导引钢丝，以免引起动脉损伤。

3. 左冠状动脉造影

造影前，先透视观察冠状动脉钙化情况。通常先取后前位，以便清晰显示左冠状动脉主干情况，增加操作的安全性。将左冠状动脉造影导管缓慢地推入升主动脉根部，管尖一般自然进入左冠窦。此时，应把导管稍稍后撤，使其成功地插入左冠状动脉开口。如果由于导管型号不匹配致使导管顶端难以插入左冠状动脉开口时，则需更换适当的左冠状动脉造影导管。例如，当左冠状动脉开口位置较高时，通常需改用 Amplatz 左冠状动脉造影导管。

少数情况下，由于患者升主动脉或主动脉窦的变形或异常，Judkins 导管进入升主动脉后脉管尖可能落在右冠窦内，右冠窦位于左冠窦前方，顺时针方向旋转可把管尖转向后进入左冠窦。Judkins 导管进入升主动脉后管尖也可能落在无冠窦，无冠窦在左冠窦后方，逆时针方向旋转可把管尖转向前进入左冠窦。正位易于判断管尖落在哪一个冠窦内。高血压及高龄患者，左冠口偏向后上方，通常先稍微回撤逆时针转动左 Judkins 导管，然后一边推送一边顺时针方向转动，进入冠状动脉开口。

有时，左冠状动脉造影时，仅左前降支或左回旋支一支血管显影，常由于左冠状动脉主干较短，导管进入某一血管开口内所致。此时，轻轻后撤导管，再注射少量造影剂，可确定导管顶端在左冠状动脉开口处的正确位置，此操作在左前斜足位下较为清楚。部分患者左主干极短，几乎是前降支和回旋支分别开口，也可分别对每支血管做选择性造影，一般是稍顺旋进入前降支，稍逆旋进入回旋支。偶尔，左冠状动脉仅有前降支显影，则应怀疑回旋支起源于右冠状动脉或右冠窦。

如果导管插入冠状动脉内过深，在注射造影剂时有损伤动脉内膜的危险。任何时候，均应首先做试验性注射造影剂（冒烟），以了解导管顶端与左冠状动脉主干开口的位置及其关系，然后做左冠状动脉造影。推注造影剂的速度应以充分显影冠状动脉为宜，如冠状动脉管径粗、分支多或心动过速时，应快速注入造影剂；反之，则适当减慢。一般每次注入造影剂 4～8 mL，使左冠状动脉在 2 秒内完全显影。注入造影剂后应迅速观察血压和心电图变化，必要时将导管从冠状动脉开口内拔出。如心率明显减慢、血压降低，则可嘱患者咳嗽数次，促使其迅速恢复。

4. 右冠状动脉造影

取左前斜位，首先将右冠状动脉造影导管插至主动脉瓣上方约 2 cm 处。然后，顺时针方向转动导管（此时可见导管顶端下移），并稍稍后撤和继续转动导管，利用主动脉搏动使其顶端逐渐转至右前方的右冠状动脉开口。当导管顶端进入右冠状动脉开口内时，可见到导管很快向右移动数毫米距离，且位置固定。注射试验性造影剂可以证实导管顶端的正确位置。

假如右冠状动脉插管过深（其顶端触及主动脉瓣），此时即使转动导管，其顶端也不会正常下移(<1 cm)或转动，甚至可滑入左心室内。同样，如最初右冠状动脉造影导管顶端位置过高，在转动导管时，其顶端也不能正常下移，而经常向上。在右冠状动脉插管时，应避免过度转动导管，同时必须密切注视 X 线透视屏上导管转动的情况。如果过度转动，但导管顶端不动，则提示导管在髂动脉内打圈，后者在髂动脉扭曲的老年高血压患者或在使用较细的导管时容易发生。当导管顶端进入右冠状动脉开口时，假如压力曲线显示阻尼增大，即嵌顿，则可先向导管内注入少量造影剂，以明确下列造成压力曲线阻尼增大的原因：①导管顶端进入右冠状动脉的圆锥支，应立即拔出，重新插管；或更换较正在使用的导管小一号的右冠状动脉造影导管，以避开该血管开口。②右冠状动脉近端严重狭窄，导管嵌顿狭窄部位，或阻塞一细小的右冠状动脉。此时应首先做好造影准备，然后将导管插入右冠状动脉开口，造影后立即拔出导管。③导管顶端接触右冠状动脉侧壁，此时应更换顶端较短的右冠状动脉造影导管（其顶端长度为 5～6 mm）。右冠状动脉的粗细变异较大，因此不可预先决定适当显影该血管的造影剂剂量。因此，在造

影时应快速注入造影剂，在显影血管后立即停止注射，一般每次注射量为 2～6 mL。

部分患者右冠开口位置有一定变异，常规操作有一定困难，需要耐心调整导管高低和旋转程度，有时推送并逆时针方向旋转导管可将 JR 导管塑形为 Amplatz 形状，可能达到右冠状动脉口。必要时更换 3DRC、Amplatz、MP 或其他导管。

（二）Amplatz 导管法冠状动脉造影

当冠状动脉开口位置较高、插管困难或在冠心病介入治疗时，为了获得很好的后坐力（尤其是右冠状动脉或静脉桥血管），通常可使用 Amplatz 导管法冠状动脉造影。

1. Amplatz 导管及其选择

Amplatz 导管的形状与 Judkins 导管不同。左冠状动脉 Amplatz 导管有 AL1～AL4，右冠状动脉 Amplatz 导管有 AR1 和 AR2。绝大多数患者选用 AL1 或 AL2（左冠状动脉）或 AR1（右冠状动脉）即可，而对升主动脉弓或主动脉根部明显扩张者，需选用 AL3 或 AL4 及 AR2 方可将导管插入左、右冠状动脉开口。对高位开口的右冠状动脉造影或介入治疗时，常常使用 AL1 或 AL2 导管。

2. 左冠状动脉造影

根据升主动脉及根部的大小选择适当型号的 Amplatz 左冠状动脉造影导管。取后前位或右前斜位，首先沿导引钢丝将导管插至主动脉瓣上方，并使其顶端指向左冠窦。拔出导引钢丝并用肝素盐水冲洗导管腔及连接测压装置。继续推送导管，使导管顶端向左上翘起，注射少量造影剂。如导管顶端已超越左冠状动脉开口，则缓慢回撤导管，其顶端下移，直至进入左冠状动脉开口。

3. 右冠状动脉造影

右冠状动脉造影与左冠状动脉造影时一样，根据升主动脉及根部大小选择适当型号的 Amplatz 右或左冠状动脉造影导管。取左前斜位 45°，首先沿导引钢丝将导管插至主动脉瓣上方 2～3 cm。拔出导引钢丝并用肝素盐水冲洗导管腔及连接测压装置。顺时针方向转动导管，使其顶端指向右前方，导管顶端即可进入右冠状动脉开口。

值得注意的是，在用 Amplatz 导管行冠状动脉造影时，当结束操作拔管前，应先推送并转动导管，使其顶端离开冠状动脉开口，然后拔出。不能直接拔出，以免导管顶端插入冠状动脉过深，引起血管内膜损伤。

（三）其他导管法冠状动脉造影

由于部分患者主动脉根部、主动脉窦及冠状动脉开口解剖有变异，常规导管法难以到位，有时需要特殊的导管才能顺利完成。经桡动脉途径造影虽然大多数患者可以使用常规的 Judkins 导管，但现在发展的一些新型导管使其操作更为简便。总体来说，这些导管的操作与经典的 Judkins 导管操作无本质差异，只要稍加熟悉，多数可顺利完成。

右冠状动脉开口变异较多，常规右 Judkins 导管有时难以到位，其中开口略偏前偏上最为常见，此时可用 3DRC 造影导管，导管进入右冠窦后只需轻微回撤并轻微顺时针方向旋转即可进入。部分右冠状动脉异位至左冠窦，此时 RAO 右冠状动脉发自主动脉前方，使用 AL1 多易进入。对于开口朝下的右冠状动脉，有时 MP 导管易于进入。

对于较难操作的左冠状动脉，尽管多数 Amplatz 导管可以进入，但有时还是有困难，这时可考虑使用 VL、XB、EBU 等指引导管，到位后轻微逆旋或顺旋，轻微回撤或推送，多可顺利进入。

使用桡动脉途径造影时，右侧桡动脉多需使用 JL3.5 行左冠造影，JR5 行右冠造影，而左侧桡动脉途径选择同经股动脉途径。AL1 导管较适合于左冠造影，也可用于右冠造影。专门用于经桡动脉操作的导管有：Tig、Kimny、Long-tip、MP（右冠开口下斜 MPA，右冠开口水平或上斜 MPB）、Barbeau（改良的 MPA，尤其是右冠状动脉）、Fajadet Left/Right、MUTA Left/Right、HS、El Camal。

对于其他难以进入的冠状动脉造影，需要仔细分析判断和选择其解剖特征，进一步选用其他冠状动脉介入治疗中使用的各类指引导管，或导管的大小。几乎不会出现无法进入冠状动脉的可能，若实在未能进入时，可将导管置入相应左冠窦或右冠窦，行非选择性造影，或以猪尾导管行主动脉根部造影。

(四)冠状动脉旁路血管造影术

冠状动脉旁路移植术(搭桥术)已成为治疗冠心病的重要手段,旁路血管主要有内乳动脉和大隐静脉。

1. 内乳动脉造影

内乳动脉开口位于左锁骨下动脉的前下侧。内乳动脉造影一般选用右 Judkins 导管,也可使用 IMA 专用导管,后者与右冠状动脉造影导管相似,但第一弯曲 <90°,顶端长度为 1.5 ~ 2cm。内乳动脉越粗,则导管顶端长度应越长。插管时,首先将导管插至主动脉弓中部,然后做逆时针方向转动使导管顶端进入左锁骨下动脉内。自导管内插入导引钢丝至左锁骨下动脉远端,同时推送导管使其顶端越过内乳动脉开口,撤去导引钢丝。然后一边逐渐后撤导管,一边自导管内注入造影剂,以发现内乳动脉开口。一旦导管进入内乳动脉开口,必须仔细观察血压。如位置合适,则向导管内注入造影剂,以达到充分显影为止。尽量用最小的造影剂剂量,以免产生胸痛和其他不适症状。

2. 大隐静脉桥血管造影

一般在用大隐静脉做冠状动脉旁路移植术时,移植血管在主动脉壁上的吻合口常位于右冠状动脉开口上方 2 ~ 3cm,然后向中、上方斜行排列第二和第三根移植血管,以下叙述其造影方法。

左前降支移植血管:取左前斜位 30° ~ 60°,将左前降支移植血管造影导管(或普通右冠状动脉造影导管、AL1 和 AL2 导管)插至升主动脉一定高度,然后转动导管向前且超过升主动脉的中点,其顶端稳定地向左,可望插入桥血管。

回旋支移植血管:其开口通常位于左前降支移植血管开口的左上方,回旋支移植血管的造影导管及操作方法与左前降支移植血管造影时相同。

右冠状动脉移植血管:取左前斜位 60° 将右冠状动脉移植血管造影导管(或右冠状动脉造影导管和多功能导管)插至升主动脉,用右冠状动脉造影时相似的方法顺时针转动导管,但位置较高一些,直至其顶端位于可能的移植血管开口的上方,然后将导管顶端沿主动脉壁推送至移植血管开口内。但也可先将导管顶端位于移植血管开口稍下方,然后逆时针方向转动并缓慢后撤。

二、冠状动脉造影投照体位及冠状动脉造影时操作床移动方法

由于冠状动脉解剖和空间走行的复杂性,单一体位无法全面显示冠状动脉的形态,需在冠状动脉造影时取一定的投照体位,才能清晰显示各冠状动脉节段。投照体位的描述是以 X 线机影像增强器与患者的角度命名的,具体来说,有如下名称:①正位(AP),影像增强器位于患者前胸;②左前斜位(LAO),影像增强器位于患者左前胸;③右前斜位(RAO),影像增强器位于患者右前胸;④头倾(CRAN):影像增强器向患者头部倾斜;⑤足倾(CAUD):影像增强器向患者足部倾斜。具体角度是向左右前后倾斜的度数。

左冠状动脉起始至分叉前为左主干,可分为开口、干段及分叉三段,通常将左前降支分为近段(左前降支开口至第一间隔支或第一对角支)、中段(第一间隔支至第二对角支)和远段(第二对角支以后的前降支节段);右冠状动脉分为近段(右冠状动脉开口至右心室支)、中段(右心室支至锐缘支)和远段(锐缘支以后的右冠节段,包括后降支或后侧支等);将回旋支分为近段(回旋支开口至第一钝缘支)和远段(第一钝缘支以后)。清晰显示各段及其主要分支血管的投照体位有较大差异,不同患者的冠状动脉解剖特征和心脏横垂体位也有很大差异,需要根据实际情况灵活掌握具体体位的差异。

1. 左主干

正位、右或左前斜位 10° ~ 15° 是显示左主干近端或中段的最佳位置,最适合对左主干长度的测量。右前斜 + 足位多可显示主干干段及末端分叉情况,左主干远端分叉的情况一般在左前斜位 + 足位(即蜘蛛位)或正位 + 足位更易观察到。

2. 左前降支及其分支

左前降支近端在右前斜位 15° ~ 30°(有时需加少许足位)暴露清晰,但常与对角支有重叠。左前斜位时,左前降支近端缩短。右前斜位 + 头位(即右肩位)有时也能显示左前降支近端的情况。当心脏横位及左前降支近端向头部时,则左前斜位 + 足位(蜘蛛位)较左前斜位 + 头位显影更佳。后前位 +

头位或左前斜位+头位能充分暴露左前降支中远段，且血管长度不缩短。因此，这些是冠状动脉介入治疗时常用的造影方位。

对角支和室间隔穿支为左前降支的主要分支。对角支行走于左心室表面。如对角支在左前降支起始部发出，则也称为中间支。后前位+足位对暴露中间支较为有用。左前斜位40°～60°+头位30°时，左前降支与对角支充分展开，且血管长度不缩短。

间隔穿支由左前降支垂直发出，供血室间隔。右前斜位或右肩位能清晰显示数支室间隔穿支，其影像学特征如扫帚样。

3. 回旋支

回旋支近端通常在右前斜位+足位（即肝位）或后前位+足位（左回旋支近端朝向足）或左前斜位+足位时清晰显影，且此时血管不缩短。回旋支的远段在头位显示更开展，如正位+头位或左前斜+头位。

4. 右冠状动脉

右冠状动脉最难显示的部位为其开口处（当开口位于主动脉前）、远端右冠状动脉、后降支起始部或左心室后支起始部（当心脏横位时），右冠状动脉在左前斜位时充分展开，尤其是中段。有时，为了进一步显示右冠状动脉远端，常做左前斜位+头位，可使右冠状动脉远端的血管分叉充分展开，并进一步暴露后降支或后侧支。

冠状动脉造影时，通常应用6英寸或4.5英寸图像增强器，以对冠状动脉及其分支放大，有利于目测或定量测定冠状动脉病变的严重性。为了使一次造影剂注射能较全面地了解冠状动脉病变及侧支循环的情况，造影时应对操作床做适当的移动。造影时，首先在透视下将导管的顶端置于屏幕上缘下1 cm，然后注射造影剂并记录图像。此时，应根据不同的冠状动脉，适当地移动操作床以明确冠状动脉远端血管情况、冠状动脉侧支循环、造影剂清除后的近端冠状动脉情况、注射造影剂后导管顶端的位置。移动操作床应平稳进行，不宜过快或跳跃式移动，以免影响图像质量。

第四节　冠状动脉造影结果分析

一、正常冠状动脉及优势分型

冠状动脉造影是显示冠状动脉正常与病变的影像学方法，并不能完全代表冠状动脉的病理改变，但冠状动脉造影反映血管正常与否较各种非侵入性检查更为直观和准确。冠状动脉造影所说的正常冠状动脉是指冠状动脉主干及各分支清晰可辨，由粗自然变细，管壁光滑、圆润、均匀，无狭窄、变形、钙化及其他异常，无血管缺失，血流通畅迅速，无显影延迟、逆行显影及侧支循环等异常显影情况。

各主要冠状动脉及其主要分支包括：前降支：前降支主支；分支：对角支、间隔支、右室前支及左圆锥支；回旋支：回旋支主支；分支：钝缘支、左室后支及房室结支、左房支及窦房结支、左房旋支、左室前支；右冠状动脉：右冠主支；分支：后降支、左室后支及房室结支、锐缘支、右室前支及右圆锥支、右房支及窦房结支、Kugel动脉。其中前降支主要供血前壁、心尖部、前侧壁以及室间隔前2/3，回旋支主要供血侧壁、后壁，右冠主要供血右心室、下壁、室间隔后1/3等部位，但具体供血范围决定于其血管分布类型。传导系统主要由左右冠状动脉的分支供血，其中房室结主要由房室结支、Kugel动脉和左房后支供血，房室结支90%起自右冠，10%起自回旋支；窦房结主要由窦房结支供血，窦房结支60%起自右冠，40%起自回旋支。左束支由前间隔支、房室结支和后间隔支供血；右束支主要由前间隔支供血。

人类冠状动脉除左主干、左前降支、回旋支近段1/3、右冠状动脉近段1/2为比较固定的分支外，其余部分冠状动脉分支存在许多的正常变异，这突出表现在冠状动脉优势类型的不同上。一般来说，如果某支血管粗大，与此相关的另一只冠状动脉就可能很细小，如有冠状动脉发育优势者其回旋支就细小，反之亦然；前降支发育较长时其后降支发育就较小，实际上，整个冠状动脉血管树的分布是均衡的，在正常情况下，没有任何一块心肌没有血液供应，也没有一块心肌完全是由双重血管供血的。根据冠状动脉发育的异同，可将冠状动脉分为右优势型、均衡型、左优势型、右冠超优势型、回旋支优势型五型。

右优势型指右冠贯穿右房室沟，分支形成后降支和左室后支，供血左心室膈面（下壁）和后壁。左优势型指右冠在右房室沟内走行不远，最后延续为锐缘支，不分出左室后支和后降支，不供血膈面和后壁心肌，亦即右冠不供血左心室。由回旋支分出左室后支和后降支，供血膈面和后壁心肌。均衡型指右冠走行于右房室沟全部，末端到达心后十字分出后降支，但无左室后支，而由回旋支分出左室后支，供血后下壁心肌。右冠超优势型指右冠分出多支左室后支，不仅供血膈面、后壁，还供血侧壁，此时回旋支非常细小。回旋支超优势型指回旋支不仅分出左室后支和后降支供血膈面、后壁心肌，还供血对角支分布的区域，此时对角支细小。右优势型占85%，均衡型占10%，左优势型占5%。右冠优势型中约5%为右冠超优势。回旋支优势型较少。

二、冠状动脉畸形

冠状动脉畸形包括冠状动脉起源和分布异常、冠状动脉的支数异常、冠状动静脉瘘等，发生率在0.6%~1.6%，多为在冠状动脉造影时偶然发现。如果在冠状动脉造影时发觉动脉缺失，应首先考虑冠状动脉畸形的可能，有时可能被误诊为某一支冠状动脉完全闭塞。冠状动脉畸形也可以合并心绞痛、心肌梗死、心律失常、心力衰竭、晕厥和心脏骤停。

Yarnanaka和Hobbs回顾了126 595例冠状动脉造影，为迄今病例数最多的报告。冠状动脉畸形的发生率为1.3%，其中87%为冠状动脉起源和分布异常，其余为冠状动静脉瘘。根据发病率的高低，最常见的畸形类型包括：回旋支独立开口于左冠窦；回旋支起自右冠窦或右冠；右冠开口于升主动脉或右窦上方；右冠开口于左窦/左右冠对侧开口；左冠开口于右窦/左右冠对侧开口；冠状动脉瘘；单一冠状动脉；冠状动脉起自于肺动脉。

冠状动脉畸形可以分为对心肌灌注没有影响，相对比较良性的畸形，对心肌灌注有潜在影响和有一定危险性的畸形。

可能影响灌注的冠状动脉畸形：这些冠状动脉畸形的临床意义多与冠状动脉的走行有关。左主干可起源于RCA、右侧冠状窦，RCA可起源于左冠状窦。如果左主干走行在室间隔内，或在主动脉后绕行都不会造成临床问题。但如果左主干穿行于主动脉和肺动脉之间，则可能由于两大血管的挤压而导致心绞痛、急性心肌梗死、心律失常，甚至猝死。

RCA起源于左冠状窦也有同样的问题，但由于畸形RCA无例外地走行在主动脉和肺动脉之间，因此问题更严重。如果伴有症状或非侵入性检查发现心肌缺血应行外科手术治疗。4%的Fallot四联症LAD起源于RCA，如果术前不认识则可能在术中切断此冠状动脉。

冠状动脉起自肺动脉是非常严重的冠状动脉畸形。患者常发生心绞痛、急性心肌梗死和心力衰竭，90%在婴儿期死亡，极少在成年期发现。单冠状动脉也是严重的冠状动脉畸形。

不影响灌注的良性冠状动脉畸形：绝大多数的冠状动脉畸形是良性的，占80%，这一类冠状动脉畸形的主要临床意义是诊断困难或误诊。LAD和LCX双开口的发生率为0.41%，占冠状动脉畸形的30.4%。冠状动脉造影时导管很容易选择性地进入LAD或LCX，由于只能显示其中一支血管，术者常误认为LAD或LCX完全闭塞。这种"闭塞"常见不到断端，此时应尽量将导管回撤，借返回的造影剂充盈缺如的血管。或是适当转动导管使之对准缺如的血管，如LAD缺如应逆时针转动导管，如LCX缺如应顺时针转动导管。占第二位的是回旋支起自右冠状动脉，发生率为0.37%，占冠状动脉畸形的27.7%。反之亦然，较大的LCX也可以发出RCA。在大多数情况下诊断不会有问题，但如果RCA很大，LCX较小，术者有可能将异位的LCX误认为是RCA的一个较大的分支。另外，如果术者注射造影剂量不够，LCX也可能充盈不好导致术者认为是LCX完全闭塞。如果畸形的LCX从主动脉后穿过，心血管外科医师在置换二尖瓣或主动脉瓣时有可能损伤畸形的动脉。在更少的情况下，LCX非常小以致完全缺如，整个后侧壁全部由RCA支配。三个冠状动脉均起自左或右冠状窦，但均有分别的开口。

冠状动-静脉瘘的主要问题是左向右分流，一般不造成严重的心肌缺血，诊断比较容易。冠状动脉-心室瘘也是先天性冠状动脉畸形的一种，临床症状较少。分流量较小的冠状动脉-肺动脉瘘不会引起明显的临床症状，但如果分流量大可导致肺动脉高压、心力衰竭等。

三、冠状动脉病变

冠状动脉病变是指在冠状动脉造影时所看到的影像学改变，并不能完全代表冠状动脉的病理改变，但冠状动脉造影所提示的病变可满足大多数冠心病诊断和冠状动脉介入治疗的要求，因而是冠状动脉造影分析的核心内容。以下简述其主要内容。

（一）狭窄病变

1. 狭窄的程度

狭窄是冠状动脉造影最容易看到的现象，一般人很容易把狭窄看成一段变细的血管，但实际上血管并没有变细，而是因为粥样硬化斑块或其他物质突入血管腔内，只有冠状动脉痉挛才是真正血管一过性变细。冠状动脉狭窄程度是指有粥样硬化斑块突入的病变血管段直径与"正常"血管段直径的比值，如"正常"血管段的直径是 3 mm，病变血管段的直径是 1.5 mm，狭窄程度便是 50%。狭窄的本意是用来代表病变的程度。但用狭窄的概念来代表冠状动脉病变是很粗糙的。首先，所谓的正常血管并不一定没有粥样硬化性病变；其次，如果粥样硬化很广泛累及全程血管，则无狭窄而言。但由于目前还没有一种方法比冠状动脉造影更优越（冠状动脉内超声、冠状动脉内血管镜检查有一定优越性，但费用高、操作难度大，尚未广泛开展），因此冠状动脉造影仍然是目前最准确的诊断方法。

有临床意义的冠状动脉狭窄是很难定义的。一般认为，直径 > 50% 的狭窄和面积 > 75% 的狭窄通常可引起运动时血流下降，心肌缺血；直径狭窄 > 85% 则可引起休息时血流下降。如果在一条血管有数个程度相同的狭窄，对血流产生累加的影响。如在 LAD 只有 1 个 50% 的狭窄则无太大的临床意义，但如果有 2 个以上 50% 的狭窄，其临床意义应与 90% 的狭窄相同。在一条血管有数个程度不同的狭窄，应以最重的狭窄为准。如果狭窄程度相同，长管状病变对血流的影响大于孤立的狭窄。

在临床上，主要采用目测或计算机定量测定血管直径及病变狭窄程度，目测法更为便捷，只要比较动脉的粗细和已知的导管直径便可。如 6 号的导引导管的直径为 2 mm，稍大于指引导管的血管一般为 2.5 mm，大于指引导管的血管为 3 mm，明显大于指引导管的为 3.5 mm。但目测毕竟比较粗糙，计算机测量较为准确。计算机测量的原理是以指引导管为已知的直径，求出 X 线的放大系数，用放大系数校正血管测量值，但对有经验的介入医师而言，两者比较并无多大差异。随着冠状动脉介入治疗的快速发展，仅仅靠肉眼估计冠状动脉的直径或狭窄程度是不够的。冠状动脉介入治疗术者需要非常准确地确定冠状动脉以置入合适的支架，或应用合适的球囊扩张病变。造影机测量狭窄程度主要的方法有两种：一种是几何法，分别比较正常段和病变段的直径，这种方法需要计算机将冠状动脉的边缘描出；另一种是密度法，计算机只需比较正常段和病变段的 X 线密度，对冠状动脉边缘的清晰度要求不高。对冠状动脉介入治疗而言，最小冠状动脉内径可能比相对性的指标更有用，因为最小动脉内径对血流的影响比狭窄程度大。

2. 狭窄程度对血流的影响及其评价

冠状动脉发生狭窄甚至闭塞时，狭窄远端血流可经自身血管前向灌注、通过侧支逆行灌注或通过桥血管灌注，影响前向血流的因素包括狭窄病变的严重程度和复杂程度以及为血管床状态。现在最为常用的评价冠状动脉前向血流的方法是 TIMI 分级法。分为如下四级：0 级：无灌注，无造影剂通过；1 级：造影剂穿过伴微量灌注，虽有造影剂穿过，但不能使远端血管完全显影；2 级：部分灌注，虽能使远端血管显影，但较正常部位造影剂通过缓慢或造影剂排空延迟；3 级：正常灌注，造影剂通过及排空正常。一般狭窄病变，冠状动脉血流所受影响不大，狭窄达到 99% 时，造影剂通过缓慢或仅能使远端血管部分显影，如造影剂完全不能通过，即为完全闭塞病变。

3. 狭窄的形态

狭窄的形态很多，有向心狭窄、偏心狭窄、局限狭窄、管状狭窄、弥漫狭窄、不规则狭窄等。向心狭窄和偏心狭窄是根据斑块居于冠状动脉管壁的均匀程度而定。病变 < 10 mm 的狭窄为局限狭窄，介于 10 ~ 20 mm 的狭窄称为管状狭窄，弥漫狭窄指狭窄长度超过 20 mm 的病变，狭窄程度 <25% 的弥漫性病变称为不规则狭窄。如果能够跳出狭窄的概念，而设想狭窄之外斑块的形状和负荷，不仅对诊断，而

且对预后和治疗的计划大有帮助。冠状动脉造影显示的只是腔，看不到周围斑块。至于周围的斑块是什么样子，完全靠医师自己的想象力，有经验的医师能够从冠状动脉造影有限的信息判断周围斑块的情况，诸如判断软斑块、硬斑块、血栓、钙化，甚至介入治疗后斑块移动的方向。

4. 狭窄的部位

发生于不同部位的狭窄病变，其临床意义以及介入治疗的风险、难易度和策略也有很大的差异，如开口狭窄、分叉处狭窄、成角狭窄等。开口病变尤其是左主干开口是严重威胁患者生命的病变，右冠开口、前降支开口、回旋支开口、桥血管开口也很重要，因为开口病变可导致大面积心肌受累，且病变处理的难度较大。

狭窄累及分叉较为常见，也是介入治疗难度较大的病变类型，根据分叉病变的特征，可分为如下分叉病变类型：①Ⅰ型：冠状动脉主干血管狭窄处分出一较大分支，分支开口也有狭窄，为真正分叉病变；②Ⅱ型：冠状动脉主干血管狭窄处分出一较大分支，分支开口无狭窄；③Ⅲ型：冠状动脉主干血管狭窄贴近处分出一较大分支，分支开口也有狭窄；④Ⅳ型：冠状动脉主干血管狭窄贴近处分出一较大分支，分支开口无狭窄；⑤Ⅴ型：冠状动脉主干血管正常，分支血管开口处存在狭窄。不同类型的分叉病变介入治疗的难度和风险性不同，病变穿越主支和分支开口狭窄者介入治疗时易于累及分支，导致狭窄加重甚至闭塞。

成角狭窄指狭窄处冠状动脉弯曲度 > 45°，成角狭窄也增加介入治疗的难度和风险。

下列一些情况容易误认为是粥样硬化性狭窄，在分析冠状动脉造影图像时应注意鉴别，以免做出错误的诊断和治疗选择。①血管弯曲：血管弯曲可影响冠状动脉造影结果的判断，弯曲血管各段的放大率不同，靠近影像增强器的血管段放大较小，因此较细，而远离影像增强器的血管段放大较大，因此较粗，这样就出现了一细一粗的狭窄。较硬的导丝，强行将弯曲的血管拉直会出现所谓的袖套征，非常容易被误认为是夹层，血栓或是残余狭窄而置入支架。此时只要将导丝的柔软部分拉回到弯曲段，"狭窄"就会自动消失，从而证实为袖套征。②冠状动脉痉挛：物理刺激是冠状动脉痉挛的常见原因，右冠状动脉开口是最容易发生痉挛的部位。球囊扩张和置入支架后也经常见到冠状动脉痉挛，偶尔也能遇到自发痉挛。③心肌桥：与固定性狭窄不同，心肌桥导致的狭窄与心脏的舒缩有明显的关系，表现为心脏收缩时可见狭窄或闭塞，而舒张期狭窄消失。④自然逐渐弯细：冠状动脉束支由近端至远端血管直径逐渐变细，此为正常现象，切不可将自然逐渐变细当作狭窄处理。

（二）冠状动脉闭塞

此项指冠状动脉完全闭塞，血流中断，造影显示冠状动脉在某一部位突然截断，无造影剂通过。一般的闭塞病变指闭塞远段血流完全中断，即 TIMI 0 级，如狭窄程度达到 99%，病变远段血流 TIMI 1/2 级，称为功能性闭塞。病变管腔闭塞可发生在冠状动脉的任何位置，如在近中段闭塞较易发现，如在较远段闭塞则较难发现，尤其是在分叉处发生的闭塞。如临床上高度怀疑心肌梗死，但冠状动脉造影未见异常时，应注意有无闭塞的血管未被发现。以下几点有参考意义：①左室造影有无运动明显减弱或消失的节段，如有则极可能此部位的供血血管闭塞。②有无侧支循环，如有侧支循环，应努力寻找有无血管闭塞。③多体位造影，有助于寻找闭塞血管断端。冠状动脉闭塞可以是急性闭塞（<12 h）、亚急性闭塞（<1 个月）或慢性闭塞（>1 个月）。急性闭塞多表现为急性心肌梗死，介入治疗易于通过，而慢性闭塞，尤其是超过 3 个月的慢性闭塞介入治疗困难。冠状动脉造影还用于评价闭塞病变的其他特征，如根据闭塞部位的形态分为齐头闭塞、鼠尾状闭塞等。超过 2 个月的慢性闭塞病变，其闭塞端多可出现桥状侧支循环，桥状侧支循环形成水母样改变时，介入治疗尤为困难。

（三）其他冠状动脉病变类型

在分析冠状动脉造影结果时，不仅要会判断狭窄，而且应通过造影图像判断其他病变的特点，多数其他病变特征与狭窄病变同时存在。

1. 钙化病变

冠状动脉钙化可在 X 透视下观察到，一般为沿血管行走的条状影，其亮度和大小反映了钙化的严重程度。观察钙化对判断病变的性质和部位很有帮助，如狭窄处有钙化说明病变比较硬，单纯球囊扩张可能效果不好,可以选择旋磨加球囊扩张。如果左主干有钙化说明左主干有病变,在导管操作时要十分小心避免损伤左主干。钙化病变的发现对介入治疗策略的选择十分重要,在行冠状动脉造影时应注意不要过早注射造影剂,应采集无造影剂的"空白"图像,以便对钙化病变做出正确的诊断,避免漏诊。

2. 溃疡病变

冠状动脉造影为血管壁上的龛影,类似于消化道钡餐造影时所见的溃疡病变。溃疡病变是高度不稳定病变的重要特征,发生冠状动脉事件的可能性很大,需要积极治疗。

3. 瘤样扩张

冠状动脉瘤样扩张与狭窄一样也是动脉粥样硬化的结果,在冠状动脉造影所见为动脉扩张。

4. 原发夹层

自发的冠状动脉夹层较少见,多为冠状动脉介入治疗的并发症,单纯冠状动脉造影偶可见到原发的夹层病变,夹层病变是严重的不稳定型病变类型,易于形成血栓并导致冠状动脉闭塞。根据夹层的形态和严重程度可以分为A、B、C、D、E及F六种类型。A型夹层是在管腔内出现轻微的线状透光,没有造影剂滞留;B型夹层是在冠腔内出现明显的平行透光道,没有造影剂存留;C型夹层是在管腔之外造影剂滞留;D型夹层是螺旋形夹层;E型夹层是在管腔内出现新的充盈缺损;F型夹层是夹层导致完全闭塞。A、B型夹层预后较好,很少发生急性闭塞,C、D、E型夹层的预后较差,不仅术后心肌缺血事件较多而且残余狭窄重,回弹明显,远期再狭窄的发生率也较高。

5. 血栓病变

冠状动脉造影显示为管腔内的虫蚀样或不规则充盈缺损影。含血栓病变最常见于急性心肌梗死的病变血管,是急性冠状动脉综合征的重要特征,需要积极地行介入治疗和抗栓治疗。

6. 冠状动脉瘤

冠状动脉瘤可见于动脉硬化或川崎病患者,局部的冠状动脉明显扩张,结构破坏,易发生造影剂滞留。

(四)冠状动脉的侧支循环

冠状动脉之间的吻合在出生后即存在,以后可以长大到 $200 \sim 300 \mu m$,理论上可在冠状动脉造影时观察到。但这些冠状动脉侧支通常是关闭的,只有在冠状动脉高度狭窄或闭塞才会开放,并可发育成 $1 \sim 2 mm$ 直径的血管。侧支循环可分为如下几级:①Ⅰ级侧支循环:可见供血血管与受血血管间为小的血管或分支沟通,但受血血管主干未显影。②Ⅱ级侧支循环:造影见供血血管与受血血管间形成交通,受血血管主干显影,但造影剂密度低于供血血管。③Ⅲ级侧支循环:造影见供血血管与受血血管间形成交通,且受血血管造影剂密度与供血血管相似。此外,同一支冠状动脉闭塞近端和远端之间也可有微小的血管构成交通,形成桥侧支。

依据冠状动脉闭塞病变的不同和侧支循环构成的不同,可将侧支循环分成不同的类型。如冠状动脉内侧支与冠状动脉间侧支。如下部位易于形成侧支循环:前间隔支与后间隔支在室间隔;前降支与后降支在心尖部位;右冠及回旋支之左室后支、后降支、心房支在后部及膈面;两侧右室前支、圆锥支在右前部;钝缘支与对角支在侧面等。

观察和确定冠状动脉侧支循环有很重要的临床意义,尤其是在制定冠状动脉介入治疗的方案时。如果要扩张的血管有侧支循环供应,发生急性闭塞的严重性就较没有侧支供应的血管明显减轻。在多支血管病变时,应先扩张受侧支供血的血管,避免先扩张提供侧支的血管,否则一旦发生急性血管闭塞不仅影响侧支提供血管,还要影响侧支受供血管,后果将非常严重。在判断预后方面,有广泛侧支循环的患者不易发生大面积的心肌梗死。

(五)介入治疗后再狭窄及冠状动脉搭桥术后桥血管病变

冠状动脉介入治疗后可发生再次狭窄,内膜增生是主要机制,支架后再狭窄可根据其形态分为支架内或边缘局限性再狭窄、支架内弥漫性再狭窄、弥漫增生性再狭窄、完全闭塞性再狭窄。再狭窄多发生在术后 $1 \sim 6$ 个月期间,主动脉开口病变、弥漫长病变、慢性闭塞病变、小血管病变易为再狭窄。再狭窄的处理与一般冠状动脉狭窄相似,药物洗脱支架可有效减少再狭窄。

桥血管也可发生病变,其性质可以为近端或远端吻合口狭窄、血栓形成和动脉粥样硬化,静脉桥血管发生闭塞的常见原因包括：急性血栓（<30天）；吻合口狭窄和（或）内膜增生（1～12个月）；不同程度的动脉粥样硬化（1～3年）及血栓形成（>3年）。左乳内动脉远端吻合口处闭塞乳内动脉较少发生动脉硬化狭窄病变，但有时吻合口处可发生狭窄，可能与手术操作有一定关系。

第五节　冠状动脉造影的并发症及处理

一、死亡

以往绝大多数的报道指出，冠状动脉造影总的死亡率极低（约0.1%）。冠状动脉严重病变（特别是左主干狭窄）、左室功能减退和临床病程不稳定（如不稳定型心绞痛、心源性休克）患者，其冠状动脉造影死亡率有所增高。死亡常由严重冠状动脉痉挛、冠状动脉开口夹层、冠状动脉血栓形成、圆锥支嵌顿、严重造影剂过敏、脑栓塞、肺栓塞等因素导致，如能及时识别并处理得当，多能挽救。

二、心源性休克

此症常为冠状动脉造影的致命性并发症。尸检发现，这些患者常常有左冠状动脉主干和三支血管严重狭窄性病变。注射造影剂引起低血压，减低冠状动脉灌注，导致进行性和广泛左室心肌缺血，进一步加重低血压，形成一恶性循环。心源性休克的治疗包括应用儿茶酚胺类药物、主动脉内气囊泵反搏术或急诊导管介入治疗或外科手术。

三、急性心肌梗死

本病发生率约为0.34%，这些患者常有严重的心绞痛症状，提示存在严重冠状动脉病变。术前必须加强抗心绞痛和抗血小板及抗凝治疗。如果术中发生冠状动脉夹层、血栓、痉挛、栓塞或分支累及，也可发生急性心肌梗死。部分患者需要急诊导管介入治疗或外科手术。

四、急性左心衰竭

如术前患者准备适当，冠状动脉造影期间急性肺水肿发生罕见。后者的发生常由于多个因素的综合作用，包括严重高血压、血管内容量急性增高、造影剂的负性变力作用、局部心肌缺血和（或）乳头肌功能不全引起的二尖瓣反流。治疗措施主要包括吸氧、强心、控制高血压和降低左室容量。对严重患者尚需应用硝普钠降低后负荷或主动脉内气囊泵反搏术。

五、心律失常

（一）缓慢型心律失常

冠状动脉造影时，常常引起明显的心动过缓和低血压。其主要原因为血管迷走反射。对冠状动脉造影时严重持久的心动过缓的治疗，包括静脉注射阿托品1～2mg和临时起搏。如发生血管迷走神经反射引起心动过缓和血压减低时，立即推注多巴胺10mg非常有效。下列情况时冠状动脉造影前插置预防性临时起搏导管：病态窦房结综合征、完全性或一过性房室传导阻滞、三束支传导病变、可疑性阿-斯综合征。应该指出，临时起搏可以预防冠状动脉造影期间心动过缓，但不能防止胆碱能引起的低血压，而阿托品则能达到双重的预防作用。

（二）快速型心律失常

冠状动脉造影时，心室颤动发生率为0.3%～0.5%。需立即作直流电除颤，在电击前的短暂准备阶段应嘱患者强烈咳嗽或作体外心脏按压，以暂时维持前向血流量。电击复律后通常可以继续进行冠状动脉造影。心室颤动的发生常常是由于在一较长时间内或在前次注射造影剂后不久即注入过量的造影剂引起。心室颤动容易发生于有活动性心肌缺血或心肌梗死患者，但也见于冠状动脉造影正常者。导管嵌顿圆锥支导致急性窦房结缺血时易于导致室颤发作，一旦发现嵌顿，应立即退出并嘱患者大声咳嗽。

六、造影剂过敏

所有行冠状动脉造影的患者均应在术前作造影剂过敏试验。造影剂过敏反应包括：①轻度反应：荨麻疹、瘙痒、恶心、呕吐、烧灼感；可观察、冷却，偶需苯海明治疗。②中度反应：血管水肿、喉头水肿、气管痉挛、重度荨麻疹、寒战、剧烈呕吐、短暂昏迷；可予以苯海明 50 mg 及氢化可的松 100 mg 静脉推注，必要时肾上腺素 0.1~0.5 mg 皮下注射，每 5~15 min 重复，沙丁胺醇 2.5 mg 每 1~2 h 吸入对气管痉挛有益。③重度反应（过敏样反应）：严重低血压循环衰竭、重度呼吸困难呼吸衰竭、心跳呼吸停止心血管崩溃；可立即给予肾上腺素 1~5 mg 静脉推注，每 5 min 1 次，氢化可的松 100 mg 及苯海明 50 mg 静脉推注，需要时行气管插管、心肺复苏。

七、造影剂肾病

造影剂肾病表现为术后 2~5 天尿量减少和肌酐升高。一般定义为肌酐升高 > 25% 或 0.5 mg/dl。易于导致造影剂肾病的危险因素有：①肌酐 > 1.5 mg/dl（135 μmol/L），如 > 2 mg/dl（180 μmol/L），发生的危险性很高；②糖尿病肾病；③心功能不全（Ⅲ~Ⅳ级）；④容量不足；⑤造影剂用量大（安全用量为 5 mL × 体重 / 肌酐 mg/dl，最大 300 mL）；⑥以前曾有造影剂肾病。对高危患者进行水化治疗是预防造影剂肾病的主要方法，一般于术前 8~12 h 给予 100~150 mL/h 盐水滴注，造影使用非离子型造影剂并尽可能少量。非诺多巴和 N-乙酰半胱氨酸可能有益。

八、动脉穿刺部位并发症

冠状动脉造影结束后，通常即可拔出导管。少数情况下（如严重动脉粥样硬化），为了防止主动脉壁粥样硬化斑块脱落引起体循环栓塞，可以重新插入导引钢丝，使导管顶端变直，然后拔出导管。适当压迫止血即在压迫穿刺点处既无出血或血肿形成，又保持良好的远端动脉（如足背动脉）搏动。这在动脉较细或血流量较低时（如心肌病、二尖瓣狭窄）尤其重要。过度压迫动脉可导致血栓形成。压迫止血一般需 10~15 min，如无出血，则在穿刺点上放置纱布并加压包扎，最后用沙袋压迫 4~6 h。患者应平卧数小时并保持大腿伸直。

（一）股动脉血肿

血肿形成是股动脉穿刺部位最多见的并发症，可能由于冠状动脉造影时血液从血管鞘周围漏出或拔管后压迫股动脉不适当，血液外漏所致。有些血肿形成则与患者过早移动下肢或沙袋移位有关。如股动脉穿刺点过高，则出血位于后腹膜，此时患者可有下腹部或中腹部不适、贫血或低血压。血肿通常无须外科切开，巨大血肿也常可经内科处理后好转。

（二）假性动脉瘤

假性动脉瘤即血肿与动脉交通，多与拔管后压迫不当有关。假性动脉瘤通常无须手术修补，可在超声引导下重新压迫，使假性动脉瘤消失。严重者可外科修补。

（三）股动脉阻塞

本病常由于血栓形成所致，见于 0.1% 的患者，且几乎均见于股动脉较细的女性患者，有时可能由于导管插入股浅动脉引起。如果在拔管后足背动脉搏动消失，确定为血栓性阻塞，则穿刺对侧股动脉并插管至患侧髂总动脉，对阻塞处行球囊导管扩张术，并缓慢滴注溶栓药物，使其保持通畅，恢复肢体的血供。

（四）外周血管夹层

部分患者外周血管严重迂曲或动脉粥样硬化，如操作不当，可导致股髂动脉甚至主动脉夹层，多数经保守治疗后可恢复。

第八章 急性冠状动脉综合征的介入治疗

第一节 急性 ST 抬高的心肌梗死的 PCI 治疗策略

急性 ST 段抬高型心肌梗死（STEMI）的主要病理生理机制为冠状动脉粥样硬化斑块的破裂或内皮侵蚀合并闭塞性血栓形成，导致冠状动脉前向血流的完全中断。因此，STEMI 治疗的重点是尽快恢复闭塞冠状动脉的前向血流，目前主要的治疗手段有静脉溶栓、PCI 和 CABG 等方法，以期达到尽快开通闭塞的相关冠状动脉，挽救濒死心肌细胞，缩小心肌梗死的面积，对于降低 STEMI 的病死率等主要心血管事件是至关重要的。本节主要叙述 PCI 技术在 STEMI 治疗中的运用。PCI 技术在心肌血流重建术中具有创伤性小、并发症较少、患者恢复快、住院时间短、可反复操作、效果确切且患者乐于接受等优点，临床最早应用的是单纯 PTCA（经皮腔内冠状动脉成形术）术，随着术者经验的积累、介入器材和科技的进步，随后出现了经皮冠状动脉内旋切术、旋磨术、激光成形术、冠状动脉内支架（包括金属裸支架和药物洗脱支架）置入术。STEMI 患者的发病时间和就诊时间及其他临床和非临床的因素的差异，临床上实施 PCI 的时机也不同，根据 PCI 治疗的时间和时机大致可分为直接 PCI、易化 PCI、转运 PCI、延迟 PCI、补救性 PCI、择期 PCI 等。大量的循证医学研究表明直接 PCI 和补救性 PCI 的疗效现已明确，而转运 PCI 和易化 PCI 对 STEMI 的确切疗效目前仍未有定论。下面对各种 PCI 的治疗情况做一说明。

一、急性 ST 段抬高的心肌梗死的危险分层

危险分层是 ACS 治疗中的一个重要组成部分，它贯穿了从最初疑诊、收治入住 CCU（冠心病监护室）病房及出院后的随访等全过程。STEMI 患者进行危险分层不仅对于制定治疗方案而且对于预后的评估等有重要的意义。对于急性胸痛患者的最初疑诊，根据临床表现及辅助检查（主要是心电图）等进行危险评分，可尽快判断是否发生急性心肌梗死。

而对于已经确诊的 STEMI 患者进行积极的危险评分可决定是否行 PCI 治疗及采取 PCI 治疗的具体方式，ACC/AHA 和 ESC 的指南中建议根据下列特点决定是否行血运重建治疗：①是否在治疗时间窗内，一般情况下 PCI 应在症状出现 12 h 内尽早进行；②患者是否仍有缺血症状；③患者有无心衰的临床表现；④患者有无血流动力学不稳定或电不稳定的临床表现，如心源性休克、持续性室速等；⑤综合评估血运重建治疗的风险。对于未接受冠状动脉造影和血运重建的患者需要进一步危险分层，选择高危的患者接受冠状动脉造影检查，对于合适的病变进行 PCI 或 CABG。其中通过对左室射血分数（LVEF）进行危险分层很重要，ACC/AHA 指南建议所有 LVEF < 40%（ESC 指南为 35%）的患者，均应接受冠状动脉造影。LVEF ≥ 40% 的患者，则需要进一步进行危险分层，高危的患者需要接受冠状动脉造影。对于已行血运重建治疗的 STEMI 患者，进行积极的危险分层有待于评价患者术后住院期间和出院后一段时间内并发症的发生率、死亡率及患者生存质量的评估。TIMI（心肌梗死溶栓）危险积分将不同的危险因素设为不同

的得分值，总分 14 分且得分值与死亡率呈正相关，可准确预测死亡风险，它能很好地预测接受再灌注治疗（PCI 或溶栓）患者的预后，但对于没有接受再灌注治疗的患者，该评分则低估了死亡率。

另外，临床上还有其他使用较少的危险分层方法，如 GUSTO 危险分层方法加用了左室射血分数这个相对客观的指标，但因其各项评分的计算较复杂，不易应用于临床。CCP 评分主要研究对象是 ≥ 65 岁（平均 76.8 岁）的患者，CCP 评分应用于老年人的 STEMI 患者是有一定意义，但是其应用于总体人群的普遍意义相对较差。ZwoUe 危险评分是针对 STEMI 病人介入治疗后的预后而制定的，该研究显示评分 ≤ 3 分者为低危患者，其 2～10 天的死亡率仅为 0.20%，而且接受介入治疗的 STEMI 患者有 73.4% 为低危患者，同时该研究也指出接受介入治疗的 STEMI 患者可以安全地更早出院，从而减少住院费用。2004 年发表的 PAMI 积分方法来自于大规模临床试验，也是针对接受 PCI 治疗的 STEMI 患者制定的不同的危险因素（分值不同），其中年龄、Killip 分级、心率 > 100 次/分、糖尿病、前壁心肌梗死及完全性左束支传导阻滞为独立预测因素，PAMI 积分值对出院前、1 个月、6 个月和 1 年的死亡率均有较好的预测价值。因此，该积分方法可用于早期确定为高危患者并选择介入治疗，且可对出院前的患者进行危险评价，高危的患者干预其危险因素；特别需要说明的是，低危的患者并不一定冠状动脉病变不重，而只是此次发病过程导致的临床表现不严重。因此，对于这一部分患者需要进行（运动或药物）负荷试验，评价冠状动脉病变导致的缺血严重程度。ESC 指南建议如负荷试验提示大范围心肌缺血（超过存活心肌的 50%），则需要接受进一步冠状动脉造影评价。对于范围较小的缺血心肌（不超过存活心肌的 20%，特别是在梗死区域内的）可选择药物治疗。对于缺血范围介于二者之间的患者，是否需要冠状动脉造影检查则取决于患者的症状。经充分的药物治疗不能控制心绞痛症状者，需要接受冠状动脉造影检查，并对导致症状的血管进行介入治疗。CADILLAC 评分也是针对接受 PCI 治疗的 STEMI 患者制定的，研究终点为发病后 1 年的死亡率，评分指标将临床症状与冠状动脉造影结果相结合，而且也加入了对左室功能的评价，得到了预期的有意义的结果。

另外，对 STEMI 患者还应评估因恶性心律失常导致猝死的风险，猝死高危的患者需植入埋藏式自动除颤器（ICD）。ACC/AHA 2004 年 STEMI 指南建议：如果患者有自发的心室颤动或发病 48 小时后与短暂缺血无关的导致血流动力学不稳定的持续性室速，则是植入 ICD 的适应证（证据等级 A）。

二、急性 ST 段抬高的心肌梗死的治疗策略

（一）直接 PCI 治疗

直接 PCI 是指在 STEMI 患者发病、出现胸痛或其他症状的 12 小时内对梗死相关血管进行干预的 PCI 治疗方法。若 STEMI 患者发病已超过 12 小时，但仍有胸痛症状者亦可进行直接 PCI 治疗。目前，溶栓治疗虽简单易行，但这种方法的再灌注不够充分，再梗死率高，脑出血的发生率高且患者难以接受。而 PCI 弥补了溶栓的上述缺陷，即刻闭塞相关血管的开通率在 95% 以上，且冠状动脉再闭塞率低，使缺血的心肌组织得到了充分的血流灌注。对溶栓有禁忌证的 STEMI 患者则更应该行直接 PCI 治疗。临床实验证明直接 PCI 患者与药物静脉溶栓患者相比，出院时或者 30 天时死亡相对危险性降低 34%、绝对危险性降低 21%。一项包括 7 739 例 23 个随机对照研究的荟萃分析显示，直接 PCI 能更显著降低总体短期死亡率（7% 比 9%，$P = 0.000\ 2$），非致死性再发心肌梗死（3% 比 7%，$P < 0.000\ 1$）和脑卒中（1% 比 2%，$P = 0.000\ 4$），死亡、再梗死和脑卒中的复合终点事件分别为 8% 比 14%（$P < 0.000\ 1$）。长期随访结果直接 PCI 依然显著优于溶栓治疗，且其结果不受溶栓剂种类的影响。虽然直接 PCI 是 STEMI 首选的治疗方法，然而目前直接 PCI 的实施并不是很容易的，受患者的情况及患者就诊地的医疗情况（医疗技术及医疗设施等）的多种因素的影响，这些因素影响了直接 PCI 的实施及其疗效。Zijlstra 等分析了在不同时间延误下直接 PCI 与溶栓治疗的效果，结果表明，溶栓治疗效果呈时间依赖性，2 小时以后其效果减弱并有较高的病死率；而直接 PCI 的治疗时间延误效应仅在不超过 60 分钟情况下才出现；如果症状发作后 2～3 小时行 PCI，则时间延误不再影响死亡率。急性心肌梗死合并心源性休克最主要的原因是患者大面积的心肌坏死所致的急性左心室功能障碍，急诊应用直接 PCI 疗效较佳，可明显降低患者住院期间的病死率。

在目前的药物洗脱支架时代，直接 PCI 在降低主要心血管事件方面仍然起着重要的作用，大量的研究结果显示了药物洗脱支架用于 STEMI 的安全性和有效性。96 例 STEMI 行 PCI 并置入西罗莫司支架，术后 TIMI 血流 3 级者为 93.3%，住院病死率为 6.2%，6 个月时，70% 造影随访无早期或晚期血栓形成、无造影再狭窄。Lemos 研究表明药物洗脱支架不增加 STEMI 行直接 PCI 患者的支架内血栓的危险，同时能够有效减少远期不良事件的发生率。Cheneau 等的试验研究提示药物洗脱支架主要通过减少再次血管重建改善长期结果。

（二）易化 PCI 治疗

时间是选择再灌注治疗方式的极为重要的因素，直接 PCI 使闭塞的冠状动脉血流恢复更加完全和可靠，但并不是每个医院均有条件进行，即使在美国也仅有 20% 的医院具有心导管室设备，大规模注册研究显示，仅有 8% 的患者能在发病 2 小时内接受直接 PCI 的治疗，从而降低了这种方法的时效性。此外，直接 PCI 术中梗死相关血管的无复流现象亦不同程度地降低了这种方法的益处。为了发挥溶栓和直接 PCI 两种方法的优势并克服各自的局限性，有人提出了易化 PCI 的概念，希望联合药物和机械的方式使梗死相关血管再通以获得更大的益处。易化 PCI 是指首先有计划地给予减量的溶栓治疗和血小板 GP Ⅱ b/ Ⅲ a 受体抑制剂等抗栓治疗，然后再行 PCI。根据是否联合血小板 GP Ⅱ b/ Ⅲ a 受体抑制剂可细分为：①溶栓易化 PC；②血小板 GP Ⅱ b/ Ⅲ a 受体抑制剂易化 PCI；③溶栓联合血小板 GP Ⅱ b/ Ⅲ a 受体抑制剂易化 PCI。需要说明的是，不论是哪种易化 PCI，PCI 治疗不受溶栓时间的限制。

目前对易化 PCI 的研究较多，但所得出的结果却不同。早期的试验研究表明，如果直接 PCI 在时间上延误 2 小时，直接 PCI 的益处几乎被抵消，所以认为联合使用溶栓药物之后再进行 PCI 治疗可能有以下益处：①更优的价格 - 效应比；②患者到导管室后可能病情更稳定；③减少不必要的导管室操作；④更好的心肌梗死溶栓后血流分级及微循环的灌注率。也有研究表明立即介入组较延迟治疗组和保守治疗组有更高的 CABG 率，在立即介入治疗组中累计 PTCA 操作的比例更高，因此认为保守治疗方案是一个很好的选择。然而随着新一代的抗血小板制剂的使用，以及 PCI 技术的不断完善、介入器材的逐步改进，溶栓联合 PCI 治疗情况又是如何呢？ROSS 等研究结果表明溶栓联合 PCI 治疗可以有更高的早期（在到达导管室之前）血管开通率，是保护左室功能的重要因素，并且没有增加不良反应。SPEED 研究则对比评价了小剂量溶栓治疗、阿昔单抗及早期介入治疗的三联治疗对于 STEMI 患者的疗效和安全性，结论：联合溶栓、阿昔单抗及 PCI 治疗组的结果均优于单用 r-tPA 治疗组，而以半量 r-tPA + 阿昔单抗 + PCI 组的疗效为最佳，且这种药物再灌注和机械再灌注的联合治疗不增加出血并发症的发生机会，这一试验奠定了易化或联合 PCI 在 STEMI 再灌注治疗中的优势地位。然而，下面的几个重要试验则得出了不同甚至相反的结论：Svensson 等研究了使用阿昔单抗进行易化 PCI 的研究，在 30 天的死亡、脑卒中、再梗死等联合终点的发生率在溶栓组和介入治疗组无显著性差异，甚至 PCI 后梗死相关血管的血流通畅程度更好。Keeley 等对直接 PCI 和易化 PCI 疗效的 17 项临床试验进行了荟萃分析，结果显示，虽然易化 PCI 组冠状动脉血流在术后立即达到 TIMI 血流 3 级者多于直接 PCI 组，但两组最终冠状动脉血流达到 TIMI 血流 3 级者的比例相似；与直接 PCI 组相比，易化 PCI 组的近期死亡率较高（5% 比 3%），非致死性心肌梗死率较高（3% 比 2%），梗死相关血管的紧急血运重建率较高（4% 比 1%），大出血率也较高（7% 比 5%）。提前终止的 AS-SENT-4 PCI 研究是比利时 Gasthuisberg 大学医院 Van de Werf 等发起，拟入选 4 000 例患者，因提前结束实际入选人数只有 1 667 人，试验的阶段性结果显示：替奈替普酶和 PCI 治疗组 30 天内患者的死亡率明显高于单纯 PCI 治疗组，住院病死率（6% 比 3%，P = 0.010 5）和主要终点（90 天死亡、充血性心力衰竭或休克 19% 比 13%，P = 0.004 5）均显著增加，住院期间脑卒中显著增加。但是进一步分析发现：ASSENT-4 PCI 临床试验在去除了患者年龄、性别等干扰因素后，两组患者的死亡率并无统计学差异，因此易化 PCI 治疗组患者死亡率相对较高的原因可能与该组患者中女性和老年患者较多有关，无论如何，ASSENT-4 PCI 试验至少说明易化 PCI 与单纯 PCI 相比并没有取得更好的临床效果。

总之，易化 PCI 的临床疗效目前倾向于不如直接 PCI，STEMI 易化 PCI 的荟萃分析提示易化 PCI 增加初始 TIMI 血流 3 级的 2 倍，但远期随访易化 PCI 组的死亡率、再梗死发生率以及紧急靶血管重建率显著增加，不良事件的增加主要见于溶栓治疗基础上的 PCI。易化 PCI 对于 STEMI 并无额外的益处，应避免使用，特别是溶栓易化 PCI。

（三）转运 PCI

转运 PCI 是指将 STEMI 患者从不具备施行 PCI 条件的初诊医院转往具备施行 PCI 条件的医院立即行 PCI 治疗的一种措施。目前的荟萃分析表明，转运 PCI 优于溶栓治疗，但转运的最佳时机的把握还有待进一步的探讨，一般来说，在 STEMI 患者发病的 3～12 小时行转运 PCI 较为合适，转运过程中时间也不应太长，2 小时内为宜。多数文献报道显示，STEMI 患者行转运 PCI 的临床疗效仍优于溶栓治疗的疗效，表现为病死率和脑卒中的发生率降低，心肌梗死面积减少，但在 STEMI 发病 3 小时以内，若无溶栓禁忌证，则不主张行转运 PCI。因为，此时行溶栓治疗的血管再通率也较高，其临床疗效与行直接 PCI 疗效相当。PRAGUE 试验比较了无 PCI 设备的医疗中心 3 种再灌注策略对发生在 6 小时内的 STEMI 患者近期预后的影响，结果发现，30 天的死亡、再梗死、脑卒中等联合终点事件发生率在就地药物溶栓组、转运过程中给予药物溶栓治疗和随后的 PCI 组、仅单纯转运行 PCI 治疗组分别为 23%、15% 和 8%（$P < 0.02$）；再梗死发生率则分别为 10%、7% 和 1%（$P < 0.03$）。DANAMI-2 试验结果显示，转运 PCI 组的死亡、再梗死、脑卒中等联合终点事件发生率较单纯药物溶栓组下降 40%（$P = 0.0003$）；同时药物溶栓组 30 天时的再次血运重建率（16.6%）也明显高于直接 PCI 组（59%，$P < 0.001$）。这两个研究表明，对于 STEMI 病人进行转运 PCI 治疗，即使转运途中可能延迟治疗时间，其预后仍比溶栓治疗明显较优。在 PRAGUE 研究中病人入院到球囊扩张的时间为 245 分钟，入院到溶栓药的时间 183 分钟，而 DANAMI-2 研究中二者分别为 185 分钟和 162 分钟，转运 PCI 虽然优于溶栓治疗，但延缓可能会在一定程度上削弱转运 PCI 的益处。PRAGUE-2 研究的结论进一步说明将 STEMI 患者长途转运到能做 PCI 的中心行 PCI 是安全的，有降低 30 天死亡率的趋势，尤其对于症状发作 3 小时以上者转运治疗可以明显降低 30 天死亡率。Dudek 等研究提示，联合阿昔单抗和半量的阿替普酶是保护梗死相关血管的血流，争取为血管再灌注创造有利条件。这种药物治疗可用于远程转院 PCI 病人。Dalby 等报告显示，转院的时间小于 3 小时，同就地溶栓治疗相比，转院 PCI 治疗的复合事件终点（死亡、再梗死、脑卒中）减少 42%（$P < 0.001$），再梗死减少 68%（$P < 0.001$），脑卒中减少 56%（$P = 0.015$），全因死亡率下降 19%（$P = 0.08$）。所以当 STEMI 的患者存在溶栓禁忌证，症状发作时间尽管大于 2 小时以及预计延迟时间小于 60 分钟等情况，指南建议行转院 PCI。

（四）延迟 PCI

STEMI 患者发病 12 小时内未接受再灌注治疗，且患者血流动力学稳定、无缺血症状者行 PCI 治疗称为延迟 PCI。目前对延迟 PCI 治疗的效果评说不一，PRACUE-2、PLAT 等研究提示延迟 PCI 可能有益于改善预后；也有报道心肌梗死后延迟 PCI 可改善左心室重构和收缩功能，提示延迟 PCI 虽然错过了挽救心肌的最佳时机，亦可使患者获益。然而也有一些研究报道得出了相反的结论，DECOPI 临床研究中 109 例 STEMI 患者于发病 2～15 天行延迟 PCI，尽管 6 个月随访时左心室射血分数及闭塞血管开通率均显著高于药物治疗组，但平均近 3 年的随访结果表明，延迟 PCI 组和药物治疗组一级终点事件（心因性死亡、再梗死或室性心动过速）发生率并无显著差异。BRAVE-2 研究中 182 例 STEMI 患者于发病 12～24 小时内行延迟 PCI，30 天随访结果表明，虽然 PCI 组梗死面积显著小于药物治疗组，但两组死亡、再梗死和脑卒中的复合终点发生率并无差别。上述两项研究的样本量较小，随访时间较短，而且 DECOPI 研究中延迟 PCI 组再狭窄发生率高达 49.4%，这些因素是否影响评判延迟 PCI 的治疗效果还需要大规模临床随机对照试验研究进一步证实。

（五）补救性 PCI 治疗

补救性 PCI 是指溶栓治疗失败后，患者仍有持续性心肌缺血症状而在 12 小时内实施的 PCI 治疗方法。对溶栓失败患者，行补救性 PCI 以开通溶栓后仍然闭塞的梗死相关血管，成功补救后可以使患者的临床和左室功能均有较好的改善。补救性 PCI 的临床价值已在美国 Cleveland 临床研究中得以证实，补救性 PCI 组病人的病死率与严重心力衰竭的发生率由保守治疗组的 17% 下降到 6%，说明补救性 PCI 的临床疗效优于再次的溶栓或保守治疗。早期 RESCUE 研究结果也表明，对溶栓失败后的患者行补救 PCI 与药物治疗相比可使一级终点事件（死亡、心功能Ⅲ/Ⅳ级）从 16.6% 降至 6.4%，且左心室射血分数改善更明显。Eillis荟萃分析了9个随机对照研究和4个当时的PCI注册资料以及其他相关研究，结果显示，对溶栓失败后行PCI可减少早期严重心力衰竭；对于中、大面积心肌梗死的患者，改善1年的存活率，并可能减少早期再梗死。近年发表的REACT研究入选427例溶栓失败的STEMI患者，随机接受补救PCI、药物保守或再次溶栓治疗，6个月随访结果表明补救PCI组无事件存活率显著高于其他两组（84.6%、70.1%和68.7%，$P < 0.01$），且再次血运重建率有降低趋势。2006年，Patel等发表的另一项荟萃分析则显示，补救性PCI组与保守治疗相比，死亡等主要终点的混合危险比减少36%（$P = 0.048$）；心力衰竭等次要终点减少28%（$P = 0.06$），而血栓栓塞性脑卒中比例增加（$P = 0.07$），表明补救性PCI可减少死亡率，但有增加脑卒中的趋势。

总之，目前临床研究结果表明，补救性PCI治疗优于药物保守治疗和再次溶栓治疗，对STEMI患者溶栓45～60分钟内仍无再通征象者，应尽快行急诊冠状造影，如TIMI血流0～1级应行补救PCI。即使溶栓成功者，由于机械性狭窄因素仍然存在，约30%可发生再闭塞，故对溶栓成功者，无论有无缺血症状，均应在24小时内行冠状动脉造影，必要时行补救性PCI，以进一步改善预后。对于溶栓失败后发生心源性休克（年龄≤75岁）或肺水肿的患者，AHA/ACC指南推荐补救性PCI为较好的指征（Ⅰb），对于年龄≥75岁的心源性休克的患者或血流动力学或电活动不稳定或有持续性心肌缺血的患者，溶栓治疗失败后，指南建议补救性PCI为Ⅱa/b类适应证。

（六）择期PCI

择期PCI是指对STEMI发病数日后，溶栓治疗后已再通，但有残余狭窄的梗死相关血管或溶栓失败及未行溶栓治疗的闭塞梗死相关血管行PCI治疗，其目的在于预防缺血复发，挽救存活心肌，改善左室重构及功能，改善急性心肌梗死患者梗死区或梗死节段的微循环，并提高患者的生存率。急性ST段抬高心肌梗死的患者出现左心功能不全，常提示梗死面积大，且多为多支冠状动脉病变、左主干病变等，是再梗死、心源性休克及死亡率增加的重要危险因子。择期PCI治疗的最佳时机目前有不同的看法，有研究认为在STEMI发病数日内行择期PCI的效果并不佳，原因可能在于发病早期梗死相关血管血液流变学尚不理想、血栓未机化、梗死区瘢痕尚未形成、组织脆弱，术中易造成反复再次血栓形成及心脏破裂等并发症；而在STEMI发病7～14天行择期PCI的时机比较理想，此时患者梗死相关血管血流动力学比较稳定，且患者多已从心肌梗死打击中恢复，精神及体力状态较好，对介入治疗的配合和耐受能力提高，手术成功率高，心脏破裂等并发症发生率降低，且血栓已开始机化或自溶，术中发生无复流现象的比例相对降低。DANAMI临床试验表明，对溶栓治疗后仍有梗死后心绞痛及运动试验阳性的患者行择期PCI（平均时间为心梗后18天）可减少临床终点事件，减少抗心肌缺血药物的应用，减少不稳定心绞痛及再梗死的发生，但长期随访（平均2.4年）病死率在两组间无统计学意义。Caspi等报道择期PCI较药物治疗可以降低50%的中、长期病死率。

总之，择期PCI治疗能改善STEMI患者的预后，减少死亡率和再梗死率，但对具体病人选择PCI的时间应该灵活掌握，根据患者临床症状（活动性心肌缺血）及冠状动脉造影的结果等综合评价，其基本原则为：①对于溶栓治疗失败或未行溶栓治疗患者梗死相关血管仍闭塞虽无临床症状的患者，择期PCI亦有助于促进梗死区心肌的愈合、改善左心室射血分数、提高生存率；②对于STEMI患者恢复期有活动性缺血症状或持续性血流动力学不稳定者，应尽早行PCI治疗；③对于左心室射血分数小于40%，有充血性心力衰竭或严重室性心律失常且经冠状动脉造影证实病变适宜PCI者应考虑行择期PCI；④梗死相关血管完全闭塞但左室壁运动尚可或临床检查（心肌显像等检查）证实梗死区有较多存活心肌者，应行择期PCI以改善左室功能提高生存率；⑤在急性期曾发生左心衰竭，但恢复期显示左心功能代偿良好者（左心室射血分数大于40%）也应行冠状动脉造影及择期PCI，完全的血管重建术后可保护心功能、避免再梗死发生；⑥对于无症状的患者若有心电图ST段抬高及Q波形成梗死史、TIMI血流≤2级、多支血管病变及侧支循环中供血支狭窄大于90%者，亦应考虑择期PCI以改善患者的心功能和生存率。

（七）无复流现象与远段保护装置

无复流现象（NR）是指解除梗死血管的堵塞后，组织灌注并无改善的现象。最早在1967年通过研究兔子脑缺血实验发现该现象，1974年在犬的心脏实验中亦观察到心肌组织的无复流现象。无复流现象是 PCI 术中严重并发症之一，在 STEMI 的 PCI 术中发生率可高达 12%。对冠状动脉中存在的无复流现象的判断可以通过不同的技术来确定，包括冠状动脉造影、心肌灌注扫描（SPECT）和心肌声学造影等，目前临床应用最多的是冠状动脉造影，基本标准是梗死相关血管的堵塞已完全解除，但前向血流小于 TIMI 血流 2 级，心肌细胞血液灌注无法恢复正常，通过冠状动脉造影显示无复流的发生率约 0.6%～14%。如果采用灵敏度较高的心肌声学造影检测，显示无复流现象发生率为 11%～30%。无复流现象的发生机制非常复杂，目前尚不十分清楚，可能与微循环障碍、再灌注损伤、内皮细胞受损和机械压迫、化学因子的相互作用、血栓或斑块碎片堵塞远端血管等有关。还有研究报道血糖增高是 STEMI 术中 PCI 术中出现无复流的独立危险因素，是否可通过降低血糖水平以达到减少无复流发生的目的，这需要进一步的临床研究中进行证实。无复流现象的防治措施有两种方法即通过药物和机械的手段消除无复流现象，药物的使用包括钾通道开放剂（如尼可地尔）、血小板 GP Ⅱb/Ⅲa 受体拮抗剂、钙拮抗剂、腺苷、硝普钠和 α 受体阻滞剂等；机械的方法如使用远端保护装置，主动脉球囊反搏必要时可以提高冠状动脉灌注，逆转无复流现象。临床上由于患者个体差异，对不同的药物敏感性不一样，实际操作中难以预测使用何种药物更有效，故药物的作用在临床上十分有限，而随着科学技术的进步医疗器械也不断发展，人们把更多的希望寄托于机械装置（即远端保护装置）逆转无复流现象。目前使用的远端保护装置分两种，一种为抽吸类，另一种为微孔滤网类，不同远端保护装置在使用中可以有细微的区别，但二者的原理均为预防或治疗因血栓、粥样斑块破碎脱落而引起的靶血管远端小血管栓塞，防止因栓塞而引起的冠状动脉无复流现象，改善心肌灌注，缩小心肌梗死范围。早期 Grube 等临床研究中共入选 26 例患者（其中急性心肌梗死仅 2 例，占 7.7%），证实在冠状动脉病变和静脉桥血管病变中行 PCI 时，血栓保护系统可使微血管阻塞及无复流的发生明显减少。但近期 Stone 等研究发现，虽然远端保护装置能有效抽出血栓碎片，但并不能进一步改善微循环血流、提高再灌注成功率、减少梗死面积以及提高心脏事件的存活率。故使用机械方式减少无复流或达到彻底解决无复流现象还有待进一步的研究。因无复流现象的产生机制复杂，不论是药物还是机械的手段，都不能从根本上解决无复流现象。因此临床上应根据患者的实际情况，针对无复流现象的临床特征进行分析，找出可控、可治的危险因素加以治疗，以降低无复流现象的发生率。

第二节　特殊人群急性冠状动脉综合征的 PCI 治疗策略

一、老年人患 ACS 的 PCI 治疗策略

（一）概述

（1）流行病学不同的时期以及不同的国家对老年人划定的界限不同，1982 年联合国老龄问题世界大会上提出 60 岁为老年期的开始年龄，最近世界卫生组织提出了新的划分标准：60～74 岁的人群为老年前期或准老年期，75 岁以上人群称为老年人，90 岁以上的人群称为长寿老人；我国将 45～59 岁为老年前期，60～89 岁为老年期，90 岁以上为长寿期。20 世纪 90 年代美国调查发现，全国 12.6% 的人数年龄为大于 65 岁，6.1% 的人数年龄大于 75 岁；我国也已经进入老年社会。流行病学调查研究表明，冠心病的患病率随着年龄的增加而增加，老年人大约占所有 ACS 患者的 10%，占所有心肌梗死患者的 60%，尽管老年人占 ACS 患者的比例逐步增加，但临床上缺乏对 ACS 老年患者的系统研究，大规模的随机注册研究常将老年患者排除在外或仅把老年患者当作一个亚组来分析。

（2）病理生理改变及临床表现老年人和老年 ACS 患者有一些独特的病理生理特征，归纳起来包括：①血管弹性下降使心脏舒张充盈障碍，致心室舒张功能不全增多，同时心肌缺血会进一步损害心室舒张功能，增加心室舒张压；②血管内皮功能的改变减少冠状动脉血流，其在急性冠状动脉综合征中起重要作用；③老年人交感神经系统对急性心肌损伤的代偿能力下降；④老年人丧失了梗死前心肌缺血的保护作用；⑤增龄伴随着心肌细胞凋亡增加，进一步减少心脏储备，而且老年人血管再生功能下降，侧支血管形成不良。另外，老年 ACS 患者往往同时合并有慢性肺病、肾功能不全及脑血管疾病等，使老年 ACS 患者的临床表现非常不典型，如呼吸困难、意识障碍、乏力、消化道症状及精神状态异常等多见，

而无典型的心绞痛临床表现，致老年 ACS 患者往往不能及时就医，另外老年 ACS 患者基线心电图多有异常，如束支阻滞、心室肥厚/扩大、伴缓慢和快速的心律失常等对 ST 段的影响可能延误早期的诊断，丧失了最佳的再灌注治疗时间窗，这些改变使老年 ACS 患者有较多的并发症和死亡率及更差的预后。早期的 TIMI Ⅲ 注册研究表明，与年轻患者相比，老年 ACS 患者的死亡风险增加 3.76 倍，再发心肌梗死增加 2.02 倍。荟萃分析表明，对于 ACS 患者，年龄是近期死亡率的最强预测因子，是死亡和心肌梗死复合终点的强烈预测因子。

（二）PCI 治疗策略

目前关于冠状动脉血运重建（包括 PCI 治疗）的临床随机试验一般将 75 岁以上的老年人群排除在外，尽管冠状动脉造影和 PCI 治疗在老年人中的使用较少以及这些操作带来的风险较高，但从大型的临床随机试验的亚组分析初步表明大于 75 岁以上的老年人仍可从 PCI 治疗中获益。对非 ST 段抬高的 ACS 患者的 PCI 治疗前面已经提到，中高危患者行早期 PCI 治疗患者获益大于药物保守治疗，但低危患者并不能从早期的 PCI 治疗中获得更多的益处，考虑到老年非 ST 段抬高的 ACS 患者往往合并多种疾病，其危险因素较多，危险性高，理论上行早期 PCI 治疗能获得更多的益处。最近的两个大规模随机对照试验情况在严格抗血小板治疗的背景下对早期 PCI 治疗和有创治疗进行了比较。FRISC Ⅱ 试验的亚组分析结果表明，在大于 65 岁老年患者中（1 490 例），早期 PCI 治疗与药物保守治疗比较，1 年的死亡和心肌梗死的相对危险率为 0.63，且优于小于 65 岁患者（相对危险率 0.93），说明老年非 ST 段抬高的 ACS 患者能从早期的 PCI 治疗中获益更多。TACTICS 试验结果的亚组分析也表明大于 65 岁的患者早期 PCI 治疗和药物保守治疗的比值比点估计优于 65 岁以下的患者。上述两个试验的结果初步表明，老年患者早期 PCI 治疗同样获益甚至更多于年轻患者。根据目前大量的循证医学证据，ACC/AHA 对非 ST 段抬高 ACS 的处理指南中强调对待老年 ACS 患者提出了如下建议：①应当像对待年轻患者一样，评估 ACS 老年患者的即刻和长期治疗干预（证据级别：A）。②有关老年 ACS 患者的治疗决策不仅要考虑年龄，还要以患者为中心，考虑患者的一般状况、功能和认知状态、并发性疾病、预期寿命和患者的意愿与目标（证据级别：B）。③应当注意合理调整老年 ACS 患者所用药物的剂量（证据级别：B）。④与年轻患者相比，ACS 老年患者面临的血管重建治疗早期手术风险增加，但是有创治疗策略的总体获益相当或更大，因此建议施行（证据级别：B）。⑤在 ACS 老年患者，应当考虑患者和家属的意愿、生活质量、生命终结方式和社会文化差异等问题（证据级别：C）。

急性心肌梗死中老年人的比例很高，据统计，在全部急性心肌梗死患者中，年龄 ≥ 75 岁者几乎占 1/3。由于老年急性心肌梗死患者的症状不典型，并存病多，就诊迟等原因，使老年急性心肌梗死患者接受再灌注疗法的比例随年龄增长反而下降：65～69 岁者 64.8%，70～74 岁者 60.1%，75～79 岁者 50.4%，80～84 岁者 35.4%，≥ 85 岁者 20.4%。与常规再灌注治疗一样，对 STEMI 老年患者的再灌注治疗包括静脉溶栓和有创血运重建两种方法，大量的研究结果表明，直接 PCI 较早期溶栓能使老年 STEMI 患者获益更大，并对无溶栓指针的老年患者首选 PCI 尽快开通梗死相关血管。较早的 PiMI-Ⅰ 研究中亚组分析显示，PTCA 与溶栓治疗比较，前者的死亡或缺血复发率虽无统计学意义但有下降趋势，而再梗死率及病死率显著降低（$P < 0.01$）。GUSTO-Ⅱb 也证实 ≥ 70 岁 STEMI 患者直接 PCI 术后 30 天的病死率低于溶栓治疗。Zijlstra 等进行的临床 Meta 分析显示，与溶栓疗法比较，直接 PCI 在减少 30 天病死率方面，在 ≥ 70 岁者比 < 70 岁者更有效。Nallamothu 等认为，在能迅速、熟练进行 PCI 的大型医院，PCI 疗效超过溶栓疗法。Zeymer 等分析 ACOS 方案中 154 个医院 ≥ 75 岁的 2 045 例 STEMI 患者，直接 PCI 使住院及 1 年死亡率明显降低，而溶栓能改善出院死亡率。因此对高龄者的早期血管重建，应优先考虑直接 PCI。CADILLAC 是迄今为止研究老年心肌梗死患者机械性再灌注治疗结局的规模最大的随机对照试验，共入选 9 个国家 76 个医学中心的 2 681 例急性心肌梗死患者（除外合并心源性休克患者），结果表明，老年急性心肌梗死患者 PCI 成功率与年轻者相似；按年龄分析临床结局时发现，老年组（> 65 岁）30 天和 1 年病死率、卒中或大出血率明显高于较年轻组；而 PCI 后 30 天及 1 年再狭窄、再梗死、亚急性血栓形成、梗死相关血管血运重建率等与年龄无关，总的说，老年人可明显从常规置入支架中受益，另外常规给予阿昔单抗，虽然安全，却无明显益处。虽然直接 PCI 使老年人急性心肌梗死病死率下降，

但年龄 > 75 岁者住院病死率仍为 < 75 岁者的 7 倍。

总之，无论溶栓治疗还是急诊 PCI，均已成为提高老年急性心肌梗死患者存活率的重要手段，选择何种再灌注治疗方案应根据患者病情和就诊条件充分权衡利弊后决定，以便最大限度地挽救存活心肌。溶栓时辅助应用血小板 GPⅡb/Ⅲa 受体拮抗剂在老年人 STEMI 的疗效尚未得到证实。

二、女性的 ACS 的 PCI 治疗策略

（一）概述

女性冠心病发病率较男性偏低，45 岁以前女性冠心病患病率显著低于男性，45 岁以后女性患病率逐年增高，至 60 岁时男女患病率之比已无明显差别。据研究统计女性初发冠心病时间较男性平均晚 10 年，出现 STEMI 或猝死等严重心血管事件较男性晚 20 年。这种保护机制尚不十分明确，一般归因于生理性雌激素对女性冠心病的预防作用，但对绝经女性雌激素替代治疗预防冠心病已明确其无效甚至有害女性健康。和男性相比，女性的一些重要的危险因素在逐步增加（如高血压、肥胖、糖尿病、吸烟的生活方式等），部分危险因素与 ACS 的相关性较男性更高，糖尿病使女性的冠心病的风险增加 3～7 倍，而在男性为 2～3 倍。在脂代谢方面，女性的 HDL（高密度脂蛋白）降低比 LDL（低密度脂蛋白）升高有更强的危险因素，高三酰甘油血症也是女性冠心病的独立危险因素，绝经后女性冠心病的发病率是绝经前同龄女性的 2～3 倍。女性吸烟也是一个值得特别关注的因素，它与口服避孕药物之间有不利的相互作用。上述种种因素可能与女性高龄患者 ACS 发病率高、病变重、预后差等有关，也可能与目前女性 ACS 的死亡率仍相对稳定有关。

临床表现上，女性 ACS 患者比男性 ACS 患者更加不典型，无心绞痛发作而代之亦不典型颈部、背部或其他部位的疼痛或放射痛，恶心、呕吐、乏力和呼吸困难也是女性 ACS 患者常见的临床表现。在合并高龄、糖尿病等危险因素的女性中，较男性更易出现无症状性心肌梗死、易发生再梗死且部分患者以心力衰竭为首发临床表现。女性 ACS 患者的不典型症状往往导致其就医较晚，常规心电图的表现上女性患者往往有更多的 ST 段和 T 波的不典型改变，运动负荷试验有更多的假阳性，这些因素致女性 ACS 患者较少且较晚接受再灌注治疗。研究表明对非 ST 抬高的 ACS 患者女性比男性预后要好，而对于 STEMI 女性患者则较男性 STEMI 患者预后更差，可能与 STEMI 女性患者往往合并高龄、糖尿病及高血压病等危险因素，易出现心力衰竭、出血及恶性室性心律失常甚至心室壁破裂等并发症有关。故女性 STEMI 患者短期及长期预后均较差。有报道提出：小于 50 岁的女性患者心肌梗死后早期病死率是同龄男性的 2.1 倍，这种性别差异随年龄递增而递减，至 74 岁以后差异基本消失。冠状动脉造影资料显示：女性冠状动脉较细，病变累及前降支或其他单支病变较男性多，也有报道示女性中无明显冠状动脉狭窄较多。

（二）PCI 治疗策略

循证医学已经证实 PCI 比溶栓治疗能更有效地降低 STEMI 患者的死亡率及再梗死率，但这种益处在女性急性心血管事件发生后并没有被充分利用，约比男性少 55%。女性再灌注比例少，与女性发病时年龄较大、心梗后就诊时间延迟、缺乏典型的临床表现及心电图 ST 段抬高不明显等有关。导致经 PCI 治疗后女性患者住院的死亡率高于男性患者，存在这种差异的因素是女性患者本身，还是另有其他的因素，有待进一步的研究证实。女性 ACS 患者往往同时并发糖尿病、高血压，与年龄大、动脉相对细小、并发症较多及较晚和较少行 PCI 治疗等因素有关。Adamian 等研究共纳入 2 360 例病人，其中男性 2 113 例，女性 247 例，结果表明，住院期间，1 个月、6 个月的主要心血管事件男性分别为 0.9%、1.3% 和 4.7%，而女性分别为 3.6%、4.8% 和 9.8%，女性患者明显高于男性患者。Kelsey 的研究也支持上述结论。Carevo 研究提示虽然女性患者住院死亡率高于男性，但总生存率及无事件生存率和男性相似，在校正行 PCI 的女性患者的部分临床因素后，研究发现性别对 PCI 治疗的临床结果影响较小或无影响。TACTICS 试验将男性患者（n = 1 463 例）和女性患者（n = 757 例）随机分配到早期有创治疗组或药物保守治疗组，有创治疗组和药物保守组相比较，6 个月的主要心血管事件在男性（15.3% 比 19.4%）和女性相似（17.1% 比 19.6%），表明有创治疗无明显性别差异。上述试验的矛盾结果促使研究者进一

步设计大规模、随机临床对照试验,已趋达到一致的结果。支架的广泛使用和辅助药物治疗的不断进步,已经改善了现在 PCI 患者的预后,特别是药物洗脱支架的问世,以及药物洗脱支架在小血管中的使用显示,男性和女性的长期结果良好,这在女性患者中尤其重要。在 ACS 患者的支架治疗中,死亡率的性别差异始终存在,期望支架完全消除性别带来的差异,还有漫长的路要走,无论如何,目前大量的临床研究证明 PCI 治疗使 ACS 女性患者明显受益,故目前的 ACC/ZAHA 关于 ACS 治疗建议强调指出,若无禁忌证,应该同等地对男女患者进行治疗。

三、糖尿病患者 ACS 的 PCI 治疗策略

(一)概述

糖尿病是一种常见病、多发病,目前在全球范围内其患病率不断增加,临床上分为 1 型糖尿病和 2 型糖尿病,前者多侵犯微血管和大血管,后者主要侵犯大血管。糖尿病是一种复杂的代谢性疾病,其中 50% 的患者并发冠心病,20%~35% 患者并发 ACS。糖尿病使形成冠心病的风险增加 2~6 倍,已成为是冠心病的独立危险因素,又称为冠心病的高危症。在排除年龄等多项危险因素影响后,糖尿病患者发生 ACS 的风险比非糖尿病患者高 2 倍。21 世纪,随着糖尿病患者的不断增加,其伴随的心血管事件成为全球性的健康危机。糖尿病患者易并发冠心病的机制复杂,目前认为可能与血小板作用紊乱、内皮细胞功能障碍、纤维蛋白溶解系统紊乱、脂代谢紊乱以及过度的炎症反应等有关,上述因素引发冠心病甚至 ACS。而并发 ACS 的糖尿病患者易出现慢性心力衰竭和再发心肌梗死,这是导致患者死亡的两大主要原因。

糖尿病患者心脏主要的病理改变为:微血管病变,内皮细胞增生、变性、基底膜增厚;心肌肥大,弥漫性心肌纤维化和心肌细胞局灶性坏死;心肌间质、冠状动脉粥样硬化。冠状动脉的病理改变经尸检和冠状动脉造影证实:多存在左主干病变、多支血管病变、小血管病变及弥漫长病变。这些改变导致心肌僵硬,心室顺应性减退,另外由于广泛的心肌细胞坏死、心肌淀粉样变、冠状动脉广泛病变致心肌的血流储备受损,心脏的收缩和舒张功能均降低,诱发心力衰竭,同时广泛的冠状动脉粥样硬化、冠状动脉内斑块的更加不稳定性使冠状动脉弥漫病变,导致缺血事件和复发性缺血事件的发生。这些心脏缺血性事件临床预后较非糖尿病差。糖尿病患者的心肌梗死的急性期和恢复期死亡率、再梗死率、心衰发生率等心血管事件明显增高,研究表明糖尿病并发冠心病患者 5 年死亡率超过非糖尿病的冠心病患者 2 倍以上。而且糖尿病常常与女性、老年等因素密切关联,老年女性糖尿病患者并发 ACS 属于高危冠心病范畴,其危险性更高、并发症更多,而治疗方案棘手且效果差、预后不良。

(二) PCI 治疗策略

介入治疗早期即单纯的 PTCA 时期。由于 PCI 治疗的并发症、死亡率及再狭窄率明显增高,糖尿病合并多支血管病变、小血管病变等均是 PTCA 的禁忌证。大量的临床研究提示与非糖尿病冠心病患者相比,糖尿病冠心病患者的死亡率、再血运重建率、再发心梗、心力衰竭发生率均高于前者,糖尿病冠心病患者冠状动脉的再狭窄率、晚期管腔丢失和晚期血管闭塞率亦均高于非糖尿病冠心病患者。糖尿病冠心病患者行单纯 PTCA 治疗,其主要的心血管事件发生率高于药物保守治疗和 CABG 治疗患者。金属裸支架和血小板 GP Ⅱ b/ Ⅲ a 受体拮抗剂的使用降低了 PCI 的并发症,提高了操作的安全性,尤其是降低了再狭窄率,但糖尿病患者并发 ACS 的早期血运重建术后的靶血管重建率、支架内再狭窄率、心脏事件的发生率仍高于非糖尿病患者。FRISC Ⅱ 研究中,非糖尿病患者早期行 PCI 治疗和药物保守治疗相比,患者的心脏事件发生率(7% 比 12%,$P = 0.0018$)和死亡率(2% 比 3.5%,$P = 0.027$)明显低于保守治疗组,但糖尿病患者早期 PCI 治疗组和保守治疗组的心脏事件发生率分别为 17% 和 28%($P = 0.06$),死亡率分别为 7% 和 11%($P > 0.05$),糖尿病患者早期行 PCI 治疗并没有获得更大的益处,但对于 65 岁以上的患者以及心肌坏死的血清标志物升高的高危患者,早期的介入方案似乎更有利。PRESTO 大规模临床随机对照试验(2 694 例糖尿病患者比 8 798 例非糖尿病患者)研究表明,糖尿病是支架术后 9 个月病死率的独立危险因素。上述试验表明在冠状动脉支架时期,糖尿病仍然是决定冠状动脉介入治疗后疗效的重要因素之一。STEMI 的糖尿病患者因易于发生急性左心衰竭而倾向于优先使用直接 PCI,与静

脉溶栓相比，直接 PCI 显著降低了 STEMI 的糖尿病患者的死亡率和再次心梗发生率。Villareal 研究比较了糖尿病患者行支架置入（n = 468 例）和 CABG（n = 762 例）血运重建的疗效，结果提示：住院死亡率和心肌梗死的发生率 CABG 组高于支架组（$P < 0.05$），分别为 5.5% 比 0.4% 和 5% 比 15%，但靶病变重建率低于支架组（0.4% 比 3.2%）。Pereira 等进行的随机对照试验纳入病例数较少（支架组 44 例、CABG 组 46 例），随访 1 年，结果提示支架组发生的主要心血管事件和 CABG 组无统计学差异（22.7% 比 19.5%）。

ACC/AHA 指南中建议 CABG 用于 PCI 失败或有机械性并发症的糖尿病 ACS 患者，对于左主干病变、三支血管病变等复杂冠状动脉病变，建议行 CABG 治疗。

药物洗脱支架的使用被称为介入治疗的第三次里程碑，已经有大量的临床试验证实药物洗脱支架在降低支架内再狭窄方面优于金属裸支架。在口服降糖药或饮食控制的糖尿病患者，其心血管事件发生率较非糖尿病患者下降更多（63% 比 61%），而对于使用胰岛素治疗的糖尿病患者合并冠心病时行药物洗脱支架（西罗莫司）治疗后，支架内再狭窄下降 77%。DIABETES 是一个多中心、随机、对照临床试验，比较药物洗脱支架（西罗莫司）和金属裸支架在糖尿病患者的冠状动脉病变 PCI 后的疗效，两组均进行有效的药物治疗（59% 以上的患者使用血小板 GP Ⅱ b/Ⅲ a 受体拮抗剂的使用），随访 9 个月，结果表明：支架内管腔丢失，药物支架组明显低于金属裸支架组 [（0.06 ± 0.4）mm 比（0.47 ± 0.5）mm]，靶血管重建率和主要的心血管事件，药物洗脱支架组也明显低于金属裸支架组（7.3% 和 11.3% 比 31.3% 和 36.3%），而药物洗脱支架组未出现支架内血栓发生，金属裸支架组有 2 例出现了支架内血栓，说明在糖尿病合并冠状动脉病变的患者中使用西罗莫司药物洗脱支架能有效降低支架内再狭窄，其使用也是安全有效的。对紫杉醇药物洗脱支架的研究，Dawkins 等综合分析了 TAXUS Ⅱ、Ⅳ、Ⅴ、Ⅵ 系列研究，在糖尿病患者中使用 TAXUS 支架与金属裸支架相比，靶血管重建率在口服降糖药组和胰岛素治疗组分别降低 59% 相 66%，支架内再狭窄下降 65%，这些结果也说明使用 TAXUS 支架是安全有效的。RESEARCH 注册研究结果显示：6 个月的再次血运重建药物洗脱支架和裸支架分别为 2.7% 和 7.1%。荟萃分析发现 6 个月和 1 年的死亡率和 MI 发生率药物支架与裸支架无显著差异。

在糖尿病患者的冠状动脉中，单支原位病变（denovo）的 PCI 治疗，药物支架已经显示出其安全性和有效性，而对于糖尿病患者的冠状动脉中多支血管病变的使用药物支架的情况又是如何？ARTS Ⅱ 试验研究目的是评价西罗莫司支架在糖尿病患者多支冠状动脉血管病变中的安全性以及该药物洗脱支架与 ARTS Ⅰ 试验中金属裸支架和 CABG 疗效的比较，治疗 30 天的主要心血管事件药物洗脱支架组显著低于金属裸支架组（4.4% 比 12.5%，$P = 0.02$），1 年的死亡率三组无明显差异，心肌梗死的发生率药物洗脱支架组与 CABG 组无差异但显著低于金属裸支架组（0.6% 比 6.3%，$P = 0.01$），需再次血运重建率药物治疗组显著高于 CABG 组（12.6% 比 4.2%，$P = 0.027$），无主要心血管事件生存率药物支架组与 CABG 组相似（84.3% 比 85.4%，$P > 0.05$），但显著高于金属裸支架组（84.3% 比 63.4%，$P < 0.01$）。ERACI Ⅲ 的试验研究结论与 ARTS Ⅱ 相似，糖尿病多支血管病变患者药物支架置入组 1 年无主要心血管事件高于 CABG 组和金属裸支架组（分别为 88%、80.5%、78%，$P < 0.05$），再次血运重建率与 CABG 组相似但低于金属裸支架组。上述结果表明，在药物洗脱支架时代，由于药物洗脱支架在糖尿病患者并发冠状动脉病变中的使用的安全性和有效性，将大大拓宽 PCI 治疗的适应证，而有些特殊人群中更复杂的病变如无保护左主干病变、三支血管病变合并左心功能不全时等，药物洗脱支架能否适用还有待进一步的临床研究。

总之，总结目前的文献，支持运用与总人群相似的临床方法处理合并有糖尿病的 ACS 患者，对于大多数 ACS 的循证医学证据表明，糖尿病患者比非糖尿病患者获得更大的益处。虽然药物洗脱支架的应用和抗血小板药物的应用能明显改善糖尿病患者 PCI 的效果，但合并糖尿病的 ACS 患者病人的预后取决于血糖的控制情况，糖基化血红蛋白的水平每升高 1%，缺血性心脏病的危险增加 10%，美国糖尿病协会建议治疗的目标是将糖基化血红蛋白控制在 7% 以下，尤其对 2 型糖尿病患者。另外，生活方式改变、积极控制多种心血管疾病危险因素、强化降脂、积极控制血压等 ACS 的二级预防也将影响治疗的远期效果。

第九章 冠状动脉内支架置入术

第一节 冠状动脉内支架置入的指征

1969年，Dotter首先报道了在人体外周动脉置入支架治疗动脉狭窄性病变的经验。他发现经过球囊扩张后，在外周动脉病变部位置入支架能有效预防或减轻术后近、远期再狭窄的发生。但是，在1977年Gruanzig发明经皮球囊冠状动脉腔内成形术（PTCA）后，外周血管支架技术未能马上被移植采用。其原因是：①最初的PTCA都限制在单支病变的A型病变上，PTCA效果较好；②有限的病例数目对处理急性闭塞和再狭窄的要求尚不迫切；③临床上没有现成的冠状动脉支架可供使用。

随着PTCA适应证的不断扩大和治疗病例的积累，PTCA的急性闭塞率和远期再狭窄率逐渐增加，且越来越成为制约冠心病介入治疗发展的重要因素。1986年，在法国工作的瑞士籍学者Ulrich Sigwart首次将冠状动脉支架应用于人体，他的研究成果被发表在1987年《新英格兰医学杂志》上，冠状动脉支架时代从此开始。1994年，Palmaz Schatz裸金属支架率先通过美国FDA认证并应用于临床，从此，冠状动脉支架术得以在临床上广泛推广。然而，裸金属支架术后令人难以接受的较高的再狭窄率也逐渐成为制约冠状动脉内支架置入技术发展的最大障碍，直到2001年9月，欧洲心脏病学会议上公布了第一个药物洗脱支架的临床试验结果（RAVEL试验），从此冠状动脉支架进入了药物支架时代，药物洗脱支架以其卓越的抗再狭窄效果荣登当年AHA十大研究进展的榜首，从而也改变了冠心病血运重建治疗的格局，扩大了支架治疗冠心病的适应证。

根据支架在冠状动脉病变处的释放方式，可将支架主要分为两大类，即自扩张支架和球囊扩张支架。前者多呈螺旋状，预先被压缩在导管腔内，当定好位后，固定支架，回撤导管，于是支架从导管的束缚中逐渐松脱恢复原有形状，从而达到支撑病变组织的目的。由于支撑力有限、操作复杂、脱载率高、支架定位不准确等缺点，目前，冠状动脉支架中，这种自扩张支架已经被球囊扩张支架所取代。

下面将重点介绍不同支架时代的冠状动脉内支架置入指征。

一、裸金属支架时代的支架置入指征

球囊扩张支架的操作原理是：金属支架被预先压缩在折叠好的球囊导管上，通过导丝和指引导管将预装好的球囊支架送到病变部位，在透视下准确定位支架，然后通过压力泵充盈球囊，使支架充分扩张并支撑在血管病变部位。这种支架具有操作简单、通过性好、脱载率低、定位准确和支撑力强等优点（图9-1）。

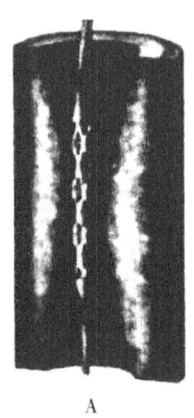 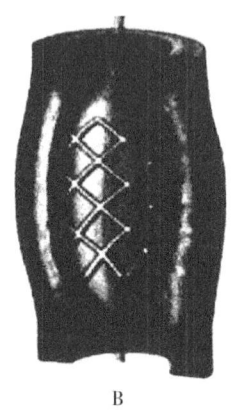 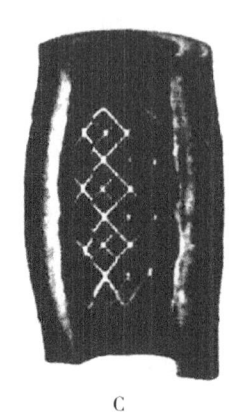

图 9-1　球囊扩张支架治疗冠状动脉狭窄性病变的示意图

A. 在病变部位定位支架；B. 通过压力泵充盈球囊，使支架充分扩张并支撑在血管病变部位；C. 退出球囊后，支架依靠自身的轴向支撑力继续对血管病变部位起支撑作用

裸金属支架时代，在国外多数医疗机构的心脏介入治疗中心，采用支架置入手段治疗冠心病的比例在 80% 左右，而国内由于受各个医疗机构介入医生的经验、技术以及设备状况差异较大的限制，一些到没有实施介入手术条件或条件欠缺的医疗机构就诊的冠心病患者，常常被转往大的心脏介入中心接受支架置入治疗，因此在大的心脏介入中心，支架的使用率高达 95% 以上。由于支架置入可有效解决 PTCA 夹层引起的急性冠状动脉闭塞、冠状动脉弹性回缩和提高冠状动脉长期开通率的作用，加之心脏介入医学技术和经验不断积累完善、有效抗血小板药物的不断发展和广泛应用、支架设计和制作工艺的不断改进以及患者对支架治疗冠心病的观念的改变，支架的使用越来越广泛，冠状动脉内支架置入的指征也在不断扩大。然而，冠状动脉支架置入也有其局限性和并发症。作为术者，要时刻从患者能否获益或获益是否最大角度出发，让支架置入真正成为救治患者并改善患者生活质量的一种治疗手段。通过回顾以往的临床研究结果并结合作者的经验，建议在以下情况选择支架置入。

（一）处理 PTCA 后急性血管闭塞或夹层

被扩张段冠状动脉夹层和继发性血栓是 PTCA 后急性冠状动脉闭塞的主要原因。在冠状动脉内支架问世以前，对这类严重并发症的处理方法是采用灌注球囊长时间低压贴靠或进行紧急冠状动脉搭桥手术。由于病变部位血管内膜撕裂是 PTCA 发生作用的主要机制，因此，如何处理好扩张不够导致弹性回缩和扩张过度导致严重夹层就成为 PTCA 操作者必须很好把握的重要问题之一。

1987 年，Sigwart 等首先报道了使用 Wallstent 自扩张支架的经验。随后，数种球囊扩张支架陆续应用于临床，均取得了满意结果。在 PTCA 的血管病变部位置入支架，由于支架的支撑作用，使得血管弹性回缩情况大大降低；其次，支架使得发生夹层部位的血管内膜与中膜贴靠更好，从而减少和防止了内膜下血栓形成的发生，降低了 PTCA 后急性冠状动脉闭塞率。

在 PTCA 中出现下列情况时，提示单纯球囊扩张效果不好、发生急性冠状动脉闭塞的可能性较大或者远期再狭窄率高，应置入支架加以预防：①血管壁弹性回缩造成 PTCA 后管腔直径残余狭窄 > 30%；②严重血管夹层；③血管病变处存在血栓影或管腔内膜不光滑，前向血流缓慢；④多次球囊扩张后患者仍然存在持续性心绞痛或心电图提示有心肌缺血；⑤无保护左主干 PTCA 后；⑥主要冠状动脉开口病变 PTCA 后。

在置入支架前，应首先明确如下问题：①造成急性冠状动脉闭塞的主要原因是血管夹层还是血栓形成。如果是前者，应尽快置入支架；如果是后者，置入支架后有可能诱发新的血栓形成，使病情恶化。应该在支架置入的同时或先后进行溶栓、抽吸血栓和有效的抗血小板治疗。②发生急性闭塞的冠状动脉病变处是否存在严重的冠状动脉痉挛。严重的冠状动脉痉挛一方面造成支架通过病变困难，另一方面影响对支架参数的正确选择。因此，当判断此情况存在时，应先向冠状动脉内注射硝酸甘油 100 ~ 200 μg，缓解冠状动脉痉挛，恢复冠状动脉的实际管腔。

（二）预防近、远期再狭窄的发生

靶病变再狭窄是制约 PTCA 技术广泛应用和发展的主要原因。冠状动脉内支架问世以前，临床上曾探索过很多预防、抑制和减轻再狭窄的措施，包括药物治疗、冠状动脉内放射治疗和激光治疗等，但效果并不理想。

理论上，对在体血管壁的任何损伤都会引起内膜增生性修复反应，如果这种非特异性组织增生反应过度，就会造成再狭窄。对机体组织而言，冠状动脉内支架一方面是一种异物，另一方面在支架置入过程中会造成不同程度的血管内膜损伤。因此，在置入支架后即开始出现血管壁对异物刺激的增生反应和血管对损伤产生的修复反应，表现为血管内膜的增生、中层平滑肌细胞的增殖和迁移，而且这种血管内膜和中层平滑肌细胞的增殖反应程度与血管壁损伤的严重程度有关，在哺乳动物，则损伤程度越重，修复反应越强烈。

随着大量随机临床试验的完成，越来越多的证据表明，对经过选择的冠状动脉病变，支架置入可使 PTCA 术后的再狭窄率显著下降，对于复杂病变和再狭窄风险高的病变，PTCA 后置入支架是非常必要的。这些病变包括大血管开口病变、弥漫性长病变、成角病变、钙化病变、完全闭塞病变、严重偏心病变、分叉病变、溃疡病变、PTCA 后再狭窄病变以及旋切/旋磨后的病变。

冠状动脉内支架的抗再狭窄作用主要是通过增加有效管腔面积来实现的，除了少数特制的支架如放射支架、涂层支架外，大多数普通支架本身对血管的再狭窄过程并无抑制作用。研究结果表明，PTCA 后，血管壁的弹性回缩可使 PTCA 获得的最大管腔损失 50% 以上，置入支架可将这种损失减少到小于 8%（图 9-2）。

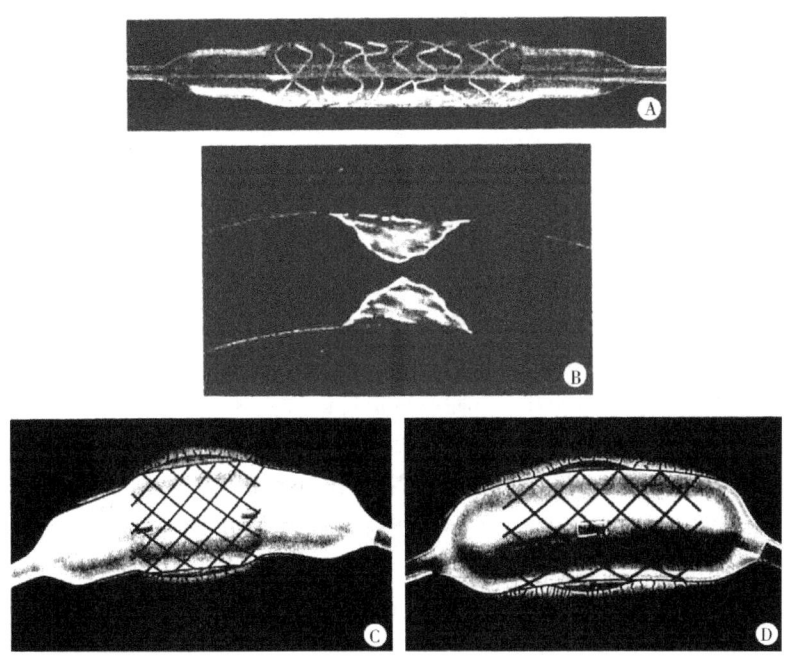

图 9-2　对冠状动脉内病变置入支架后，能增加球囊扩张后的最小内径，有效防止病变血管壁的弹性回缩，预防再狭窄；图示 CVD 公司根据病变特点设计的"聚焦"支架（focus stent）

A. 扩张支架的球囊两端逐渐变细，称为无损伤两端，可防止在扩张支架时球囊两端过度扩张造成支架近端或远端血管壁损伤或夹层；B. 典型的冠状动脉内局限性狭窄病变模式图；C. 聚焦支架扩张时，球囊张力主要集中于支架和支架下病变血管壁，防止对病变近远端血管壁（支架两端）的过度撕裂；D. 采用常规球囊扩张支架时，有可能对支架两端对正常的血管壁造成过度撕裂或夹层，诱发支架内血栓或早期支架内再狭窄

（三）处理冠状动脉桥血管的狭窄病变

冠状动脉搭桥术后，因桥血管或桥血管吻合口部位发生狭窄或闭塞而再次发生心绞痛的治疗较为困难。早期曾经采用再次搭桥术进行处理，但手术难度较大，并发症和病死率较高，患者难以接受。裸金属支架时代，对这类病变的处理，只要技术上可行，应首选 PTCA 后支架置入术。

冠状动脉搭桥术后早期（<30天）发生心肌缺血，通常是桥血管血栓形成所致，可发生在大隐静脉桥和动脉桥，应在积极抗血小板的前提下尽早实施介入治疗；如缺血发生在术后1～12个月，其病因通常是吻合口附近的桥血管发生狭窄，这段吻合口狭窄（无论是动脉桥还是静脉桥）对球囊扩张反应较好，只要技术上可行，应首选PTCA后支架置入术，对大隐静脉桥血管实施介入治疗时，可因为斑块脱落等原因造成桥血管血流减慢，常可导致血栓形成、远端血管栓塞和急性心肌梗死发生，远端保护装置能降低远端血管栓塞的并发症，建议在介入治疗时应用远端血栓保护装置；冠状动脉动脉搭桥术后1年以上发生的缺血，通常提示桥血管和（或）自体冠状动脉发生了新的狭窄病变，对于自体冠状动脉的病变，只要技术上可行，应首选PTCA后支架置入术，对于桥血管病变的介入治疗要充分评价患者的获益后做出决定。

（四）冠状动脉内支架置入的具体适应证

药物洗脱支架问世以前，多数冠心病介入治疗专家认为，在下列情况下实施冠状动脉内支架置入具有较好的危险/利益比：

（1）球囊成形术后明显弹性回缩或残余狭窄>30%的病变。

（2）急性血管闭塞或接近闭塞的病变（如严重夹层、血栓等）。

（3）大隐静脉桥血管的狭窄病变。

（4）左主干和主要冠状动脉开口部狭窄病变。

（5）直径较大的血管的局灶性狭窄病变。一般认为，对于直径>3 mm的血管置入支架能明显降低再狭窄率。

（6）直径较大的血管再狭窄病变，尤其是经单纯PTCA、旋切/旋磨和支架治疗后的再狭窄病变。

（7）急性心肌梗死的罪犯血管病变。

（8）严重影响心脏功能的重要血管的狭窄病变，如左前降支和优势右冠近段的病变。

（9）术者认为需要置入支架处理的其他病变。

二、药物洗脱支架时代的支架置入指征

针对裸金属支架术后较高的再狭窄率问题，人们曾尝试改进支架表面性质、使用切割球囊血管成形术、定向冠状动脉内斑块切除术、血管内近距离放射和药物治疗等方法消除支架内再狭窄，都未取得满意结果。为了解决上述问题，由美国强生公司率先研制出的药物洗脱支架（即西罗莫司洗脱支架-Cypher^{TM}）在欧洲应用于临床，早期的临床试验（如FIM、REVAL）显示置入该支架6个月时的支架内再狭窄率和靶病变血运重建率均为0，心脏不良事件的发生率明显低于裸金属支架，药物洗脱支架以其卓越的安全性和效果被誉为介入心脏病学领域的又一个里程碑，开创了介入心脏病学的新纪元。于是，美国FDA于2003年4月批准了该支架在美国上市，同年晚些时候在全球很多国家陆续上市。2004年3月FDA又批准另一种药物洗脱支架——紫杉醇洗脱支架（TAXUS^{TM}）上市。此后，国内一些企业研发的药物洗脱支架也陆续上市。不同厂家的支架，其制作工艺有所不同。到目前为止，市场上的药物洗脱支架已经有较多种类。为了便于了解这些药物支架的特点，我们人为地对其进行了分类。按照支架所携载的药物分为西罗莫司及其衍生物洗脱支架（如美国生产的Cypher^{TM}和Endeavor^{TM}；国产的Firebirdr^{TM}、Partner^{TM}和EXCE^{TM}等）和紫杉醇洗脱支架（如美国生产的TAXUST^{TM}系列支架）两种；按照支架使用的聚合物是否可降解分为聚合物不可降解药物洗脱支架（如Cypher^{TM}、Endeavor^{TM}、Firebird^{TM}、Partner^{TM}以及TAXUS^{TM}系列支架）和聚合物可降解药物洗脱支架（如EXCEL^{TM}）。

在介绍药物洗脱支架之前，首先要明确药物支架的概念。到目前为止，药物支架大体上分为两大类：一类是在金属支架表面包被磷酸胆碱、肝素、地塞米松和碳化物的药物涂层支架；一类是通过高分子聚合物将具有抗增殖作用的药物携载到支架表面的药物洗脱支架。本章节将要介绍的是后者。目前，国内使用的药物洗脱支架主要有强生公司生产的Cypher^{TM}和CYPHER Select^{TM}支架、波士顿公司生产的TAXUS^{TM}系列支架、美敦力公司生产的Endeavor^{TM}支架和我国上海微创公司生产的Firebird^{TM}支架、山东吉威医疗制品有限公司生产的EXCEL^{TM}支架和北京乐普医疗器械有限公司生产的Partner^{TM}支架等。这些药物洗脱支架的共同特点：它们都是由裸金属支架平台、高分子聚合物（药物载体）和抗平滑肌增

殖药物三个部分组成的。所不同的是：①高分子聚合物不同。EXCEL™支架所使用的高分子聚合物在体内 3～6 个月以后可以降解成 H_2O 和 CO_2，而其余支架的高分子聚合物都不能降解，将和金属支架部分一起永久留在冠状动脉内。②所携载的抗平滑肌增殖作用的药物不同。TAXUS™支架携载的是具有抗肿瘤作用的紫杉醇，Endeavor™支架携载的是 ABT-578（一种西罗莫司衍生物），其余支架携载的均为西罗莫司。③涂层方法和工艺不同。EXCEL™支架采用的是专利技术的单面涂层工艺，即仅在支架接触血管壁的一侧涂聚合物和药物，而其他支架则是在支架的所有部位都涂有聚合物和药物。正是药物洗脱支架之间的这些不同特点，导致了它们不同的临床效果。

自 2003 年美国 FDA 批准药物洗脱支架（Cypher™）上市以来，全球实施的心脏介入手术量逐年增加。2004 年，美国有近 100 万例、我国大约 5 万例冠心病患者接受了冠状动脉支架置入治疗；到 2005 年，全球冠心病介入手术量超过 240 万例，我国有 8 万例。而事实上，我国需要置入支架治疗的冠心病患者远远大于这个数字，实际的年增长率在 30%～40%，其中使用药物洗脱支架的比例为 70%～90%，在许多大的心脏介入中心这个比例高达 95% 以上。

因为药物洗脱支架表面有聚合物和药物涂层，为防止因操作不当造成支架涂层的破坏，操作时要注意：避免用手直接抓握或擦拭支架、对钙化或狭窄较重的病变要充分预扩张后再送入支架；其余操作与裸金属支架相同。

药物洗脱支架在处理 PTCA 后靶血管急性闭塞或夹层等方面的作用与裸金属支架完全相同。所不同的是药物洗脱支架对预防靶血管近、远期再狭窄的作用明显优于裸金属支架。目前为止，关于药物洗脱支架的临床试验结果和专家共识都认为，对于再狭窄风险高的患者（如合并糖尿病的患者）和冠状动脉病变（如左主干病变、开口病变、前降支病变、小血管病变、弥漫性病变、偏心性狭窄病变、慢性闭塞病变和严重狭窄病变等），只要技术上可行，均可首选介入治疗并植入药物洗脱支架。但以下情况应列为药物洗脱支架的禁忌证：①对 316 L 不锈钢、支架所使用的高分子聚合物和药物过敏者；②存在抗凝和抗血小板禁忌证者；③预期寿命小于 6 个月者；④孕妇及哺乳期妇女；⑤严重钙化病变，预期支架不能被充分扩张者。

具体植入药物洗脱支架的指征如下：

（1）术前存在 PTCA 后再狭窄的高危因素的患者，如高龄、不稳定型心绞痛、糖尿病、高血压、高胆固醇血症、肾脏疾病、吸烟及多支冠状动脉病变的患者。

（2）合并或不合并左前降支近段严重病变、无创检查提示有大面积或中等面积存活心肌的不稳定心绞痛/非 ST 段抬高性心肌梗死患者的 1 支或 2 支冠状动脉病变者。

（3）病变的解剖特点适合支架置入治疗，且患者左心室功能较好的多支冠状动脉病变患者。

（4）药物治疗无效、不适合再次外科手术治疗的大隐静脉桥局限性狭窄或多处狭窄的患者。

（5）严重的左主干病变（直径狭窄 > 50%）患者，存在外科手术禁忌证或者存在血流动力学不稳定情况需要在冠状动脉造影时急诊介入治疗的患者。

（6）术者认为需要置入药物支架的其他病变。

三、临床常用支架及其特点

（一）裸金属支架及其特点

临床上应用的支架绝大多数都是球囊预装被动扩张支架，反映这种支架主要特点的参数有：①支架直径，主要包括两个直径，即预装在球囊上的外径和球囊扩张、支架伸展后的内径。前者主要影响支架的通过能力和到位率，常用 French 号数表示；后者主要用于与病变血管相匹配，常用毫米（mm）表示。②支架长度，一方面反映支架金属撑杆的节段数，另一方面反映与病变长度的匹配情况，常用毫米（mm）表示。值得注意的是，当支架扩张后，都存在不同程度的缩短，因此，在定位病变（尤其是开口部位）时要考虑到这一点。③支架的支撑力，为了直观反映支架扩张后的支撑力，临床上常根据支架的结构进行大致分类，即支撑力较强的管状支架、较弱的缠绕支架和介于二者之间的混合支架。④支架扩张压力，包括 3 种。命名压，指将支架伸展到其标定直径所需要的压力，用大气压表示；爆破压，即引起支架球囊破裂的最小压力；伸展压，指支架伸展超过标定直径所需要的压力，介于命名压和爆破压之间。⑤可透视性，指支架两端的 X 线标志及支架本身在透视下的可见程度，可以帮助支架到位和准确定位。⑥顺应性，指支架通过弯曲血管或阻力病变时的可变形通过能力（图 9-3）。⑦分支血管保护能力，即当支架盖过非开口病变分支血管时，对分支血流的影响程度；当盖过开口存在病变的分支血管时，通过支架网眼送入导丝、球囊和支架扩张分支病变的能力。

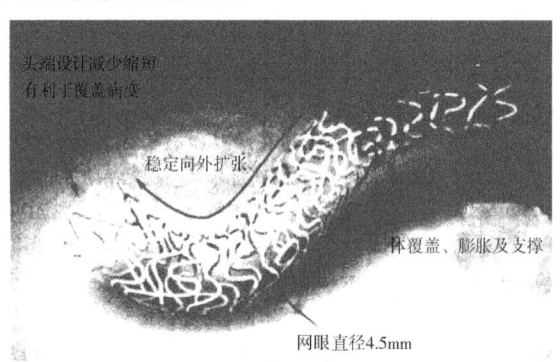

图 9-3 冠状动脉内支架的常用参数

冠状动脉内支架的常用参数包括：①扩张后的外径（如 3.0 mm）；②扩张后的长度（如 20 mm）；③扩张后对血管壁的支撑力（管状支架）；④支架扩张压力（命名压：6 个大气压；爆破压：16 个大气压）；⑤可透视性（不带 X 线标记）；⑥顺应性：通过弯曲病变的能力；⑦分支保护能力（能通过支架网眼扩张分支血管）

世界各国制造冠状动脉内支架的厂家很多，他们所生产的支架在材料的选择、结构和外形的设计、制作工艺和性能方面都有所不同。由于受多种因素的影响，不同的医院、不同的导管室和不同的术者针对不同或相同的病变或病例所选用的支架也很不相同。这些情况虽然有利于支架制造的多样化和发展，但客观上也增加了临床医生对支架选择、使用和评价的难度。因此，目前很难从整体角度来评价各种支架之间的优缺点。对支架的比较结果大多数是基于支架的某一个或某几个特性而得出的。临床医生往往根据各自的知识、经验、条件和实际情况来选择支架。临床上曾应用较多的几种主要冠状动脉内裸金属支架有以下几种。

1. AVE 支架

该支架的材料是 316 L 不锈钢。早期的支架由 0.008 in 的不锈钢丝编制而成，形状类似多个"Z"字连成的圈。单节长 4 mm，将不同数量的单节用激光焊接起来分别制成直径大小为 2.5 mm、3.0 mm、3.5 mm 和 4.0 mm，长度为 8 mm、12 mm、24 mm、30 mm 和 40 mm 几种规格的支架。X 线下有一定可视性，易于准确定位。后期推出的支架仍然使用了不锈钢材料，但是采用较为先进的激光切割技术成形，之后采用特殊的清洗和抛光等一系列处理程序制成，在支架的节段长度和节段数方面都做了相应的调整，因此，依然保留了该支架良好顺应性的特点。另外，该支架的网眼直径还能满足通过支架网眼对分支血管进行扩张和置入支架。因为这些优点，该支架常常被首选用于治疗冠状动脉弯曲多、弯曲幅度大的病变和分叉病变。

2. BeStent 支架

BeStent 支架是美敦力公司生产的一种管状支架。支架材料是 316 L 不锈钢，经激光雕刻而成。由于采用了多节结构，其顺应性好，可通过弯曲的冠状动脉到达病变。常用型号有：直径 2.5 mm、3.0 mm、3.5 mm、4.0 mm、4.5 mm、5.0 mm 和 5.5 mm；长度 15 mm、25 mm 和 35 mm。

BeStent 支架的辐射支撑力较好；伸展后无缩短现象；支架两端各有一个金标志点，是准确定位支架的重要标志；其支架网眼也可满足对分支血管进行扩张或支架置入的操作。BeStent 支架的缺点是使用前需要术者将支架捏装在球囊上，因此，降低了支架的顺应性，增加了支架的脱载率；此外，如果支架扩张不充分或者球囊有压迹，还需换用非顺应性高压球囊对支架未充分扩张部位进行后扩张。因为这些原因，临床上几乎不再使用该种支架。

3. XT 支架

XT 支架是由爱尔兰 BARD 公司生产的球囊扩张支架。其 1995 年 10 月用于临床，有非预装和预装球囊扩张支架两种。XT 支架结构与 AVE 支架类似的"Z"构造，每个"Z"圈由一根钢丝连接，用于增加支架的顺应性。支架在 X 透视下可视性较好，易于定位。

XT 支架的钢丝较粗，支撑力较好，但弹性回缩的程度也较大，需通过 7 F 指引导管输送。常用型号有：直径有 2.5 mm、3.0 mm、3.5 mm 和 4.0 mm 四种；长度有 6 mm、11 mm、15 mm、19 mm、24 mm、30 mm 和 37 mm 七种。除严重钙化病变外，XT 支架可用于其他各类病变。

4. Gianturco-Roubin Ⅱ 支架

Gianturco-Roubin Ⅱ 支架（简称 GR Ⅱ 支架）是一种缠绕型球囊预装支架，对分支血流影响较小。与其前身 GR 支架相比，GR Ⅱ 具有重要改进：①由不锈钢圆柱体变成椭圆体，提高支架的顺应性，更容易通过弯曲血管；②各圈之间由长条钢丝焊连，防止在置入过程中因血管壁和球囊挤压而变形；③在支架两端增加 X 线识别标志，便于准确定位。常用型号有：直径 2.5 mm、3.0 mm、3.5 mm、4.0 mm、4.5 mm 和 5.0 mm 六种，长度为 20～40 mm。

5. Multi-Link 支架

Multi-Link 支架（又称为 Bronco ACS 支架），1993 年用于临床。材料为不锈钢，经激光雕刻制成。由于环与环之间的间隙较小，伸展后所支撑的血管内壁也较光滑，对血管壁夹层、血栓和内膜片等具有较好的覆盖和贴附作用。与其他支架相比，Multi-Link 支架的金属表面积有所降低，有利于减少血栓形成。

常用型号有：直径 2.5～4.0 mm，长度 15 mm、25 mm 和 35 mm 三种。支架伸展后其长度基本不缩短。由于外径较小和顺应性较好，这种支架可通过 6F 指引导管输送。

6. Nir 支架

Nir 支架由 Boston Scientific 公司生产，也是由不锈钢管经激光雕刻而成，支撑力适中，纵向弯曲性能好，可通过明显弯曲的血管到达远端病变，而且支架伸展后病变血管段仍然能保持原有的弯曲度。常用型号有：直径 2.5～5.0 mm，长度 9 mm、16 mm、25 mm 和 32 mm 四种。

Nir 支架的优点有：①外径小（<1.0 mm）；②金属表面积小（11%～18%），可通过 6 F 指引导管输入；③弹性回缩小于 <1%，支撑力适中，伸展后的缩短率 <3%；④适用于绝大多数类型和部位的狭窄性病变。

7. Palmaz-Schatz 支架

Palmaz-Schatz 支架（简称 PS 支架）是由美国 Cordis-Johnson&Johnson 公司生产的管状支架，由不锈钢管经激光雕刻而成，具有较强的支撑能力。

同其他类型的支架相比，PS 支架的顺应性相对较差，通过弯曲度较大或角度较大的分支血管较为困难，常需使用支持力较强的指引导管，例如 Amplatz 指引导管。

PS 螺旋支架 1994 年试用于临床，对原有 PS 支架做了很多改进：骨架厚度增加 60%，达到 0.07～0.09 mm，支撑力增强，可透视性提高。有四种长度可供选择，分别为 8、10、15 和 20 mm。8 mm 支架为单节结构，中间无关节；10 mm 支架为双节，中间 1 个关节；15 mm 和 20 mm 支架为三节，中间有两个关节。这种设计提高了长支架的顺应性。

PS 支架多用于无明显弯曲的冠状动脉血管病变（如主干病变）、开口处病变和严重钙化的病变。此外，PS 支架在首次膨胀后，常需要再次使用非顺应性球囊进行高压扩张，使支架贴壁良好。

8. Wallstent 支架

Wallstent 支架是由瑞士的公司制造的自膨胀支架，也是第一种应用于临床的冠状动脉支架。支架由数根不锈钢丝编成，经压缩后固定在球囊上，支架外面包有二层反折膜，向后回拉支架包膜可使支架释放并自动膨胀。为了使支架扩张完全，多数情况下须采用球囊对支架进行辅助扩张，使支架贴壁更好，减少血栓发生率。常用型号：直径 2.5～6.0 mm，长度 15～50 mm。

1989 年以后出厂的 Wallstent 支架在其钢丝表面镀上了一层聚乙烯膜，目的是减少血栓形成。Wallstent 自膨胀支架主要用于粗大、走行较直且无重要分支的血管病变，如右冠、大隐静脉桥等。

Wallstent 支架的禁忌证：①距左主干不到 10 mm 的病变，防止因 Wallstent 支架两端血管内膜增殖造成左主干狭窄；②漏斗状或锥形血管病变；③过度弯曲的病变；④病灶近端血管径 <3.0 mm。

9. Wiktor 支架

Wiktor 支架是由美国 Medtronic 公司生产的一种球囊扩张支架。用钽丝交错弯曲织成，各个弯曲之间互不重叠，在扩张状态下结构疏松，按表面积算只覆盖很少一部分血管内壁（<10%）。钽丝表面经过特殊电化学处理，能减少血栓形成。Wiktor 支架经压缩后预装在聚乙烯球囊上，支架扩张后缩短不明显。其由于柔顺性较好，易于通过弯曲的血管段；在 X 线下可视性好，易于示踪和准确定位；但是该支架的支撑力略低于 PS 支架，与 GR 支架相似。

10. Tenax-X 支架

Tenax-X 支架是由德国 Biotronik 公司生产的 316 L 不锈钢支架，表面覆盖一层 0.08 μm 的 S-H 膜，在支架靠两端的两个单元骨架外表面还覆盖一层 7 μm 厚的金膜，透视下清晰可见。

此外，该公司还生产一种球囊和支架联体导管，球囊和支架呈串联方式排列在导管头端。主要设计目的是可以不必交换导管，就可以一次完成对病变的预扩张和支架置入。

11. CVD 支架

CVD 公司生产一种具有独特特点的冠状动脉内支架，即聚焦支架（focus stent）。其特点是当球囊扩张支架时，球囊两端的非损伤性设计可以防止对病变近远端血管壁的过度扩张或撕裂，对预防血管夹层和术后再狭窄有益。

聚焦支架由于球囊压力相对集中于支架部位，因此，可采用高压力安全扩张病变，同时发生支架两端血管壁撕裂和夹层的危险性并不增加很多。这样，能更为完全地扩张病变，增加病变部位的最小管腔内径，减少血管弹性回缩，降低术后支架内再狭窄率（图 9-4，图 9-5）。

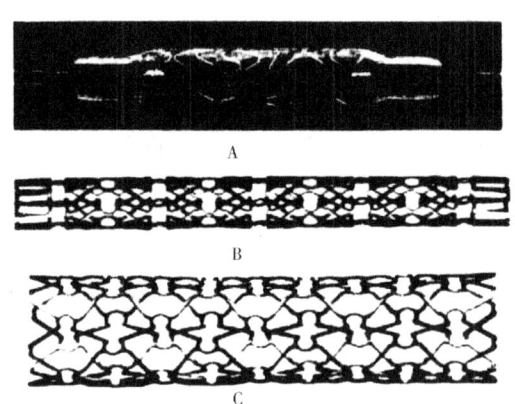

图 9-4　CVD 公司的聚焦支架

A. 球囊扩张时，张力主要集中在支架部分以及支架周围血管壁的病灶，对支架两端相对正常的血管壁损伤很小，能有效防止发生支架近远端血管撕裂或夹层；B. 呈球囊捆绑状态的聚焦支架；C. 完全扩张后，支架长度有所缩短

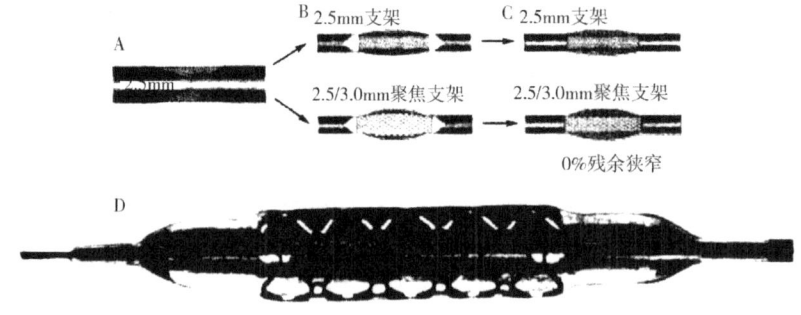

图 9-5　CVD 公司聚焦支架的病变扩张原理

A. 直径 2.5 mm 冠状动脉血管的局限性狭窄病变模式图；B. 采用不同的支架扩张病变，普通支架能达到支架外径：血管内径 1∶1（上图），而聚焦支架则能扩张到支架外径：血管内径 1.2∶1（下图）；C. 撤除球囊后，经普通支架扩张的病变将发生弹性回缩，留下不同程度的残余狭窄（上图），经聚焦支架扩张的病变虽然也存在弹性回缩，但可以不遗留残余狭窄（下图）；D. 聚焦支架扩张到标准外径时，支架两端的非损伤性设计使裸露的球囊部分不会过度扩张，有效减轻对支架两端邻近血管的撕裂和损伤

12. BiodivYsio 支架

BiodivYsio 公司生产的特征性支架有两种：①PC 涂层支架：这种支架的骨性结构表面涂有一层亲水涂层，能有效防止血小板的黏附和聚集，预防支架内血栓形成；②小血管支架：一般认为，对直径为 3.0 mm 以下的冠状动脉小血管置入金属支架的再狭窄率和支架内血栓发生率都很高，因此，临床上一直避免在这些小血管内置入支架，大多数公司在很长时间内也一直不生产直径 3.0 mm 以下的冠状动脉支架。自从 BiodivYsio 公司的亲水涂层支架获得满意的临床效果后，便开始向临床推广应用直径 ≤ 2.75 mm 的小血管支架。实际应用结果表明，支架内血栓和再狭窄的发生率与直径 3.0 mm 以上的支架相比没有显著差别。

13. AMG 支架

Amg GMBH 公司生产的冠状动脉内支架具有很好的柔顺性和血管跟随性，也容易通过支架网眼扩张被支架覆盖的血管分支。在高倍镜下观察，支架基本骨架结构表面非常光滑，病变通过能力较强（图9-6）。

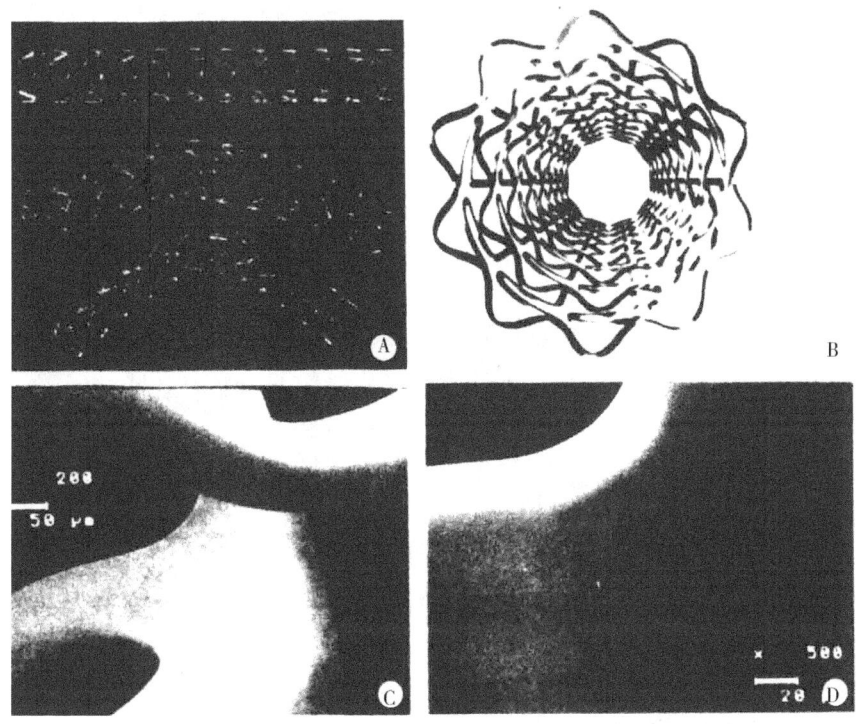

图 9-6 Amg GMBH 公司生产的冠状动脉内支架

A. 支架扩张后，具有很好的病变血管顺应性和弯曲血管跟随能力；B. 较为稀疏的支架网眼很容易通过导丝、扩张球囊和支架球囊，处理被支架覆盖的分支血管病变；C. 放大 200 倍观察，支架骨架结构表面光滑；D. 放大 500 倍观察，支架表面仍然很光滑

14. 国产微创支架

中国微创公司生产的 microport 冠状动脉内支架为激光雕刻的 316 L 不锈钢支架，预装在 monorail 球囊导管上，价格相对便宜。

（二）药物洗脱支架及其特点

1. Cypher™ 支架

Cypher™ 支架是全球第一个药物洗脱支架，由强生公司生产制造，最早于 2000 年 8 月在欧洲进行了多中心人体试验研究（RAVEL 试验）。该试验于 2001 年 8 月全部完成随访工作。该支架通过对 RPM 的可控性释放来抑制血管平滑肌细胞的增长，降低再狭窄的发生。心扉支架在 2003 年 4 月获得美国 FDA 认证，试验结果于 2001 年 9 月在斯德哥尔摩召开的欧洲心脏病学会议上公布。6 个月 QCA（定量冠脉造影）分析：试验组（Cypher™ 支架组）平均管腔直径减少（0.33±0.01）mm，再狭窄发生率 0，随访

1年试验组MACE（主要不良心血管事件）发生率5.8%；对照组（裸支架组）平均管腔直径减少（0.80±0.53）mm，再狭窄发生率为26%，随访1年试验组MACE发生率28.8%。该支架以其神奇的抗再狭窄效果和较低的心脏事件率被誉为介入心脏病学领域的第三个里程碑式的支架，并荣登2001年AHA十大研究进展榜首，开创了冠心病介入治疗的新纪元。

Cypher™的裸支架平台为闭环结构的Bx VELOCITY™，是经激光雕刻而成的316 L不锈钢支架，支架被三层不同的不可降解聚合物包被。其中，第一层（最里面的一层）为聚对二甲苯–C，这一层不含有西罗莫司；第二层为高分子的PEVA和PBMA聚合物和西罗莫司的混合物，两种高分子材料为西罗莫司的载体；第三层（最外面的一层）是PEVA和PBMA两种高分子材料的混合物，作为控制层控制西罗莫司的释放速度，这些聚合物在体内均不能降解。

随后，强生公司又开发出了Cypher™系列产品Cypher-Select™支架。二者的裸支架材料、涂层材料、所携载的药物和涂层工艺完全相同，只是改进了裸支架的结构，见图9-7。

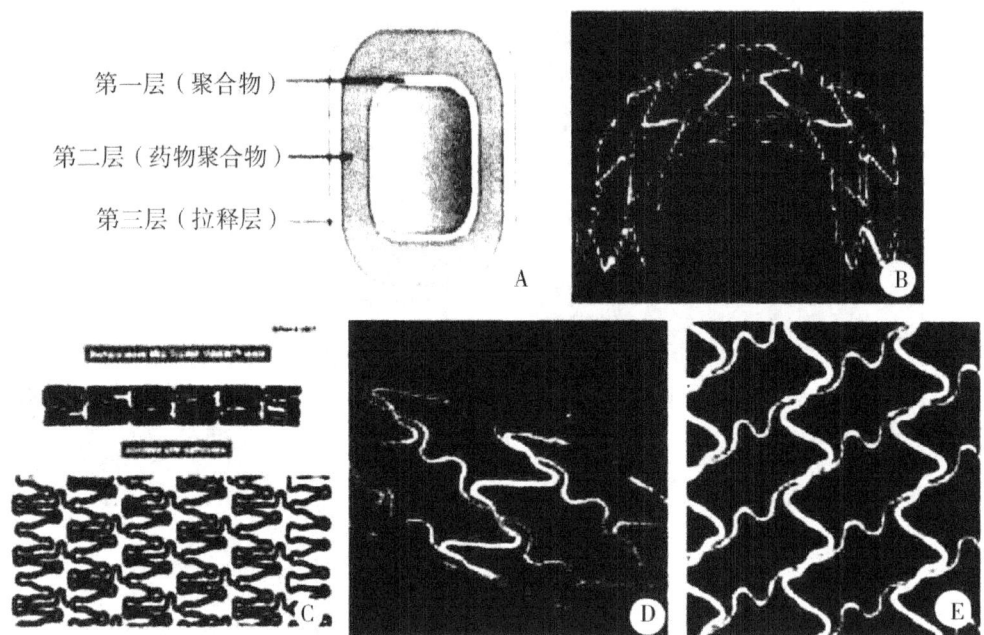

图9-7 Cypher™系列支架（图A、B和C是Cypher™支架；图D和E是Cypher-Select™支架）的结构及特点

A. 支架撑杆的截面图，所示为涂层的三层结构示意图；B. 为支架展开的立体结构图，显示了支架顺应性和支架网眼情况；C. 支架展开前及展开的平面图；D. 支架展开的立体结构图，与Cypher™支架比较，在金属环的连接臂方面做了改进；E. 支架展开的平面图

2. Taxus™支架

Taxus™支架是波士顿科技公司制造的另一种药物洗脱支架，其裸支架平台是Express-2，所使用的药物是具有抗肿瘤作用的紫杉醇，通过聚合物将紫杉醇携载到裸支架上，其中的聚合物起到控制紫杉醇释放速度的作用，紫杉醇则通过多种途径抑制支架内平滑肌细胞过度增生而防止再狭窄。进入人体后药物的释放方式与Cypher™支架有所不同，最初的48小时，药物以爆炸式的方式释放，随后10天内缓慢释放，30天内，支架上药物释放完毕。2003年11月获得美国FDA认证。随后在欧洲的许多国家、新加坡、中国香港、印度、南非、中东部分地区、墨西哥、阿根廷、土耳其、中国内地和巴西等国家和地区上市。

有Taxus SR™、Taxus MR™、Taxus Express-2™和Taxus Liberte™等几个品种的支架。Taxus Liberte™是针对弯曲度大、直径小的血管病变设计的，见图9-8。

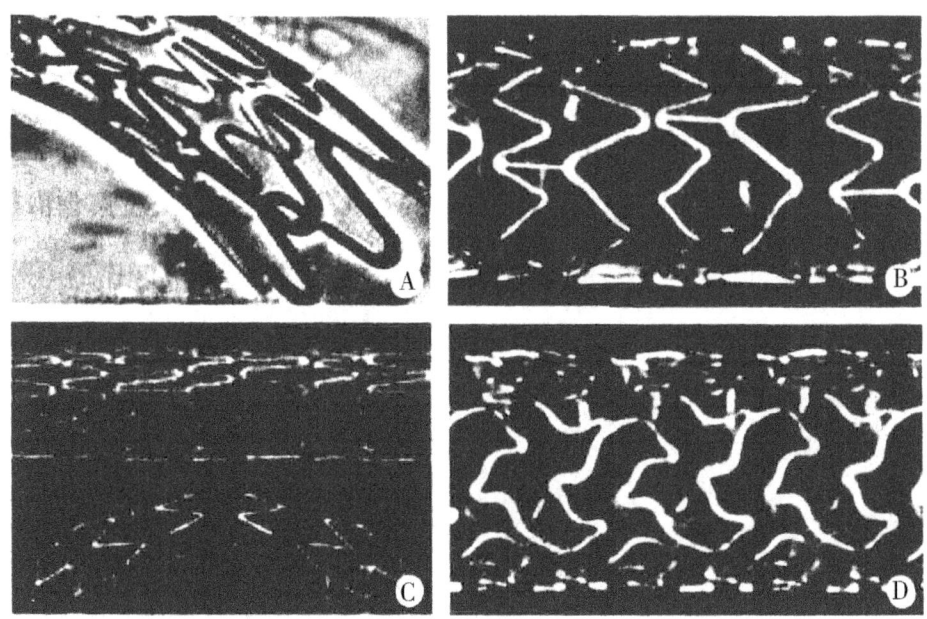

图 9-8 Taxus™ 系列支架的结构及特点

A. Taxus™ 展开的立体结构图；B. Taxus Express-2™ 支架展开的立体结构图；C. Taxus Express-2™ 支架展开前及展开后的立体图；D. Taxus Liberte™ 支架展开的立体结构图

3. Champion™ 支架

Champion™ 支架是佳腾（Guidant）公司研制生产的药物洗脱支架，有两种不同的类型。两者的裸支架平台分别为不锈钢材料的 S- 支架和 ML Vision 支架，前者使用了可降解聚合物作为药物载体，后者使用了不可降解聚合物作为药物载体，但是二者所携载的药物都是西罗莫司的衍生物（everolimus）。

4. Endeavor™ 支架

Endeavor™ 支架是美顿力（Medtronic）公司研制生产的，其裸支架平台是钴铬合金材料的 Driver 支架，使用的药物载体是磷酸胆碱，所携载的药物是一种平滑肌细胞抑制剂 ABT-578，与西罗莫司的作用机制近似。该支架进入中国市场的时间较晚。

5. Firebird™ 支架

Firebird™ 支架是第一个国产药物洗脱支架，2003 年在上海微创医疗器械有限公司研制成功，2004 年 10 月经国家食品药品监督管理总局（SFDA）批准上市。2008 年 1 月 16 日，该公司又研制出第二代药物洗脱支架，也获得了 SFDA 的上市批准。

6. Excel™ 支架

Excel™ 支架是由吉威医疗制品有限公司率先开发和研制的第一个聚合物可降解药物洗脱支架。其生产商将其称为第三代药物洗脱支架，其裸支架平台是开环结构的不锈钢 S-Stent，使用的聚合物为可降解聚乳酸，聚合物所携载的药物为西罗莫司。与其他的药物洗脱支架比，其突出的特点有：第一，载药聚合物为聚乳酸，在人体内最终可降解为 CO_2 和 H_2O；第二，单面涂层（也称为非对称涂层），仅在支架接触血管壁一侧的支架撑杆上涂一层聚合物和西罗莫司的混合物；第三，现有的管状支架中，其顺应性和分支保护能力较好，易于通过成角病变、弯曲较多的血管到达病变，常用于成角和分叉病变。理论上，该支架除了具有抗再狭窄的作用外，可以克服以前的药物洗脱支架因为全面涂层导致的内皮化延迟和聚合物不降解所致的局部炎症反应的缺点，见图 9-9。

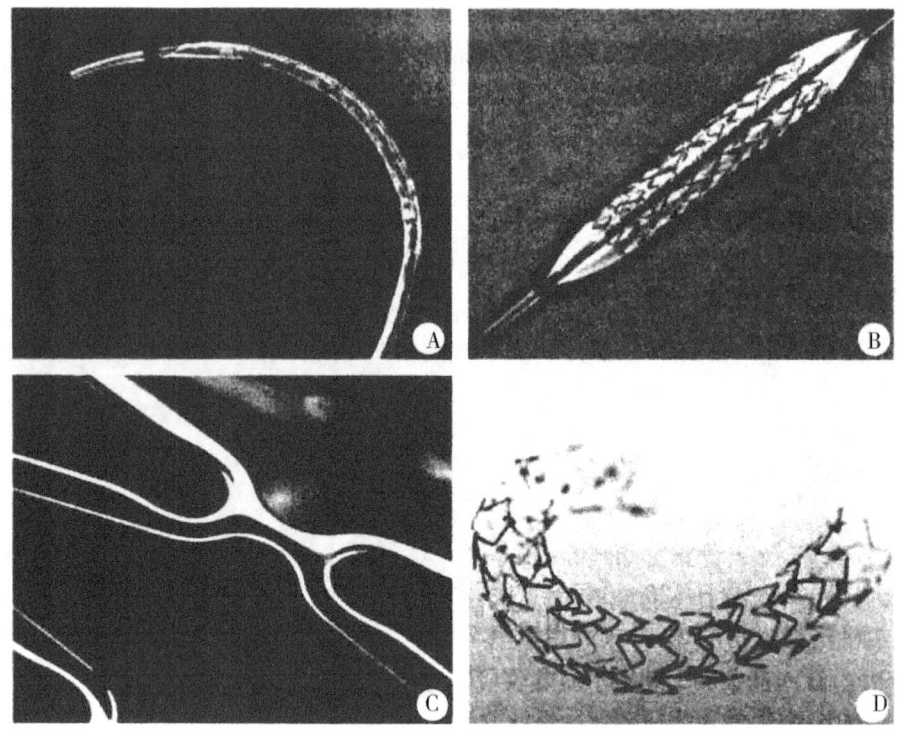

图 9-9 Excel™ 支架的结构及特点

A. 支架预装在球囊上,支架预装后整个输送系统的顺应性较好;B. 支架被充分扩张后,其缩短率较低;C. 涂层后的支架撑杆表面;D. 充分扩张后的支架,其顺应性较好

7. Partner™ 支架

2005年12月经国家食品药品监督管理局(SFDA)批准上市,在支架材料、涂层材料和涂层工艺方面与 Firebird™ 和 Cypher™ 支架相似。

第二节 支架置入的术前准备与术后处理

一、患者术前准备

(一)一般准备

(1)术者要向患者及家属讲明手术的主要操作过程、危险性、措施(尤其临时起搏器和 IABP 置入等严重并发症的处理措施)。

(2)再次询问相关病史(是否有心肌梗死、糖尿病、肾脏病、卧床等病史)。

(3)碘过敏试验。

(4)触诊双侧股动脉、足背动脉和双侧桡动脉搏动并听诊有无血管杂音,拟行桡动脉途径手术者,需做 Allen 试验并将结果记录在手术申请单上。

(5)深吸气、屏气、咳嗽及床上排尿、排便训练。

(6)双侧腹股沟区备皮(桡动脉途径的双上肢备皮)。

(7)对过度紧张焦虑的患者,术前一天晚上给适当镇静剂口服,保证休息。

(8)术前6h禁食、禁水并建立静脉通道酌情补液。

(9)签署手术知情同意书。

(10)核实手术押金的落实情况。

(二)常规检查项目

(1)血、尿、粪常规及粪潜血。

（2）血生化（尤其肾功能、肝功能、电解质、心肌标志物）和血清学检查。

（3）检测血小板聚集功能，了解有无阿司匹林和（或）氯吡格雷抵抗。

（4）心电图和（或）Holter 检查，以了解术前心肌缺血的部位、程度和有无影响手术安全的心律失常。

（5）心肌梗死或心功能不全的患者，术前行超声心动图检查，了解室壁运动、有无室壁瘤、左心室附壁血栓和左心室功能，以便判断靶病变部位和选择恰当的血运重建策略。

（三）药物准备

（1）阿司匹林 100～325 mg，每日 1 次，术前 3～5 天开始至术后长期服用。

（2）氯吡格雷术前 3～5 天开始口服 75 mg，每日 1 次；如果急诊手术，则至少术前 6 h 顿服 300 mg；置入裸金属支架者术后继续口服至少 1 个月；置入药物洗脱支架者双联抗血小板治疗至少 1 年，但近年来随着对药物洗脱支架晚期血栓事件的关注和认识，国外一些学者建议对复杂病变和血栓形成风险高的患者置入药物洗脱支架（尤其是置入多支架）者，双联抗血小板治疗的时间应延长到患者不能耐受为止；但是随着药物支架的不断改进，支架术后的抗血小板治疗也将发生改变。

（3）在进行介入操作前，确认患者已经肝素化。

（4）糖蛋白 Ⅱb/Ⅲa 受体阻断剂类药物的抗血小板效果和安全性已经被国外多个大规模临床试验证实。目前国产的盐酸替罗非班已经在临床上广泛应用，PCI 术中的使用方法：在导丝通过病变前，10 μg/kg 静脉注射 3 min 以上，之后 0.15 μg/（kg·min）持续静脉滴注 36 h；用药期间检测血小板数量和血小板聚集功能；对于年龄 > 75 岁以上者，术中肝素用量应减半。

（5）他汀类药物对于急性冠状动脉综合征患者，其重要性不亚于抗血小板药物。

（四）特殊准备

（1）对术中急性闭塞风险高、心功能较差和高危左主干病变等患者，要事先通知心血管外科做急诊搭桥手术的准备。

（2）对术前肾功能异常（尤其肌酐清除率 <30 mL/min）的患者，术前 6～12 h 至术后 12 h 持续静脉输入等渗生理盐水 1～1.5 mL/（kg·h）水化治疗，监测尿量，对左心功能不全者要监测血流动力学和合理使用利尿剂；术中使用等渗造影剂并严格控制造影剂用量。术前 1 天口服乙酰半胱氨酸 600 mg，每日 2 次，对预防造影剂肾病更为有利。

二、术者的术前及术中准备

（1）参加术前讨论，全面了解患者的病情和主要病史。

（2）亲自核实患者各项术前准备的落实情况和结果。

（3）对曾经接受 PCI 治疗的患者，要仔细阅读其手术光盘以获取必要信息。

（4）对高危和病情复杂的患者应制定个体化的术前准备和手术方案，并通知手术班子成员做好手术设备（包括除颤器、IABP 和临时起搏器等）、器械、抢救药品和物品的准备。

（5）完成冠状动脉造影后，仔细分析病变特点，评价所选择的支架能否顺利通过并到达病变部位；对于需要预扩张的病变，确认进行了充分预扩张并借此了解病灶的可扩张性。

（6）检查并确认指引导丝稳定位于病变血管的最远端，能为支架置入提供必要的支撑力和轨道。

（7）检查指引导管与病变血管开口处于稳定的同轴状态，不至于因为推送支架或在需要深插指引导管提供额外支撑力时，造成引起指引导管移位而损伤血管内膜。

（8）打开支架无菌包装前，再次核对包装上所标示的支架参数与所需要的参数一致。

（9）分析支架不能通过或到达病变时，为防止支架脱载所采取的撤出支架的措施的安全性和可能性。

（10）术者在术中要不断根据随时发生的情况，分析和判断支架置入后，通过支架处理远端血管严重夹层、冠状动脉穿孔、大的分支闭塞、无复流、再灌注心律失常、循环崩溃等紧急情况的可能性和具体方法。

三、患者的术后处理

（一）普通情况的处理

（1）返回病房即刻测血压、做心电图（病情不稳定者给予心电监护）、听诊心肺。

（2）患者转移到病床后，即刻查看血管穿刺部位有无出血、血肿；比较双侧肢体的皮肤温度、颜色、静脉回流及足背动脉（或桡动脉）搏动情况；之后 2 h 内，每 15 min 巡视上述情况 1 次，2～6 h 期间每 1 h 巡视 1 次，6 h 后常规巡视。

（3）术后 ACT<180 秒即可拔除鞘管，在压迫止血过程中出现迷走反射者，可静脉注射阿托品（0.5～1.0 mg/次）和（或）多巴胺（5～20 mg/次），与此同时可适当加快补液速度，使血压维持在 90/60 mmHg 以上、心率不低于 50 次/分为宜。

（4）股动脉穿刺部位的止血方法不同，术肢制动和平卧时间不同。缝合止血者卧床 4～6 h 后可床上活动（老年患者要适当延长卧床时间）；手工压迫止血者，弹力绷带加压包 12 h，之后改成非加压包扎，12～24 h 可以在床上活动，无血管并发症者 24 h 后可下床活动。

（5）对卧床期间排尿困难者，可在医生协助下在床上排尿，仍排尿困难者，应及时导尿，以免因为尿潴留引起心率、血压波动。

（6）置入药物洗脱支架者，术后双联抗血小板时间至少 12 个月（阿司匹林 100～325 mg，每日 1 次；氯吡格雷 75 mg，每日 1 次），之后阿司匹林长期服用；期间注意监测血小板数目、血小板聚集功能和有无消化道出血等情况；对于术后需要持续静脉输注 GP Ⅱb/Ⅲa 受体拮抗剂者，要监测血小板聚集功能和血小板数目，防止致命性出血并发症的发生。

（7）监测心电图变化，术后 6 h 常规复查 CK、CK-MB 及肌钙蛋白的变化，了解有无术后新发心肌梗死。

（8）对于具有造影剂肾病高危因素的患者，术后 2～3 天要及时复查肾功能。

（9）对于无并发症的患者，术后 72 h 可以出院。

（10）所有患者都应该接受冠心病危险因素的干预和预防。

（11）根据患者的具体情况，出院前制订未来的运动或体力劳动计划。

（12）出院前，详细告知患者随访时间、方式和随访内容。

（二）特殊情况的处理

（1）可疑腹膜后出血者，快速静脉补液，争取时间行超声和腹部 CT 检查明确诊断；对确诊腹膜后出血者，根据血压、血红蛋白（或红细胞比积）变化，快速补液或输血，如补液或输血中血压仍难维持者，急诊外科手术修补。

（2）发生动静脉瘘者，先保守治疗，无效者请外科手术修补。

（3）发生假性动脉瘤者，根据超声检查结果采取手工压迫、超声引导下压迫或者超声引导下瘤腔内注射凝血酶粉的方法消除瘤腔，之后理疗促进积血吸收。

（4）因卧床导致下肢深静脉血栓者，应及时发现，尽早给予抗凝或溶栓治疗，无效者请血管外科取栓或者放置下腔静脉滤器。

（5）术前存在肾功能损害者，术后继续水化治疗 12 h，600 mg 乙酰半胱氨酸每日 2 次口服，连服 1～2 天；监测血肌酐变化，必要时血滤或透析治疗，防止永久性肾功能不全发生。

（6）心绞痛复发且持续不缓解者，尤其伴有心电图缺血改变或较术前缺血加重者，应急诊复查冠状动脉造影了解是否发生了支架内血栓。

（7）对于发生了支架内血栓者，根据现有条件、患者血流动力学情况、靶血管供血范围、术者对手术成功的把握以及患者和家属的愿望，选择药物治疗（包括溶栓、抗血小板和抗凝治疗等）、再次 PCI 或急诊冠状动脉旁路移植术。

第三节 冠状动脉支架置入的操作技术

无论是 Bail Out 还是 De Novo 支架置入，其操作步骤基本相同。在实际送入支架以前，首先要根据病变特征和病变所在血管的特征选择合适的支架。一旦支架选择妥当，即可按下述步骤进行置入操作。

一、支架置入前的准备工作

（一）药物准备

（1）阿司匹林 100~325 mg，每日 1 次，术前 3~5 天开始至术后长期服用。

（2）氯吡格雷术前 3~5 天开始口服 75 mg，每日 1 次；如果急诊手术，则至少术前 6 h 顿服 300 mg；置入裸金属支架者术后继续口服至少 1 个月；置入药物洗脱支架者双联抗血小板治疗至少 1 年，但近年来随着对药物洗脱支架晚期血栓事件的关注和认识，国外一些学者建议对复杂病变和血栓形成风险高的患者置入药物洗脱支架（尤其是置入多支架）者，双联抗血小板治疗的时间应延长到患者不能耐受为止；但是随着药物支架的不断改进，支架术后的抗血小板治疗也将发生改变。

（3）在进行介入操作前，确认患者已经肝素化。

（4）糖蛋白 Ⅱ b/ Ⅲ a 受体阻断剂类药物的抗血小板效果和安全性已经被国外多个大规模临床试验证实。目前国产的盐酸替罗非班已经在临床上广泛应用，PCI 术中的使用方法：在导丝通过病变前，10 μg/kg 静脉注射 3 min 以上，之后 0.15 μg/（kg·min）持续静脉滴注 36 h；用药期间检测血小板数量和血小板聚集功能；对于年龄 > 75 岁以上者，术中肝素用量应减半。

（5）他汀类药物对于急性冠状动脉综合征患者，其重要性不亚于抗血小板药物。

（二）仔细判读病变，对将要采取的支架置入策略心中有数

（1）首先分析判断所选择的支架能否顺利到达和通过病变；对于需要预扩张的病变，确认进行了充分预扩张（尤其是拟置入药物支架的病变）。对病变预扩张的目的是：①了解病变的可扩张性。球囊不能充分预扩张的钙化性病变不宜置入支架，以免支架被卡在病变处脱载或者支架伸展不理想，造成支架贴壁不良。②为送入支架建立通道。为达到这一目的，对于预扩张后有明显弹性回缩者，可考虑更换较大直径的球囊再次扩张。③了解患者对病变血管完全闭塞的反应，以便在置入支架前采取适当的预防措施。例如对于预扩张时出现严重心绞痛者，可进行抗心绞痛治疗；出现心动过缓者，放置临时起搏器；出现明显血压下降者要用升压药或考虑置入 IABP；出现心律失常者使用抗心律失常药物。

（2）检查导丝稳定位于病变血管的最远端，能为支架置入提供必要的支撑力和轨道。

（3）检查指引导管与病变血管开口处于稳定的同轴位置，不至于因为推送支架引起移位；当需要深插指引导管提供额外支撑力时，导管头端不至于引起血管壁损伤。

（4）评价如果支架不能到达或通过病变时，撤出支架的可能性、安全性和方法。

（5）评价支架扩张后，通过支架处理远端血管严重夹层的可能性和方法。

（三）支架和相关器械的准备

（1）再次核对无菌包装上的支架参数与所需要的参数一致。

（2）牢记将要扩张支架的命名压和球囊爆破压。

（3）不要浸泡、挤压、折叠、手捏或用纱布擦拭药物洗脱支架。

（4）不要预先负压抽吸预装支架的球囊。

（5）根据病变特点选择合适的导丝并对导丝头端进行塑形。

（6）检查压力泵并抽吸适量经过稀释的造影剂。

二、支架的输送和定位

目前使用的大多数球囊预装支架都采用端轨球囊导管。具体输送操作步骤如下（见图 9-10）：

（1）术者固定指引导管和导丝，助手将导丝尾端穿入球囊导管端轨开口并轻轻送至指引导管尾端附近并固定导丝。

（2）术者完全松开指引导管Y形接头的活瓣开口，轻柔、无阻力地向前推送支架，直至球囊导管的端轨结束，导丝和导管分开。

（3）拧紧Y形接头活瓣，松紧程度以既能顺利抽送导管又不出血为宜。

（4）此时助手松开导丝，术者一手固定指引导管和导丝，一手稳定向前推送支架。当到达导管尾部的两个标志处时，开始在透视下观察指引导管、导丝和支架的位置。

（5）在透视下前送支架，观察球囊标志的移动，直到支架到达指引导管开口处。

（6）造影确认指引导管和导丝的位置是否正常，留意病变周围的透视参照标志，以便帮助粗略地指导支架定位。

（7）在透视下前送指引导管，体会支架输送过程中的阻力，同时观察指引导管回缩和移位情况。一旦阻力过大或指引导管移位明显，应停止前送支架。

（8）调整好指引导管的位置，仔细查找阻力过大的原因。如果是由于指引导管的支撑力太小引起，可考虑深插指引导管增加其支撑力。

（9）当预计支架到达病变部位时，停止向前推送支架。推注造影剂以协助支架准确定位。必要时进行电影造影确认支架位置满意（图9-10B）。

（10）术者固定指引导管、球囊导管和导丝，助手连接压力注射器，负压抽吸排空球囊，迅速充盈球囊使支架扩张。

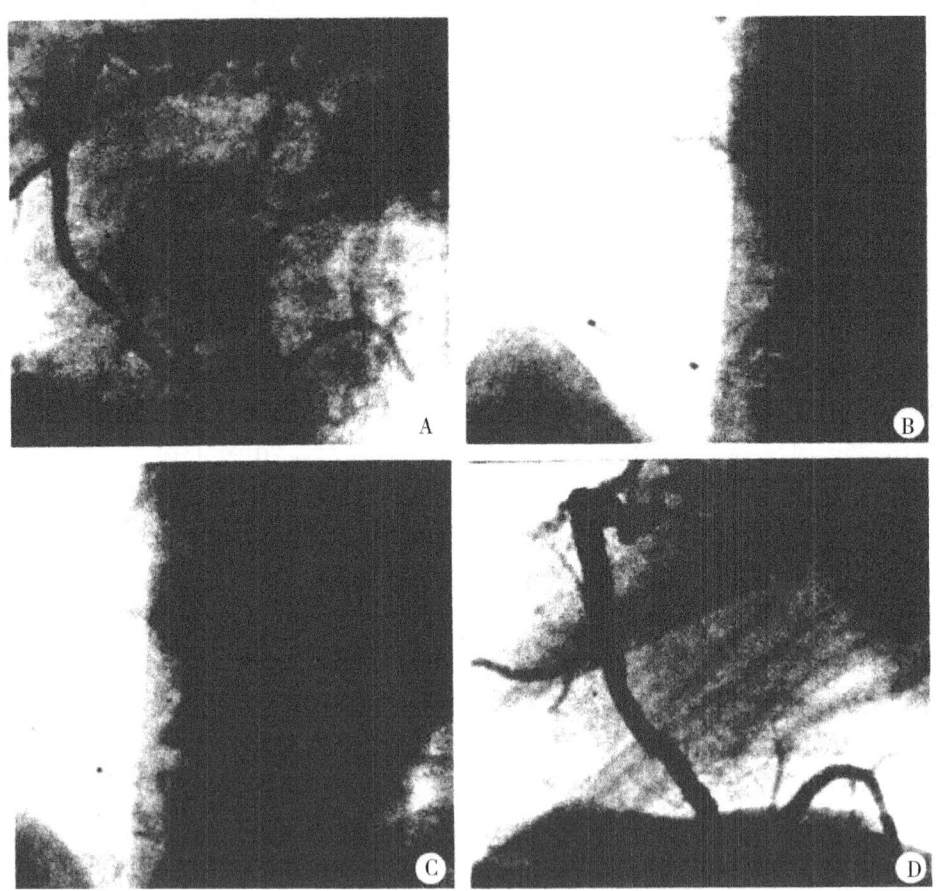

图9-10　右冠状动脉中段病变内支架置入基本操作过程

A. 支架置入前右冠状动脉造影，评价需置入支架的病变特点，选择合适的支架参数；B. 将支架送至病变处完全覆盖病变，透视或造影评价支架定位准确；C. 在透视下观察球囊充盈情况；D. 撤除球囊导管后，造影评价支架扩张效果，仔细排除血管夹层、痉挛或血栓情况

对于经过较完全预扩张的病变，较容易将支架输送到位。但对于未能充分预扩张的钙化病变或严重弯曲的血管，在输送支架时如果阻力较大，不要勉强用力推送，以免造成支架脱载或嵌顿。一条重要的经验是：推送单纯球囊导管具有明显阻力的血管或病变，在输送支架时一定会非常困难。此时，应换用

顺应性好的短支架或者采用耐高压球囊再次对病变进行充分预扩张。必要时可对支架进行适当的预成形，但这种操作只能由具有丰富经验的术者进行。

在定位支架时，应注意如下问题：①对于左主干开口和右冠开口的病变，由于主动脉壁肌肉丰富，弹性回缩明显，应使支架近端超出血管开口 1.0～2.0 mm（突出于主动脉腔内 1.0～2.0 mm），以便支架能发挥有效的支撑作用。此外，当支架扩张后，一定要用耐高压球囊对冠状动脉开口处或支架扩张不充分的部位进行高压后扩张，保证支架贴壁良好。②对于冠状动脉其他大分支开口处的病变（三叉病变），则不应使支架超过开口，以免影响分支血管的血流。③对夹层病变置入支架时，首先要保证支架远端能完全覆盖夹层，以便在支架偏短时能顺利地在支架近端置入第 2 枚支架，尽可能避免通过支架处理远端病变。

三、支架的扩张和效果评价

（1）在透视下充盈支架球囊（图 9-10C），达到命名压力并保持 15～30 秒后排空球囊。如果扩张到命名压时球囊仍然存在切迹，可继续增加压力直到切迹消失或接近球囊爆破压。必要时换用耐高压球囊再次进行扩张，直到球囊切迹消失。此时，应谨慎地考虑到可能出现的支架近、远端严重夹层问题。在左主干内扩张支架时，每一次球囊扩张充盈时间不宜超过 10 秒。

（2）有些术者习惯将球囊回撤 3～5 mm 后，在支架近端以略微增加的压力进行一次整形扩张，目的是确保支架贴壁良好。但是，大多数术者习惯先造影评价支架扩张效果（图 9-10D），然后决定是否进行高压后扩张；已有研究发现，药物洗脱支架的支架内血栓和再狭窄与支架贴壁不良密切相关，因此，建议对支架扩张不充分或者弹性回缩明显的部位一定要进行高压后扩张，确保支架贴壁良好。

（3）调整指引导管位置，将深插的指引导管回撤到冠状动脉开口处。

（4）将支架的球囊撤回到指引导管内，取两个以上体位造影，评价支架扩张效果和是否出现支架近远端夹层（图 9-10D）。

（5）根据造影结果，决定是否进行高压后扩张。理想的支架效果是：①支架贴壁良好，在两个以上造影体位上显示血管腔光滑，无残余狭窄；②无支架近远端夹层和支架内血栓；③前向血流 TIMI 3 级。

四、注意事项

（1）当准备置入支架的血管段存在大分支血管时，应选用支架网眼疏松的支架，以免影响分支血流；或者当分支血管因支架扩张导致血流受影响时，能通过支架网眼对分支血管扩张或置入支架。

（2）当输送球囊穿过支架网眼进入分支或从分支撤出球囊时，应谨慎操作，防止因此造成支架移位；当输送支架通过主支支架的网眼时，应非常谨慎，以防分支支架被卡在主支支架网眼上或造成支架脱载。

（3）对于支架置入后，支架近远端血管出现新的狭窄或支架远端无血流的情况，应冠状动脉内给硝酸甘油，以区别是否有血管痉挛、夹层、支架内血栓或残余狭窄，以便采取合适的处理措施。

具体处理方法是：①以不同体位进行冠状动脉造影，分析发生上述情况的原因。②如果鉴别困难，可向冠状动脉内注射硝酸甘油 100～300 μg。如果狭窄解除，远端血流恢复，表明是冠状动脉痉挛所致；如果注射硝酸甘油效果不明显，但又没有明显的血管夹层，可对狭窄血管段进行低压（< 4 atm）持续扩张整形（1～2 min），有利于消除严重的冠状动脉痉挛或急性血栓。③如果确定存在支架远端夹层，可先用球囊在夹层处持续低压贴靠性扩张（持续 1～2 min），如果扩张后夹层消失，前向血流正常，可不再做特殊处理。如果扩张后夹层持续存在且影响到前向血流，则置入支架处理。④通过支架向远端血管置入支架时，操作有一定难度，有可能造成支架嵌顿在已置入的支架上或支架脱载。因此，要充分估计发生支架嵌顿或脱载的风险，最好选择顺应性好、外径小、预装牢固的短支架解决这一问题。

（4）如果支架不能顺利到达病变部位，应尽早将支架撤出，查找原因并确认病变已被充分扩张后再次前送支架到位。注意：回撤支架时，应在持续透视监视下缓慢而轻柔地操作，如果支架在退入指引导管开口处遇到阻力，应避免强行回撤支架，以免造成支架脱载。正确的做法是将支架导管、指引导管和导丝一起撤出。

（5）一旦支架脱载，应尽量保证脱载的支架位于导丝上，以便使用圈套器或钳具将支架取出。

第十章 心律失常射频导管消融技术

第一节 心律失常射频导管消融技术总论

一次偶然的意外引发了经导管直流电消融技术在临床的应用。一例患者在电生理检查术中发生心房颤动，体外电复律时，除颤电极碰到已放置在希氏束部位的电极导管连线上，导致完全性房室阻滞。这一出乎预料的结果被 Gonzales 在动物试验中重复出来，形成了经导管直流电消融技术。1981 年 4 月在美国旧金山医学中心，Scheinman 采用此技术，首次对一例慢性心房颤动伴快速心室反应患者的房室交界区进行消融，成功阻断了希氏束，随后植入了心脏起搏器。次年，Scheinman 等和 Gallagher 等分别报道了对 5 例和 9 例患者的消融结果，引起了广泛注意。临床应用表明，经导管直流电消融房室交界区是治疗顽固性室上性心动过速的一个可行方法，能达到有效控制心室率和改善患者症状的目的。1983 年和 1984 年，Weber 等和 Hartzler 分别采用这项技术成功治疗预激综合征和室速。1988 年 11 月底，美国加州大学统计了 747 例直流电消融治疗的患者，552 例接受房室交界区消融和起搏器植入，总有效率 85%，消融房室旁路治疗预激综合征 26 例，成功率 67%；消融室速 169 例，成功率 59%。但是，经导管直流电消融术存在一些明显的不足之处，例如放电产生的气压伤可以引起多种严重并发症（冠状静脉窦或心房壁破裂、心肌梗死和心源性休克等）、难以精确地控制消融损伤的范围、不规则和不均匀损伤病灶的致心律失常作用（术后发生的室性心律失常和猝死），严重地阻碍了其临床广泛应用。

与直流电消融的诸多缺陷形成鲜明对照，用射频电流为能源的消融损伤是由单纯的热效应所致，损伤病灶的界面规整、范围小和程度均匀。射频消融的另一特点是能够在以 1W 为单位，滴定式地逐步调节消融能量。所以，经导管消融的能源很快从直流电转为射频电流，这是临床心脏电生理学领域的又一次突破。1985 年，Huang 等首次报道经导管射频消融术房室交界区的试验结果，750 kHz 的射频电流通过常规的电极导管，消融房室交界区，造成完全性房室阻滞。1987 年，Borggrefe 等进行了世界上首例患者的经导管射频消融，成功消融阻断了右侧房室旁路。从此经导管射频消融术开始被广泛用于临床。在短短几年当中，随着远端可控 4 mm "大头" 消融电极导管的出现，经导管射频消融治疗预激综合征、房室结折返性心动过速和消融阻断房室交界区的技术基本成熟，1989—1991 年在美国接受治疗的患者数量以每年约 5 倍的速度增加，成功率达到 90% 以上。尤其是在消融治疗房室结折返性心动过速的技术方面，利用射频消融损伤范围小和消融能量可控的特点，最初采用阻断房室结快径路的消融方法，5%～10% 的患者在术中和术后发生完全性房室阻滞；自 1990 年 Jackman 等首创选择性消融慢径路的技术之后，治疗的成功率和安全性得到显著提高，明显减少了完全性房室阻滞的发生率。随后不久，经导管射频消融术很快地被用于治疗局灶性房性心动过速、典型心房扑动、束支折返性室速和特发性室速。1993 年，Cosio 等以线性消融下腔静脉/三尖瓣环峡部的方法，首先报道了对 9 例典型心房扑动的消融结果。由于早期的成功消融的终点为放电过程中心房扑动终止和不再被诱发，尽管术中即刻成功率较高，但术后心房扑动的复发率也高达 25% 以上。1995 年，Poty 等通过 Halo 电极导管标测消融前后的右心房激动顺序，提出右心房峡部双向性完全阻滞作为成功消融终点，不仅显著地降低了心房扑动的术后复发率，而且也能在窦性心律下实施有效的消融治疗。1997 年，Haissaguerre 和 Jais 等发现 9 例阵发性房颤患者的肺静脉开口部存在异位兴奋灶，由其发放的单个或连续的冲动可以引起房性早搏、短阵房性心动过速（房速）和阵发性房颤；通过对异位兴奋灶的成功点状消融，9 例患者的阵发性房颤（当时被命名为局灶性心房颤动）不再发生。这一发现和消融结果立即引起了广泛的注意。近年来，在这一研究的启发下，基于肺静脉的各种房颤导管消融治疗策略得到了迅速发展，目前针对局灶性房颤的成功率已达到 80% 以上，而且，更多的持续性或慢性房颤患者也开始接受导管消融治疗，成功率也在逐渐提高。总之，根据 20 多年的临床应用结果和国内外大规模登记注册资料，经导管射频消融术是目前根治上述各种快速心律失常的最有效方法，已成为首选的治疗手段。

第二节　导管消融治疗的原理

心律失常导管消融可供选择的能量有射频电能、微波、超声、激光、冷冻和 β 射线。目前，选择的能量主要是射频电能，下面重点对射频消融和冷冻消融的治疗原理做一概述。

一、射频消融的治疗原理

临床上使用的射频仪通常采用单极放电。射频仪以两根导线与人体相连，其中一根通过导管进入体内，到达消融部位，另一根与皮肤板状电极相连，两根导线通过人体组织构成射频电流回路。导管电极表面积较小，周围电场强度大，可对局部组织起到加热作用。皮肤板状电极面积大，对局部组织不产生加热作用。如果采用双极放电，则射频仪的两根电极均进入人体消融部位，一起加热局部组织，达到消融目的。

射频电流对组织的加热作用是通过电场实现的，电场线从电极头发出，作用于组织中的带电离子，使之运动并与组织介质摩擦生热。局部组织的温度由弥散产热与对流散热决定，对流散热主要由血液循环引起。一旦局部温度达到 50℃ 并持续数秒，即可造成组织的不可逆损伤。故通常将 50℃ 等温线内视为损伤范围，理论上该等温线以内组织的温度均高于 50℃。

通过消融电极传导的射频电流对组织的加热作用发生在组织内，而不是在电极本身。电极温度的升高是由于组织向电极的热传导引起，即组织内温度加热了电极。因此，通过测定电极温度可间接反映电极附近组织内温度。当电极周围是均匀组织时，消融损伤的范围或 50℃ 等温线将随电极头温度、电极表面积大小的改变而改变。测量温度电极除了监测消融效果外，还有助于避免局部温度过高，引起组织炭化。当温度固定时，组织损伤范围将随时间延长而增加，在 30～60 秒达到最大。超过 30～60 秒后，损伤范围不再增加。

射频电流对电极附近心肌组织的加热作用，随电极与心肌组织的接触程度不同而变化。电极与心肌组织接触的部分将被心肌组织加热，而游离在血液中的部分将被血流冷却。

除了电极或组织温度外，监测阻抗对评价射频电流对组织的损伤作用也具有重要价值。阻抗与电极和组织的界面有关。随着组织被加热，阻抗下降。当温度升高到一定程度时，阻抗又会增加，由于蛋白迅速凝固，电导性能降低，阻抗可升至很高水平。因此，温度及阻抗监测对指导和控制射频消融均具有重要意义。

鉴于传统单极放电系统的局限性，目前已推出了数种改良的电极系统，其中较为重要的一种是冷却电极系统。它的基本原理是通过对导管进行冷却（一般通过灌注盐水来实现），使心内膜面的局部温度不致过高，从而利于能量向较深部位的渗透，同时可产生较大范围的损伤。使用盐水灌注电极外表面的技术，确实可以减少电极附近血凝块的形成。但需要注意的是，它并不能完全避免阻抗升高和微泡形成的危险。

二、冷冻消融的治疗原理

冷冻消融又称冷冻疗法，是应用致冷物质和冷冻器械产生 0℃ 以下的低温，作用于人体局部，破坏相应的组织以达到治疗疾病的目的。冷冻消融需要特定的制冷设备和特定的消融探头。制冷的方法有相变制冷、冷冻物质制冷、节流膨胀制冷等，常用的制冷物质有液氮、氦、氩等。

冷冻消融时，将冷冻探头置于组织的表面产生低温，其周围的组织形成冰球。随着温度的下降，冰球内的细胞产生不可逆性的损伤，后期被纤维组织替代。损伤过程可分为3个阶段：①冷冻/复温期；②出血和炎症期；③纤维形成期。在冷冻/复温期，冷冻使细胞内和细胞外形成冰的结晶体，引起相邻的细胞质和细胞核受压变形。当温度降到-70℃达1 min，可见线粒体肿大、基质减少、嵴破坏，肌细胞Z带和I带不连续或消失。在复温时，内质网内液泡扩张，糖原耗竭，线粒体膜的通透性增加，脂质过氧化，酶水解，但组织结构仍保持完整。微血管内皮细胞损伤，血小板聚集，血流阻断。在出血和炎症期，可见出血、水肿、炎症，称为冷凝性坏死。这些变化在复温后48小时内最明显。1周后可见明显的炎性细胞浸润、纤维蛋白和胶原纤维聚集、毛细血管新生。在纤维形成期，大约在冷冻后2~4周，可见致密的胶原纤维和脂肪浸润，周围有许多小血管形成。心肌组织经冷冻消融损伤后所形成的瘢痕致心律失常的作用较小，这一点与冠心病心肌梗死后形成的瘢痕不同。

第三节　射频导管消融的适应证、禁忌证和并发症

一、射频导管消融的适应证

我国2002年对射频导管消融治疗快速性心律失常指南进行了修订，其中将导管消融治疗的适应证分为明确适应证、相对适应证和非适应证3种。

1. 明确适应证

目前多数专家认为此类患者应接受RFCA治疗，但不等于是绝对适应证，包括下列各类患者：①预激综合征合并阵发性心房颤动和快速心室率；②房室折返性心动过速、房室结折返性心动过速、房速、典型房扑和正常心脏室性心动过速（室速）呈反复发作性，或合并有心动过速心肌病，或者血流动力学不稳定者；③发作频繁、心室率不易控制的典型房扑；④发作频繁、心室率不易控制的非典型房扑；⑤不适当窦速合并心动过速心肌病；⑥发作频繁和（或）症状重、药物预防发作效果差的梗死后室速。

2. 相对适应证

此类适应证尚有争议，需要进行综合评估，权衡RFCA对患者的利弊。①预激综合征合并阵发性心房颤动而心室率不快；②预激综合征无心动过速，但是有明显胸闷症状，并排除其他原因；③房室折返性心动过速、房室结折返性心动过速、房速、典型房扑和正常心脏室速发作次数少、症状轻；④阵发性心房颤动反复发作、症状严重、药物预防发作效果不好、患者自己要求根治；⑤心房扑动发作次数少，但症状严重；⑥不适当窦性心动过速反复发作，药物治疗效果不好；⑦梗死后室速，发作次数多，药物治疗效果不好或不能耐受；⑧频发室性期前收缩，症状严重，影响生活、工作或学习。

3. 非适应证

大多数专家认为此类患者不宜接受RFCA治疗，但不完全等同于禁忌证。①预激综合征无心动过速、无症状；②房室折返性心动过速、房室结折返性心动过速、房速、典型房扑和正常心脏室速发作次数少、发作时症状轻；③不适当的窦性心动过速药物治疗效果好；④阵发性心房颤动药物治疗效果好或发作减少、症状较轻；⑤频发室性期前收缩，症状不严重，不影响生活、工作或学习；⑥梗死后室速，无特殊标测设备和（或）发作时心率不快并且药物可较好地预防发作。

二、心律失常导管消融治疗适应证的进展

近年来，随着对心律失常发生机制的进一步认识，特别是对房颤等复杂心律失常发生机制的研究进展，加上电生理标测和导管消融手段的不断改进，包括三维电生理标测、多元化的消融能量选择等，对既往认为导管消融治疗效果不佳或被认为是消融治疗禁区的一些心律失常也开始尝试进行导管消融治疗，最显著的变化表现在对房颤和室性心律失常导管消融治疗适应证的扩展上。

1. 房颤治疗适应证

随着导管射频消融治疗房颤技术的不断成熟和发展，接受导管射频消融治疗房颤患者的适应证也在不断扩大，早期经典导管射频消融治疗房颤患者的适应证是没有明确器质性心脏病的阵发性房颤患者，即特发性房颤患者，而随着越来越多的房颤治疗中心对左房明显增大、有严重器质性心脏病或心力衰竭的房颤患者进行导管消融治疗的临床研究，目前房颤消融治疗的类型已经扩大到持续性和永久性房颤患者。虽然对房颤患者行导管消融治疗的适应证目前尚未达成共识，但从目前的经验分析，左心房大小、持续性或永久性房颤的持续时间、有无二尖瓣反流及程度、患者的年龄等可能是影响手术疗效的重要因素；另一方面，房颤导管消融治疗的适应证与消融策略的选择有密切关系，目前主流的房颤消融策略可概括为两种，即基于局灶性房颤的肺静脉电隔离治疗和基于持续或慢性房颤的环肺静脉线性消融治疗。根据 Braunwald 最新版（第 8 版）的《心脏病学》教科书中的描述，肺静脉电隔离治疗适用于无器质性心脏病或抗心律失常药物治疗无效或不愿接受抗心律失常药物治疗的阵发性房颤患者。而环肺静脉线性消融的病例选择包括：存在一定程度器质性心脏病的持续或慢性房颤患者，维持窦律对其十分重要，而且尽管接受了标准抗心律失常药物治疗但房颤仍然反复发作；不能耐受或不愿接受药物治疗的房颤患者。

2. 室性心律失常适应证

室速常反复发作，40% 以上病例抗心律失常药物不能预防复发，且长期服用不良反应大。植入型心律转复除颤器（ICD）可通过抗心动过速起搏或电击终止心动过速，挽救生命，但不能预防复发，且存在价格昂贵、除颤后明显影响患者生活质量等不足。近年来由于标测和消融技术的不断改进，器质性心脏病室速的经导管消融已取得较好的效果。接受导管消融的室性心动过速患者可分为两大类：一类是没有器质性心脏病，但是症状明显，室速持续发作，表现为单型性室速，对药物治疗无效或不能耐受或者是不愿意接受药物治疗；还有一类是有明确的器质性心脏病，室速发生机制为束支折返所致，发作时血流动力学不稳定的单形性或多形性室速，室速频繁发作药物治疗无效，或植入 ICD 后频繁放电的患者。另外，少数情况下，非持续性室速或可引起严重症状的室性早搏也需要进行导管消融治疗。

三、射频导管消融的并发症

（一）急性心脏压塞

射频导管消融治疗时急性心脏压塞是比较常见的并发症，不同类型心律失常导管射频消融治疗均可出现这一并发症，心脏破裂的部位包括冠状静脉、右心房、左心房、左室等。发生急性心脏压塞时，患者可表现为烦躁、淡漠、面色苍白，心率多为减慢，血压降低，透视下可见心影增大（或不增大）、搏动减弱或消失，严重者意识丧失，呼吸、心跳停止。心脏超声可见心包积液和心脏压塞征。

心脏压塞的常见原因与预防措施如下：

1. 冠状静脉窦穿孔

冠状静脉窦穿孔主要是由于冠状窦电极头端遇阻力后用力推送所致。预防方法是避免盲目快速推送导管，当导管头端遇阻力时应稍回撤导管并逆时针旋转，然后再推送，少数情况下需要顺时针旋转。

2. 右心房穿孔

右心房穿孔主要是在右心房内用力推送导管所致，导管进入右心耳后头端固定，力量易传导至远端，过分用力推送会导致右心房穿孔。

3. 左心房穿孔

导管经房间隔进入左心耳后头端固定局限，推送导管可导致穿孔，并且该处房壁较薄，穿孔后不易闭合，易导致心脏压塞并且经导管穿刺引流不易控制。

4. 主动脉穿孔

跨主动脉瓣操作时电极导管经动脉窦穿入心包，这种情况罕见，主要原因有：①标测消融导管远端较硬；②导管跨主动脉瓣操作时粗暴用力。

5. 左室穿孔

左室穿孔主要是在左室内操作导管所致，原因有：①消融电极以大弯跨过主动脉瓣后在左心室内伸直时顶破左心室，导管以大弯形状进入左心室后一般应首先使之伸直，然后再使之到达预定位置，伸直操作时应边顺时针旋转边回撤导管。在导管伸直之前避免边顺时针旋转边推送导管，这种操作易使导管经心尖穿破心室。②经主动脉逆行法消融左侧旁道时，尤其是左前侧壁旁道时消融电极钩挂在左室前侧壁用力推送导管会导致左室前侧壁穿孔，预防方法是避免导管头端固定后过度用力推送导管，另一重要的预防措施是当大弯消融导管总是钩挂到左室侧壁时换用小一号弯度的消融导管。③经主动脉逆行法消融左侧旁道时，导管跨二尖瓣口入左心房操作时导管未能跨过二尖瓣口，相反，顶到左室下后壁，如果此时过度钩挂并且用力推送导管会导致左心室后侧壁穿孔，避免的方法主要是导管头端固定后不能过度用力推送导管。

6. 房间隔穿刺

房间隔穿刺有导致右心房、冠状静脉窦和左心房等部位穿孔的可能。以下导管操作过程会导致穿孔：①没有穿过房间隔，回撤并向上腔静脉方向推送穿刺针时穿破右心房。避免的主要方法有两种：一是撤出穿刺针并通过导丝将房间隔穿刺鞘送至上腔静脉，然后重新穿刺。另一方法不用导丝，但是向右房上部推送时要保证以下几条：穿刺针回撤至房间隔穿刺鞘内；鞘管头端指向患者胸骨方向（即穿刺针指向器在12点位置）；上送过程左右旋转房间隔鞘管并同时注射造影剂以确保头端在上送过程中游离。②穿刺针进入左心房，但是鞘管通过房间隔困难，过分用力会因惯性作用进针太深而穿破左心房顶部。避免方法是：①更换穿刺点至真正卵圆窝，此处阻力小，但是少数情况下间隔较厚，各处阻力均较大；②保证穿刺针与鞘管之间匹配好；③鞘管通过房间隔时对导管要有足够的控制力，以免鞘管突然通过房间隔后大幅度快速前行。

7. 消融导致心脏穿孔

消融导致心脏破裂少见，使用温度控制消融可能有助于减少这种并发症，非温度控制消融时根据电极贴靠程度选择不同功率，当发生焦痂粘连电极时不宜过度用力回撤导管，应适当旋转导管以解除粘连，然后才能回撤。

对于怀疑心脏压塞血流动力学尚稳定者（动脉收缩压 80~90 mmHg），可在超声检查后再行处理，而对于血流动力学不稳定者应立即行心包穿刺术，切忌犹豫不决、等待超声诊断或直接外科处理，以致延误时机，使脑缺氧时间过长发生不可逆损伤。符合以上临床特征者多为心脏压塞，少数有迷走反射可能，静脉应用阿托品 1~2 mg 后症状消失者是迷走反射引起，否则应按心脏压塞处理。对血流动力学不稳定者应立即在 X 线透视和造影剂指示下进行心包穿刺引流，与慢性心包积液发生的急性心脏压塞不同，介入治疗时发生的心脏压塞积液量较少，一般心包穿刺法较难保证安全有效，而需持续的心包引流。X 线透视和造影剂指示下心包穿刺引流术快速、可靠。多数患者一次引流便可完全缓解，并可继续完成治疗。对于穿孔较大、穿孔部位不易闭合者通过这种引流方法可保持患者血流动力学稳定，为开胸手术治疗提供机会，此时应注意在开胸之前的准备过程中应保证持续有效的引流。心包穿刺引流后仍"出血不止"者应采用开胸手术修补。"出血不止"指从心包完全抽出积血（一般为 300 mL 左右）后 1 h 内仍需继续引流同等量以上的新的积血才能保持血流动力学稳定者。

（二）完全性房室传导阻滞

完全性房室传导阻滞可见于以下心动过速的消融：① AVJRT；②间隔部位旁道；③游离壁部位旁道；④间隔部位房速；⑤房扑；⑥室速（消融部位邻近 His 束）；⑦导管机械损伤房室结或 His 束；⑧原有束支阻滞，因消融或机械损伤导致另一束支阻滞。射频消融导致完全房室传导阻滞后恢复传导的可能性和时间均无大样本文献报道，一般认为射频消融导致完全房室传导阻滞在术后两周即应考虑永久起搏，会议交流资料显示最长有 6 个月后恢复正常传导。因此对无严重心动过缓者（无心脏停搏 ≥ 3s 或清醒时逸搏心率 > 40 次 / 分）可延长观察时间。

（三）肺栓塞

肺动脉栓塞主要发生在解除卧位开始活动时。栓塞范围小者症状轻、恢复快，大的栓塞很快导致呼吸心跳停止而丧失抢救机会，因此预防血栓形成很重要。预防的方法是缩短卧床时间，仅穿刺股静脉者下肢限制活动不超过 6 h，穿刺股动脉者不超过 12 h。有深静脉血栓高危因素者如高龄、静脉曲张、栓塞史、肥胖、口服避孕药物等可在血管包扎 2 h 后应用肝素预防血栓形成。

（四）迷走反射

迷走反射可发生于术中和术后，表现为意识模糊、血压低、心率慢，甚至会有心影搏动消失，严重者会有呼吸心搏骤停。发生迷走反射时的处理包括静脉注射阿托品 1 ~ 2 mg、补充血容量、升压药物如多巴胺应用。预防迷走反射发生的措施有：①避免空腹时间太长；②补充足够的血容量，空腹时间较长者可在结束操作之前快速补充生理盐水 500 mL；③避免疼痛。

（五）与血管穿刺有关的并发症

并发症与一般介入操作类似，在此不再重复。

（六）严重过敏反应

严重过敏反应导致喉痉挛者一般情况下经过吸氧、阿托品和镇静剂应用后数分钟可缓解，不缓解者应气管切开，病情紧急外科医师不到位时，介入医生可直接切开环甲膜，能够迅速缓解症状。过敏性休克或以心脏骤停为表现者则按心脏骤停处理原则进行。

（七）死亡

死亡率 0.1% 左右，导致死亡的可能原因有心脏压塞、肺栓塞、损伤左冠状动脉主干、完全性房室阻滞、气胸、过敏反应、心室颤动、导管室除颤器故障等；另外，严重并发症如脑血管意外、心肌梗死等也会导致死亡。

（八）其他

随着导管消融治疗房颤在临床的逐渐开展，一些与房颤消融治疗相关的并发症也越来越被大家所重视，包括肺静脉狭窄、心房 - 食管瘘等少见并发症。

第四节　射频导管消融术的操作步骤和原则

一、患者准备和术后处理

（一）术前准备

1. 完善术前检查

RFCA 术前应详细了解患者病史并对患者进行详细的体格检查，获取重要脏器的功能资料，从而对患者的病情进行全面评价。肝、肾功能和出、凝血异常者应慎重评价其对 RFCA 的影响，患者是否可耐受 RFCA。合并肺部疾患，如肺气肿或肺大疱者，应考虑锁骨下静脉或颈内静脉穿刺不慎导致气胸时可能对患者的肺功能产生严重影响。对于并存器质性心脏病的患者应对其心脏结构和功能进行全面评价，了解心脏结构异常（如主动脉瓣狭窄）可预测术中导管操作的难易程度，选择合适的治疗方案以减少并发症发生率；控制心绞痛、纠正或改善心功能不全有助于提高患者对手术的耐受性；高血压患者术前应尽可能使血压控制在理想水平；对于老年患者应考虑到年龄和动脉硬化造成的血管迂曲或走行异常可能会增加血管穿刺和导管操作的难度。

2. 分析心电生理资料

全面复习患者的心电图（包括窦性心律和快速心律失常发作时）及其他心电生理资料，如食管电生理检查或既往有创电生理检查资料。

3. 术前药物治疗

绝大多数患者术前应停用所有抗心律失常药物至 5 个半衰期；少数术前心动过速频繁发作的患者，尽可能使用半衰期短的抗心律失常药物或通过非药物手段（如食管心房调搏）终止心动过速发作。部分预激综合征并发房颤且伴快速心室率的患者，术前口服胺碘酮（0.2 g，2 次/日，用 1 ~ 2 周）可明显减少或避免术中因导管机械性刺激所诱发的房颤，便于手术顺利进行。

4. 术前谈话术

前 24 h 内向患者及其家属说明手术过程、成功率、并发症和复发率等，并获得签字同意，需全身麻醉者通知麻醉科。

5. 术前

术前 4 h 开始禁食水。

(二) 术中监护

RFCA 术中应至少开放一条静脉通路以便补液、静脉滴注药物或注射抢救药物。配备有功能良好且保证能随时应用（充好电）的除颤器，并有专人负责使用。专人负责监护患者的心电、血压和一般情况。术者在术中应全面观察患者病情变化，特别是心脏 X 线影像的变化，以及时发现并处理心脏压塞等严重并发症。

(三) 术后处理

RFCA 过程顺利无并发症的患者可在一般心内科病房观察。穿刺动脉的患者应卧床 12～24 h，沙袋压迫穿刺部位 6 h；仅穿刺静脉的患者应卧床 6 h，沙袋压迫穿刺部位 2 h。注意观察血压、心律和心电图的变化以及心脏压塞、气胸、血管并发症的发生。有并发症的患者经及时处理后应在监护病房内监护。有深静脉血栓高危因素者，如高龄、静脉曲张、栓塞史、肥胖、口服避孕药物等可在穿刺部位包扎 2 h 后应用肝素。出院前常规复查心电图、超声心动图和超声多普勒及 X 线胸片，术后建立随访制度。术后口服阿司匹林 50～150 mg/d，连服 1～3 个月。

二、操作人员准备

比较理想的导管射频消融操作团队由 6 人组成，包括术者 1 人、助手 1 人、电生理技师 1 人、X 线心脏影像技师 1 名和巡回护士 2 人。不同的导管室由于编制和环境不同，手术团队的组成人数略有变化。

1. 术者

每台手术通常只设 1 人，由具有较丰富的导管介入诊疗经验和心电生理实际诊疗能力的心电生理学专业医师担任。手术者是操作团队中最主要的成员，其职责是负责制定手术方案、承担主要手术操作步骤、决定手术进度、完成电生理诊断和鉴别诊断、确定治疗效果、组织和指挥并发症的抢救、全面检查手术的准备工作和各个手术步骤的执行情况。

2. 助手

每台手术的台上助手通常只设 1 人，由具有一定心导管介入诊疗经验和心电生理学知识的心内科医师担任。其职责是协助术者完成手术准备、血管插管、电生理检查、射频消融治疗和并发症的处理。

3. 电生理技师

每台手术通常设 1 名电生理技师负责多导生理记录仪、心脏程序刺激仪和射频消融仪、相关电生理抢救设备如除颤仪、临时起搏器等的操作，并协助术者进行电生理参数测量，电生理诊断和鉴别诊断，消融靶点的标测和鉴别，放电效果的评价，电生理诊疗资料的收集、整理、报告和保存。

4. X 线心脏影像技师 1 人

其负责心脏造影设备的操作和相关 X 线图像的处理。

5. 巡回护士

每台手术通常设 2 名巡回护士，由经过心血管介入诊疗培训的心内科护士担任。其中 1 人负责无菌手术器械的准备、提供和维护，另 1 人负责患者的病情观察、各种手术器械的交换和管理。

6. 麻醉师

常规心律失常导管消融治疗时往往仅在血管穿刺时选择局部麻醉，因此对麻醉师并无特殊要求，但有些国家规定，导管消融手术过程中必须有麻醉师参与，其主要目的是尽可能减少患者因射频放电导致的紧张和疼痛症状。另外，对于儿童心律失常患者，由于其本身对手术配合程度明显弱于成年患者，也往往需要在麻醉后进行消融操作。除此以外，近年来，随着房颤导管消融手术开展的日益广泛，其手术本身时间长，放电过程容易导致患者明显疼痛症状，有的电生理实验室也开始对房颤消融患者进行常规术中麻醉，这种情况下，最好是有专业麻醉师对患者进行相应麻醉后再开始手术操作。

三、仪器设备

进行心律失常的导管消融治疗需要的基本设备包括以下几方面：心脏电生理检查设备、射频消融设备、X线透视和造影设备、并发症处理设备。

（一）心脏电生理检查设备

1. 多导生理记录仪

一般能同步放大、显示、记录和储存12导联标准体表心电图；8道以上的心腔内电信号；1道以上的心腔内压力信号；3个正交体表心电图导联（Ⅱ、aVF和V_1）。可以同时具有多种显示功能如冻结屏幕、信号触发显示、实时和冻结信号分屏显示。其具有多种记录功能，如延时记录、冻结记录、同步走纸记录、定时记录等；具有多种信号保存功能，如临时储存、硬盘储存、光盘储存等；能对正在进行放大、显示的信号进行随意调整；能对保存的信号进行编辑、处理和数字化交流。

2. 程序刺激仪

该设备应具备如下特点：①采用内置式恒流直流电源，漏电电流小于10 μA；②能进行多个早搏程序刺激；③能进行多种非程序刺激；④能进行多部位同步和顺序刺激；⑤具有良好的信号感知功能。

3. 新型电生理标测设备

（1）CARTO系统：CARTO系统又称非X线透视的电解剖标测系统，其特点是可以将心电生理与心腔内的解剖结构结合在一起，并进行三维重建。通过CARTO系统可以确定激动的起源部位、传导顺序、折返环路以及瘢痕组织等，从而有助于鉴别心律失常的电生理机制、设计射频消融方案并指导消融。CARTO系统目前主要用于以下几个方面：①房颤消融，随着对房颤发生机制认识的进展，目前房颤导管消融最主要的一种策略是针对肺静脉前庭进行电隔离，CARTO系统可以重建左房、肺静脉解剖图像，从而指导消融导管对肺静脉前庭进行电隔离。②用于某些电生理基质复杂的心动过速，如心肌梗死后室速、起源于左房或房间隔部位的局灶性房速、手术切口性房速、非典型房扑等的标测。对于这类心动过速，通过CARTO系统可以标测到上述心律失常的起源部位、折返环缓慢传导区的出口、折返环路、瘢痕组织及手术补片等，从而指导消融。③线性消融时，通过激动传导图和电压图可以判断消融径线是否已达连续透壁。④通过标测导管指引系统可以使标测导管迅速准确回到原来的位置，有利于提高消融成功率。CARTO系统目前存在的不足是需要通过接触电极建立标测过程，因此对于持续时间较短和血流动力学不稳定的心动过速难以完成标测。

（2）非接触标测系统：非接触标测系统是另一种具有三维重建功能的标测系统，但其原理与CARTO系统完全不同。使用该系统时标测导管游离于心腔之中，然后通过数学方法将某一心腔（心房或心室）在一个心动周期中整个心内膜的激动进行详细的标测并以不同的色彩动态显示出来，而且还能通过其导航系统指引消融电极到达靶点部位。该系统最大的优点是可以根据一次心跳或相邻的两次心搏确定心律失常的起源部位、激动顺序、折返环路、异常径路及缓慢传导区的出口，拟订消融靶点，并即时判断消融效果。非接触标测系统的这一特点使其特别适用于短阵或血流动力学不稳定的室性心律失常。和CARTO系统类似，目前非接触标测系统亦主要用于一些复杂的快速心律失常病例的标测，如房颤、心肌梗死后室速、起源于左房或房间隔部位的局灶性房速、手术切口性房速、非典型房扑等的标测。近年来，该系统发展了NavX标测技术，该技术不使用心腔内的球囊式多电极矩阵而采用胸壁多电极矩阵，主要功能是提供心腔解剖构型和消融电极的导航，这一技术已经成为房颤导管消融治疗重要的辅助手段之一。

（3）磁导航系统：磁导航技术通过计算机程序指令，变换胸廓两侧磁体的相对位置，计算与改变包绕心脏球形磁场的综合向量，预设和调整体内磁性器件的弯曲、旋转和进退方向，实现了对介入器械的遥控操作。磁导航系统包括以下部件：①Niobe Ⅱ磁体系统，为置于胸廓两侧的永久磁体，磁体材料为钕铁-硼复合物。两磁体安装在可多向运动的底座上，在计算机控制下相向互动，360°自由旋转，其磁场在胸腔内会聚，产生包绕心脏、强度相对均匀、约0.08～0.10 T、直径15～20 cm的复合球体（简称导航球），对心脏内的磁性器件导航。在导航球内的磁性器件所受磁力恒定，无吸引和排斥作用，只随导航球的综合向量改变方向。② Navigant 计算机导航系统，由高速计算机硬件和图形交互处理软件组成工作站，整合各种心脏影像，控制磁体自由旋转角度，计算、预设和储存导航球的综合向量，由综合向量调控体内磁性导管的弯曲、旋转与进退方向。操作者可在导管室外计算机屏幕的三维虚拟心脏或心脏解剖影像上，借助方向导航、靶点导航和解剖标志导航实现对磁性导管的遥控操作。方向导航通过预设和改变导航球的综合向量，调整磁性导管的进退方向；靶点导航通过在采集的交互 X 线影像上，点击目标靶点，调整磁性导管的进退方向；解剖标志导航通过预先设定的解剖标志向量，将磁性导管导向某些解剖部位，如三尖瓣环、卵圆窝、冠状窦口、右室心尖、心耳或肺静脉开口等。③ Cardiodrive 导管推进器由齿轮驱动器和遥控操纵杆组成，根据设定的导管弯曲与进退方向，以 1～5 mm 的精度自动或手动推进和后撤导管，到达目标。④磁性器件，如磁导管和导丝。最新一代磁导管 Celsius 为顶端与前段镶嵌 3 个长约 1.8 mm 磁性材料的 4 极标测和温控消融导管。⑤其他整合系统，包括在强磁场条件下遥控操作使用的 Artis Dfc X 线数字平板影像系统，CartoRMT 电解剖标测系统与多导生理记录仪，电刺激器、射频消融仪和导管床等设备。

2006 年，Greenberg 等报道了用 MNT 遥控标测和消融隔离肺静脉的实验结果。用盐水灌注导管，经穿间隔方法消融 7 只狗的上肺静脉均获成功，长期随访无狭窄。2007 年初，Pappone 等用 MNT 已消融治疗 300 例房颤患者。

（二）射频消融设备

1. 射频消融仪供给消融的能源——射频电流

目前一般采用频率为 500 kHz 的射频电流，波形为连续性非调制正弦波。射频消融仪由三个部分组成：①射频电流发生器；②控制和显示系统；③转换开关。射频消融仪以功率输出或温度控制输出方式工作。放电时间采用顺计时或倒计时方式。放电时输出功率、阻抗、电极头温度及放电时间显示在射频仪的显示器上。温度、阻抗和功率信号输出端可与多道生理记录仪的直流信号输入通道相连，与心电信号同步显示记录。采用功率输出方式工作时，根据不同情况，选择合适的功率放电。在放电过程中，通过功率输出控制旋钮或键，可增加或减少输出功率。根据消融的需要，可随时调整输出功率。阻抗的上、下限值一般由制造商设定，超出上、下限值范围时，输出电路自动切断，停止放电。采用温度控制方式放电时，预先设定温度值，不设定功率值。射频仪根据消融电极头的温度，自动调节功率输出值，使电极头局部的温度保持在预先设定位附近。放电过程中，射频消融仪连续监测温度和阻抗的变化，当温度或阻抗达到射频仪安全值上限时，输出电路自动切断，停止放电。

2. 冷冻消融仪

冷冻消融仪是应用制冷物质和冷冻器械产生 0℃ 以下的低温，作用于人体局部，破坏相应的组织以达到治疗疾病的目的。目前国内应用的冷冻消融治疗仪仅有一种类型，即加拿大冷冻消融科技有限公司生产的 CRYOCATH 冷冻消融仪。它通过产生液态一氧化二氮并使其在消融电极头端变为气体，将周围组织的热量带走并产生 0℃ 以下的低温，从而破坏相应心律失常病基，转复窦性心律。CRYOCATH 冷冻消融仪采用了防失控和实时反馈设计，使操作更安全；具有友好的操作界面、直观的操作方式，轻松好学；另外，开机时间短、适合于多种消融导管、消融时间温度均可调等都是其优势方面。

（三）X 线透视和造影设备

1. 双 C 形臂数字减影血管造影仪

用于快速性心律失常导管射频消融的 X 线透视设备最好是一台具有较高分辨率的双 C 形臂数字减影血管造影仪。虽然单 C 形臂也能基本满足临床要求，但是随着射频消融适应证范围的扩展，越来越多的操作需要用到双平面转换透视和数字减影造影。

2. 自动高压注射器

用于进行心腔和大血管的造影，指导电生理检查和射频消融定位。

（四）并发症处理设备

（1）体外心律转复除颤监护仪在进行心脏程序和非程序刺激、心内导管操作和并发症处理过程中，有时会发生需要进行紧急电复律或除颤的恶性心律失常。因此，体外心律转复除颤监护仪应处于良好的备用状态，对高危病例建议检查前即安放好一次性透 X 线粘贴式监护除颤电极。有条件的导管室可以配备自动式体外心律转复除颤仪。

（2）供氧设备除了用于处理并发症外，对某些器质性心脏病者，建议在检查治疗过程中常规吸氧。

（3）吸痰设备用于对严重呼吸性并发症的辅助处理。

（4）临时心脏起搏器用于缓慢性心律失常并发症的处理。

（5）无创性动脉血压自动监测仪用于操作过程中自动监测动脉血压。

四、血管路径和导管的选择

导管射频消融治疗采用标准 Seldinger 血管介入技术，其主要器械包括两方面的内容，一是用于建立无菌操作区，二是对预定的动静脉血管进行穿刺插管。血管路径主要包括颈内静脉、锁骨下静脉、股动静脉等，穿刺技术在前面的章节中有详细描述，这里就不再讨论。

导管消融较常用的导管有：①温控消融导管与普通消融导管不同，这种导管除可采用阻抗监测方式按预定能量放电外，还可采用温度自动监测方式消融。所测定的温度是大头电极头端附近组织内的温度，而不是大头电极本身的温度。常用的温度感知方式有热敏电阻式和电感应式两种，分别接配不同的射频仪。② 8 mm 大头电极导管：这种导管的大头电极直径和表面积比普通大头电极导管都要大，因此，常用的 50 W 射频仪很难使这种电极达到 70℃以上的有效消融温度，必须采用 150 W 新型温控式射频仪。增加大头电极表面积的目的是使一次放电所形成的有效损伤范围扩大和加深，主要用于对心内膜组织的线性消融和需要扩大有效消融面积的情况。③多极大头导管：这种导管共有 4 个大表面积电极，即头端的端电极和随后 3 个相距 5 mm 的直径 4 mm 环状大头电极，其主要设计目的是用于某些需要进行线性消融的情况，可在导管放置稳定后，由温控射频仪自动对这些电极进行顺序放电或同步放电而不必移动导管，这样能很好地保证消融经线的连续性。④球囊消融导管：将放电电极安置在可膨胀球囊上，当充盈球囊后，电极能稳定地贴靠在管腔结构（如肺静脉开口处）的内壁上，通过对多个电极的顺序放电，可迅速造成对管腔内壁的环状消融，并能防止管腔痉挛和闭塞。其主要用于对某些管腔结构内壁的电阻断性消融。⑤盐水灌注消融导管：普通射频消融导管的顶端温度达到一定程度时，变性的蛋白质将在电极上形成凝固物，限制损伤的范围和深度。冷盐水灌注消融电极导管在消融过程中由于不断的冷盐水灌注，可以预防和减少电极上的凝固物形成，有效传导能量，增大输出功率，扩大损伤的范围和深度。⑥冷冻消融导管：目前应用于房颤冷冻消融的导管主要有三种，分别是普通冷冻直导管、环状冷冻消融导管及球囊冷冻消融导管。

五、导管消融时的 X 线影像学

心律失常的射频消融治疗要求精确定位导管。因此，操作者除了要具备扎实的心电生理和心导管实践经验外，还应具有很好的影像学分析和使用技能。影像学知识的掌握程度对射频消融的成功率、并发症率、操作时间、X 线透视时间等指标均有重要影响。建议大致按如下原则使用透视体位，但由于个人习惯和具体临床情况不同，也可选用其他更为有利的透视体位。

（1）对放置冠状静脉窦导管建议在右前斜 30° 和左前斜 45° 联合透视下操作。其优点是：①在右前斜位上，能清楚判断导管尖走行与右心房、冠状窦（左房室环）和右心室的相互关系，便于旋转调整管尖的方向。②在左前斜位上，能清楚判断冠状窦开口的高低和方向，导管走行不缩短，能准确判断导管向后进入冠状窦而不是右心室或右心房。

（2）对左侧房室旁道的标测和消融通常在右前斜位 30° 透视下操作。其优点是：①投照角度与房室环所在平面接近平行，能最大程度地展示左心室长径。②标测导管在左室内的走行投影短缩很少，容易判断管尖的位置和移动方向。③便于观察导管尖跨越二尖瓣逆行进入左心房，保证在左房侧操作导管的安全性。其缺点是当导管头端钩挂于主动脉瓣下中间隔部位时，与钩挂于游离壁的导管走行不易区别，盲目放电有导致完全性房室传导阻滞或左束支阻滞的危险，此时应增加透视左前斜体位加以检验或纠正。

（3）对右侧房室旁道的标测和消融通常在左前斜 45° 透视下操作。其优点是：①投照角度接近垂直于三尖瓣环，与室间隔平行，能最大限度地展示三尖瓣环，使整个三尖瓣环像时钟一样面向术者，清楚地显示有关重要解剖结构的具体部位。例如，三尖瓣环顶点位于12点，希氏束位于1点，冠状窦口位于5点。②标测导管头端从后向前指向操作者，能清楚地判断和掌握标测电极在整个三尖瓣环上的细微移动。其缺点是不能从影像上准确判断标测电极与三尖瓣的接触关系，必须依靠标测电图配合或右前斜位指导。

（4）对房室结双径路改良建在左前斜位上，能清楚分辨三尖瓣环与冠状窦口的相互关系，能准确判断标测电极与希氏束的上下、前后和左右关系。①在右前斜位上，能清楚分辨标测电极与希氏束的上下关系。②两个透视体位结合，能准确判断标测电极位于冠状窦口前侧或前下侧、希氏束右后下方。

（5）对Ⅰ型心房扑动标测与消融建议在双平面联合透视下操作。其优点是：①通过两个透视体位能准确画出右心房后峡部的消融线。②在消融中通过两个透视平面监测消融导管的移动，能最大限度地保证每次消融操作都固定在同一消融线上。

（6）对左室特发性室速的标测和消融建议在右前斜30°和左前斜45°联合透视下操作。其优点是：①在左前斜位上能清楚辨认标测电极向左室间隔面的贴靠程度。②在右前斜位上能准确判断标测电极在间隔面的移动及其具体部位。③联合应用双平面透视能准确判断标测电极与希氏束的距离和相互关系。

（7）对右室流出道特发性室速的标测和消融建议在右前斜30°和左前斜45°联合透视下操作。其优点是：①在右前斜位上，能清楚分辨标测电极在右室流出道的上下和前后关系。②在左前斜位上，能清楚分辨标测电极在右室流出道的上下和左右关系。③对每一标测点都可以通过双平面立体定位，这样，能保证在初标时不遗漏重要部位，在精标时能准确定位，同时还能防止重复标测那些导管非常容易到达的部位。

（8）对穿刺房间隔的操作建议在正位和右前斜30°联合透视下操作。其优点是：①在正位透视上，术者能清楚判断穿刺针尖在上腔静脉向前的指向逐步转变为指向脊柱（左后方向），能准确、清楚地观察穿刺针尖滑向卵圆窝的特征性移动，能准确判断预定穿刺点与左心房右缘（以脊柱影像判断）和下缘的相互关系。②在右前斜位上，可通过观察穿刺针走行的伸直程度和指向来判断穿刺针尖与房间隔的垂直程度，准确判断穿刺点距离左心房后缘距离，以及通过注射造影剂观察穿刺针尖和鞘管距离左心房后上壁的相互关系。③结合双平面透视能综合确定房间隔穿刺点、穿刺针在左心房的位置、鞘管进入左心房的程度以及与左心房后上壁的相互关系，有效防止心脏压塞的并发症。

（9）对放置冠状静脉窦导管建议在右前斜30°和左前斜45°联合透视下操作。其优点是：①在右前斜位上，能清楚判断导管尖走行与右心房、冠状窦（左房室环）和右心室的相互关系，便于旋转调整管尖的方向。②在左前斜位上，能清楚判断冠状窦开口的高低和方向，导管走行不缩短，能准确判断导管向后进入冠状窦而不是右心室或右心房。

（10）对右侧肺静脉而言，右前斜是最好的投照方位，而左前斜是左侧肺静脉的投照。

第十一章 心脏起搏技术

第一节 心脏起搏技术总论

心脏起搏器是一种植入人体内的电子治疗仪器,心脏起搏技术是通过人工心脏起搏器发放的脉冲电流刺激心脏,代替心脏的起搏点,引起心脏搏动的一种治疗和诊断方法。其主要应用于治疗致命性心动过缓,也可用于药物治疗无效,不宜行射频治疗,超速起搏治疗有效的异位性快速心律失常,如超速抑制治疗室性心动过速。近年,起搏器用途进一步拓展,如通过左右心室同步起搏治疗左束支传导阻滞相关的心力衰竭等。

人工心脏起搏器自1952年由Zoll首先应用于临床后,各种类型的起搏器陆续问世。随着电子工程技术的发展,电池和电极的不断改进,起搏器的体积逐渐缩小,质量不断提高,功能增多,使用寿命延长,临床应用范围也逐渐扩大,对延长患者生命和提高生活质量起了重要作用。

1. 起搏器的构成

由脉冲发生器、电源、电极及其导线3个部分组成。脉冲发生器是起搏器的主体,故又将脉冲发生器单独称为起搏器,而将所有3个组成部分合称为人工心脏起搏系统。

(1)脉冲发生器:作用是形成和发放脉冲,并感知心电活动或其他生理反应,根据患者生理参数的变化自动调整起搏频率和起搏方式等。有些起搏器还具有信息存储功能,如心律失常事件选择性记录,治疗过程的记录,现代起搏器实现了小型化、程控化、多功能化及智能化。临床应用范围也逐渐扩大,脉冲发生器的类型也不断增加,功能更复杂和贴近临床治疗需要。

(2)电源:主要应用体积小、容量大、自放电少和电流稳定而耐用的化学能电池。固态锂电池应用较广,使用寿命10~12年。脉冲发生器和电池一起密封在金属外套内,呈长方形或椭圆形,边缘圆钝,重量18~135 g不等。

(3)电极和导线:使脉冲发生器发放的起搏脉冲传到心肌,同时又将心腔内心电图信号从心脏传递到起搏器。电极和导线与体液接触,且随心脏的搏动而不断摆动,要求有高度的耐腐蚀性,生物相容性和耐曲折。目前电极多用铂、铂铱合金或爱尔近合金及极化性能较优的热解碳制成。导线的金属材料要求电阻率小,强度高,选用的材料有不锈钢丝和银丝、镍合金丝和银丝拧合以及碳。导线的外绝缘材料多用硅胶。根据手术途径和要求的不同,电极可分为心外膜电极、心肌电极和心内膜电极三类。目前多用心内膜电极。心内膜电极又分单极和双极。双极起搏可避免胸肌刺激。另外,为了防止或减少电极移位及术后阈值升高等并发症的发生,制成了多种特殊结构的心内膜电极、主要分为主动电极和被动电极。主动电极,其前端可旋入心肌内,操作简便,不易发生脱位。另外,右室间隔部希氏束和浦氏纤维或希氏束起搏可保留正常的心室激动顺序,改善血流动力学,右室流出道间隔部起搏时,电极位置接近希氏束和浦氏纤维系统,因而较右室心尖部起搏可取得更好的血流动力学效果。由于流出道的部位被动电极不可能固定,故近年来螺旋电极应用增多。被动电极主要通过电极头端的特殊设计,如倒叉状、伞状。

为预防阈值升高设计的有多孔型电极、碳电极及类固醇激素洗涤电极。用于心房内膜起搏的 J 形电极，以便使电极易放置在右心耳内。

2. 起搏方式

（1）胸外起搏：系经胸壁放置特制的圆形或长方形的大面积的起搏电极进行起搏。1 个电极放置在左肩胛与脊柱之间，另一电极放置在相当于 V_2 导联的部位或心前区。脉冲幅度为 25～150 V，脉宽 2～3 ms。需用大功率特殊的起搏器。输出电流从 20 mA 开始，并以 10 mA 递增，直至夺获心室。因电流大，多引起胸痛和明显的胸壁肌肉收缩，患者不易耐受。其一般应用于心脏骤停的急救。

（2）经食管起搏：将双极食道起搏电极导管涂上液状石蜡，经鼻将电极送入食道。深度约 30～40 cm 即达心房中部水平，记录食道导联心电图显示 P 波呈正负双相，且振幅最大处为起搏最佳位置，然后接上起搏器，脉宽在 1.5～5.0 ms，输出电压 15～40 V，频率 70 次 / 分，进行起搏。如需心室起搏，将电极插入深达 40～55 cm 处，食道导联心电图显示正相 P 波，QRS 呈 qR 型，T 波直立，即可起搏心室。

（3）直接心脏起搏：电脉冲直接发放到心脏，起搏稳定、可靠。应用最多的是经心内膜起搏。有时根据需要采用心外膜起搏和心肌起搏。

①心外膜起搏：开胸，切开心包，将盘状电极与心外膜缝合。电极固定可靠，但手术创伤大，术后电极周围结缔组织增生，电阻增大，需提高脉冲的幅度。另一种心外膜的临时起搏是为防止心脏手术后发生的传导阻滞或心律失常。在关胸前将金属导线缝扎在心外膜上，待病情稳定，不需起搏保护时将导线拉出。

②心肌起搏：将电极埋入心肌。电极有柱状、环状、螺旋状等。经剑突下上腹切口或经胸膜外前纵向切口，暴露心包，并纵行切开，在右心室壁无血管区用电极旋入器将电极旋入心肌。心肌起搏也容易发生阈值升高，主要用于静脉途径不宜送入电极的患者。目前也应用于同步化起搏中，冠状静脉窦静脉无合适血管分支时，可选择经胸放置左心室起搏电极。

③心内膜起搏：临时经静脉心内膜起搏时，可选用贵要静脉，锁骨下静脉，颈内、外静脉和股静脉。因上肢活动较多，易造成电极移位，使起搏失败。作为抢救或保护性起搏，一般多选用颈内静脉和股静脉。颈内静脉和股静脉穿刺安全，电极到位后，固定导管电极对患者的活动限制较小。紧急时，在心电图监护下盲目插入电极。确定电极达右心室的方法有：a. 监护心腔内心电图，当出现 rS，ST 段呈弓背形抬高，P 波极小时，说明电极已接触心内膜；b 电极导线与起搏器相连接，使起搏器处于工作状态，插电极过程中监护心电图，出现右室起搏图形时提示电极已到位。

导管电极分单极和双极。单极导管的特点是对 QRS 波的感知比较灵敏，按需功能好；在体表心电图上脉冲信号较大，易于识别；耗电省；起搏阈值稍高。其适用于永久起搏。双极导管的特点是对 QRS 感知的敏感度差，按需功能差；在体表心电图上脉冲信号较小，有时不易识别；耗电较多；起搏阈值稍低；不需另安无关电极。但其抗肌电干扰的能力较强。

④冠状静脉窦内起搏，目前应用于再同步化起搏的患者。冠状静脉分支内起搏实际上是左心室起搏，有可能优于右心室尖部起搏。

第二节　永久人工心脏起搏器

一、永久人工心脏起搏器的适应证

植入型心脏起搏器治疗的适应证主要是"症状性心动过缓"。所谓"症状性心动过缓"，是指直接由于心率过于缓慢，导致心排出量下降，重要脏器及组织尤其大脑供血不足而产生一系列症状，如晕厥、近似晕厥、黑蒙等；长期心动过缓也可引起全身性症状，如乏力、运动耐量下降及充血性心力衰竭等。2008 年美国 ACC/AHA/HRS 将植入型心脏起搏器治疗的适应证分为 3 类。Ⅰ类适应证：根据病情，有明确证据或专家一致认为起搏器治疗对患者有益、有用或有效，相当于绝对适应证；Ⅱ类适应证：根据病情，起搏器治疗给患者带来的益处和效果证据不足或专家意见有分歧，又分Ⅱa类（倾向于支持）和Ⅱb类（意见有分歧），是相对适应证；Ⅲ类适应证：根据病情，专家一致认为起搏器治疗无效，甚至在某些情况下对患者有害，因此不需要或不应该置入心脏起搏器，也即非适应证。

1. 病窦综合征（sick sinus syndrome，SSS）

（1）Ⅰ类：SSS 表现为症状性心动过缓，或必须使用某些类型和剂量的药物进行治疗，而这些药物又可引起或加重心动过缓并产生症状者；因窦房结变时性不良而引起症状者。

（2）Ⅱa类：自发或药物诱发的窦房结功能不良，心率 <40 次 / 分，虽有心动过缓的症状，但未证实与所发生的心动过缓有关；不明原因晕厥，若合并窦房结功能不良或经电生理检查发现有窦房结功能不良。

（3）Ⅱb类：清醒状态下心率长期低于 40 次 / 分，但症状轻微。

（4）Ⅲ类：无症状的患者，包括长期应用药物所致的窦性心动过缓（心率 <40 次 / 分）。虽有类似心动过缓的症状，也已证实该症状并不来自窦性心动过缓；非必须应用的药物引起的症状性心动过缓。

2. 成人获得性房室传导阻滞

（1）Ⅰ类：任何阻滞部位的Ⅲ度 AVB 伴下列情况之一者：①有 AVB 所致的症状性心动过缓（包括心力衰竭）；②需要药物治疗其他心律失常或其他疾病，而所用药物可导致症状性心动过缓；③虽无临床症状，但也已证实心室停搏 ≥ 3 s 或清醒状态时逸搏心率 ≤ 40 次 / 分；④射频消融房室交界区导致的Ⅲ度 AVB；⑤心脏外科手术后发生的不可逆性 AVB；⑥神经肌源性疾病（如肌发育不良等）伴发的AVB、无论是否有症状均列为Ⅰ类适应证，因为 AVB 随时会加重。

（2）Ⅱa类：无症状的Ⅲ度 AVB，清醒时平均心室率 ≥ 40 次 / 分，尤其合并心肌病和左心室功能不全；无症状的Ⅱ度Ⅱ型 AVB，心电图表现为窄 QRS 波。如为宽 QRS 波则为Ⅰ类适应证；无症状性Ⅱ度Ⅰ型 AVB；因其他情况行电生理检查发现阻滞部位在希氏束内或以下水平；Ⅰ度或Ⅱ度 AVB 伴有类似起搏器综合征的临床表现。

（3）Ⅱb类：合并有左心室功能不全或充血性心力衰竭症状的显著Ⅰ度 AVB（PR 间期 > 300 ms），缩短 AV 间期可能降低左心房充盈压而改善心力衰竭症状者；神经肌源性疾病（肌发育不良等）伴发的任何程度的 AVB，无论是否有症状，因为传导阻滞随时会加重。

（4）Ⅲ类：无症状的Ⅰ度 AVB；发生于希氏束以上及未确定阻滞部位是在希氏束内或以下的Ⅱ度Ⅰ型 AVB；预期可以恢复且不再复发的 AVB。

3. 慢性双分支和三分支阻滞

（1）Ⅰ类：双分支或三分支阻滞伴间歇性Ⅲ度 AVB；双分支或三分支阻滞伴Ⅱ度Ⅱ型 AVB；交替性双束支阻滞。

（2）Ⅱa类：虽未证实晕厥由 AVB 引起，但可排除其他原因（尤其是室性心动过速）引起的晕厥；虽无临床症状，但电生理检查发现 HV 间期 ≥ 100 ms；电生理检查时，由心旁起搏诱发的希氏束以下非生理性阻滞。

（3）Ⅱb类：神经肌源性疾病（肌发育不良等）伴发的任何程度的分支阻滞，无论是否有症状，因为传导阻滞随时会加重。

（4）Ⅲ类：分支阻滞无症状或不伴有 AVB；分支阻滞伴有Ⅰ度 AVB，但无临床症状。

二、永久人工心脏起搏器的类别及性能

起搏器命名代码为适应描述起搏器功能和起搏方式命名的需要，1987 年北美起搏电生理学会（NASPE）和英国起搏电生理专业组（BPEG）推荐五字母命名代码，简称 NBG 编码（表 11-1）。

表 11-1　NBG 起搏器编码表

编码排列				
Ⅰ	Ⅱ	Ⅲ	Ⅳ	Ⅴ
起搏心腔	感知心腔	反应方式	程控、遥测、频率应答	抗快速心律失常作用
V	V	T	P	P
A	A	I	M	S
D	D	D	C	D
O	O	O	R	O
S	S	O		

Ⅰ起搏心腔：A = 心房起搏，V = 心室起搏，D = 心房、心室顺序起搏，S = 特定的心房或心室起搏，O = 不起搏。

Ⅱ感知心腔：A = 心房感知，V = 心室感知，D = 心房和心室双腔感知，S = 特定的心房或心室感知，O = 不感知。

Ⅲ反应方式：T = 感知后触发，I = 感知后抑制，D = 触发 + 抑制，O = 不感知。

Ⅳ程控、遥测、频率应答：P = 单一程控方式，M = 多程控功能，R = 频率应答功能，C = 遥测功能。

Ⅴ抗快速心律失常作用：P = 起搏抗心动过速，S = 电击，D = P + S，O = 无。

三、起搏器的类型

2001 年 4 月，对 NASPE/BPEG 起搏器编码进行修订（表 11-2）。

表 11-2　修订后的 NASPE/BPEG 起搏器编码注释

编码	意义
VOO，VOOO，VOOOO	非同步心室起搏，无感知、无频率应答或心室多部位起搏
VVIRV	心室抑制型起搏，有频率应答和多部位心室起搏（双室起搏或单室多部位起搏）
AAI，AAIO，AATOO	可感知同步心房除极的心房起搏，无频率应答或多部位起搏
AAT，AATO，AATOO	有触发功能的心房起搏，在心房警觉期感知时不延迟，无频率应答和多部位起搏
AATOA	有触发功能的心房起搏，在心房警觉期感知时不延迟，无频率应答，但有多部位起搏（双房起搏或者单房多部位起搏）
DDO，DDDOOO	双腔起搏（在 V-A 间期内房、室感知后有正常的抑制，在 A-V 间期内可感知心室的信号，在程控的 P-V 间期后、V-A 间期感知到 P 后可触发心室起搏），无频率应答及多部位起搏

1. 非同步型起搏器（AOO、VOO）

该种起搏器亦称固定频率起搏器，以固定频率发放起搏脉冲，不受患者自发心搏的影响而变动。故在治疗过程中，当出现较快的自发心搏时，起搏脉冲与自主节律发生竞争。如起搏脉冲落在自发心搏的易损期中，可引起严重的室性心律失常而威胁患者生命。因此，本型起搏器仅适用于Ⅲ度 AVB 而无室性期前收缩者，或作超速起搏治疗异位快速心律失常。临床上基本不用。

2. 同步型起搏器

（1）心房按需型起搏器（AAI）：为单腔起搏器，通过放置在心房的电极，起搏器可感知自发心搏的变化并自动调整起搏脉冲的发放，与自发心搏取得同步，因而不致发生竞争心律。临床上用于明显的窦性心动过缓或窦性静止、窦房阻滞，而房室传导功能正常的患者。

（2）心房同步、心室触发型起搏器（VAT）：实际为房室双腔起搏。在心房内的电极只感知心房的电活动，称为感知电极。在心室内的电极只发放起搏脉冲，激动心室，称为刺激电极。当心房的电活动（P 波）经心房内电极传入起搏器时，经过 0.12 ~ 0.20 s 延迟后，起搏器通过心室电极发放起搏脉冲激动心室。本型起搏器有 400 ~ 500 ms 的不应期，使之只能感知频率在 125 ~ 150 次 / 分内的 P 波，从而将起搏的心室率限制在此范围内，避免由于患者发生室上性快速心律失常时引起相应的快速心室率。反之，当患者出现窦性心动过缓或窦性静止时，起搏器将自动转为 60 次 / 分的频率起搏心室。此种起搏器比较符合生理过程，最适用于 AVB 而窦房结功能良好的患者。

（3）心室同步型起搏器（VVT、VVI）：此型起搏器可根据患者自发心搏的变化而自动调整起搏脉冲的发放，与自发心搏取得同步，因而不致发生竞争心律。这类起搏器又分为：①R 波触发型：如有自身心搏的 QRS 波出现，并超过起搏器的频率或自发心搏提前出现时，都将触发起搏器提前发放起搏脉冲，使之落在患者自发心搏的绝对不应期中，成为无效刺激，并重新安排起搏脉冲的释放，因而避免发生竞争心律。如无自身心搏发生，则起搏器发放脉冲，激动心脏。本型起搏器的主要缺点是耗电较多，故较少应用。②R 波抑制型：当有自身心搏的 QRS 波出现时，经起搏器感知，取消下一个预定刺激脉冲的释放，而从自身心搏的 QRS 波开始重新安排刺激脉冲的周期。在此 QRS 波后的规定时间内，无自身心搏发生时，起搏器将等待预定的一段时间（逸搏间期）再发放脉冲。当自身心搏频率超过起搏器频率时，起搏器不发放脉冲。而当自身心率慢于起搏频率时，起搏器又发放脉冲，因此又称按需型起搏器。这种起搏器不发生竞争性心律，比 R 波触发型起搏器耗电少，临床应用较广泛。

（4）房室顺序型起搏器（DVI、VDD、DDD）：DVI 适用于窦性心动过缓的患者，需放置心房和心室电极。心房电极无感知功能，仅能按固定频率释放脉冲至心房。心室电极具有感知和发放脉冲的功能。在正常工作时，起搏器经心房电极发放脉冲使心房激动，经 120～200 ms 延迟后，经心室电极发放起搏脉冲使心室激动，心房和心室按先后顺序收缩，保持接近正常的血流动力学效果。当患者自发激动下传引起心室激动或有自发心室激动时，起搏器则抑制经心室电极发放的起搏脉冲。由于无心房感知功能，故可出现心房节律的竞争，体力活动时不能自动改变起搏频率。VDD 适用Ⅲ度 AVB 而窦性频率稳定的患者：起搏器正常工作时，心房电极感知心房电活动（P 波），经过一段时间的延迟后，经心室电极发放起搏脉冲，激动心室。此种起搏器能保证心房、心室顺序收缩，并且使心室率随窦性频率变化而改变。DDD 起搏器称为全功能起搏器，具有双腔起搏，双腔感知，具有抑制或触发两种功能，为多个起搏器功能的组合。DDD 与 VDD 的主要差别是 DDD 能起搏心房。目前应用的 DDD 起搏器能按照需要进行自动起搏模式的转换，如 AAI、VVI、VOO、DDI、VDD、DVI 等。

（5）程控起搏器：是可在体外遥控调节起搏参数的埋藏式起搏器，由程控器和起搏器 2 个部分配合工作。体外程控器根据临床需要编排程控参数，使用时将程控器放在囊袋处的皮肤上，按下程控启动按钮，向起搏器发放指令，起搏器接受后立即进行相应改变。

只能调节 2 个以下参数的称为简单程控，调节参数在 2 个以上的称为多功能程控。一般可对下列参数进行程控调节：①起搏频率：大多数起搏器的频率可调范围在 45～120 次/分。可据患者需要适当调节，如外科手术、心力衰竭时可提高起搏频率，以适应暂时性生理情况的变化。而有时患者在心室起搏时有不适感，或出现不良的血流动力学作用，调低起搏频率以保持患者的窦性心律。当然减慢起搏频率也可以延长起搏器的使用寿命。②输出强度和脉冲宽度的程控：起搏器的总能量输出是电压和脉宽的函数。大多数起搏器的输出可以在 2～10 V 范围内调节。输出电压调低，有助于延长电池寿命。此外，当起搏阈值升高时，可增加电压输出到 7～10 V。降低脉宽输出也能延长电池寿命。但脉宽降低至 0.3 ms 以下时需要较高的刺激电压，故脉宽一般选择 0.5 ms。③感知灵敏度：大多数起搏器对 R 波感知范围在 1.25～5 mV（感知越低表示灵敏度越高）。对 P 波的感知范围在 0.3～2.5 mV。这项参数程控有助于解决感知不良和过度感知，避免再次电极定位。④不应期：起搏器的不应期是指感知起搏脉冲发出后的一段时间，在这段时间内，起搏器不能感知任何电活动。这项参数程控主要防止对 T 波的感知，在 AAI 型起搏器中，预防对远场（farfield）R 波的感知。⑤滞后：通常以低于程控心率的每分钟脉冲发放数表示。换句话说就是起搏器的逸搏间期要比起搏间期或自主心律的间期长。一个程控频率为 60 次/分、滞后 20 次/分的起搏器，当自身心率＞40 次/分时，起搏器不发放起搏脉冲。自身心率＜40 次/分时，起搏器发放脉冲。这样可使患者有较多机会维持窦性心律。一旦起搏器夺获心室，自身心率需快于起搏频率才能抑制起搏器发放脉冲。⑥起搏方式可根据临床需要转换起搏方式。DDD 起搏器可根据需要自动进行模式转换，如 DDD 转换为 AAI、VVI、DDI 等。

（6）抗心动过速起搏器：这一类型的起搏器多属于双重按需类型。在心动过速时释放短阵刺激脉冲，或扫描刺激脉冲终止之，而心率过缓时又能释放起搏脉冲起搏心室。可以是自动识别室上性心动过速，自动释放短阵或扫描刺激脉冲。也可由医生或患者在体外控制脉冲的释放方式和扫描时间，以终止过速型心律失常。目前此种功能主要应用在ICD中，采用抗心动过速功能，可减少除颤放电，延长起搏器的寿命。

（7）频率应答式起搏器：这类起搏器通过心电图或生物感知器感知人体信息变化，如血液酸碱度、氧和二氧化碳含量、体温、血压、心腔容量、每分通气量、呼吸频率及人体运动等，自动改变其脉冲输出频率，增加心排出量，以适应人体代谢增加的需要。对间歇性出现窦性心律的患者，在心室刺激时，可发生室房逆传，可能抵消频率改变增加心排出量的好处。

（8）自动阈值测定和自动夺获起搏器：为克服起搏器植入后起搏电压设置的盲目性，此型起搏器中增加了自动起搏阈值测定功能（vario功能）和自动夺获功能。在测出起搏阈值后，起搏器可自动调节输出电压，以最大限度地减少电能消耗。同时为了保证可靠的起搏，该起搏器同时增加了自动夺获的功能。自动夺获功能包括四个方面：①起搏夺获的自动确认功能：起搏器刺激信号发出后，判定是否跟随着心脏的除极反应。自动夺获型起搏器增加了心脏刺激除极波（Evoked Response，ER）感知系统，当起搏器发放刺激信号时，自动使心脏自发除极波感知系统关闭，直到心肌兴奋，有效不应期过后，才再次开放。ER感知系统为了避免将电刺激发出后引出的电极头极化作用产生的电位误为心脏刺激除极波，也在刺激信号后暂时关闭15 ms。15 ms后ER检出系统立即开放。如果检出窗口47.5 ms中不能检出ER信号，连同前15 ms，总共62.5 ms即刺激信号发出后62.5 ms内，不能检出ER信号，则认为未能夺获，随之则发出电压4.5 V、脉宽0.49 ms的保护性起搏刺激保证有效的起搏。②自动保护性起搏：在起搏器工作期间，凡是起搏信号后62.5 ms内，ER感知系统未能检出心脏刺激波时，则确定为未能夺获，起搏器立即发出高能有效的脉冲信号夺获心脏。③刺激阈值的自动确定：自动确定刺激阈值在两种情况时发生，第一种情况，是在起搏器稳定起搏工作了8 h后，自动确定一次，稳定起搏时的刺激电压为基础电压，自动确定时在其基础电压减0.3 V所得值开始起搏，如果连续夺获两次，则再减0.3 V继续起搏，如果仍能连续夺获2次，则可再减0.3 V，直到不能有效夺获两次，则认为该起搏电压值为阈值下刺激，即在此值基础上加0.3 V起搏，如果能稳定起搏，则认为该值为起搏阈值，在所测阈值基础上再加0.3 V作为此后8 h实际起搏电压。第二种情况是在每8 h规律起搏中间遇到起搏阈值突然升高，原起搏电压不能有效起搏时。这种情况下的起搏阈值自动确定是用原来起搏电压为基础值，先加0.3 V起搏，直至稳定有效起搏为止，该值为起搏阈值，再加0.3 V为下一阶段的实际起搏值。④起搏电压的自动调节及确定：如上所述应用类似vario功能测定稳定有效的起搏电压后，该值则为起搏阈值，在此基础上，起搏器能够自动加上0.3 V作为下一阶段的实际起搏电压。因此，具有自动阈值管理的起搏器使用寿命长，安全可靠，随访简化、省时等。

（9）预防阵发性房颤起搏治疗的程序：目前许多起搏器针对房颤或房性心律失常发生的电生理机制应用了预防阵发性房颤的起搏程序，常用的起搏程序工作模式有如下五种：①持续或动态超速起搏；②干预短-长心动周期或心室反应性起搏；③超速抑制房性期前收缩后心房电活动；④窦性心律转复后的超速抑制起搏；⑤预防运动后不相称性的心率下降。

四、起搏器的选择

在选择起搏器时，要根据不同的心律及患者的年龄、心功能、活动要求、原发心脏病史、经济承受能力及其他并发症等来综合考虑，如条件允许应首选仿生理型起搏器，对年轻患者，心房变时性不良者应选用频率应答式起搏器。

1. 完全性或高度房室传导阻滞

要根据心房的变时性反应、有否合并心房颤动、心房扑动及阵发室上性心动过速，以及是否有巨大的右心房、心房麻痹（P波极小）等。

（1）心房变时性正常者：最好选用VDD或DDD，一般也可用VVI。

（2）心房变时性不良者：应选用VVIR，也可用DDDR，一般仍可用VVI。

（3）伴有持续的心房颤动、心房扑动或频发室上性心动过速或巨大右心房者可选用VVIR。年龄大、体力活动少者，亦可用VVI。

2. 病态窦房结综合征

（1）窦房阻滞、窦性静止，窦性心律基本正常，房室传导功能正常（房室结文氏点 > 130 次 / 分），既往无 AVB，在颈动脉窦按摩时无 AVB，左心房直径 <50 mm，左室 EF > 40% 者，选用 AAI。如合并 AVB，则用 DDD 或 VDD。

（2）严重窦性心动过缓、窦房阻滞、窦性静止而房室传导功能正常者应选用 AAIR 或 DDDR。若伴 AVB，则选用 DDDR 或 VVIR。

（3）病态窦房结综合征表现持续、心室率很慢的心房颤动、心房扑动或频发室上性心动过速及巨大右心房者应选用 VVIR。

（4）心动过缓与心动过速交替发作，心动过速为快速心房颤动或室上性心动过速者可选用 DDI 或 DVI，可以用 VVI。

（5）房室结或心室逸搏节律者可用 DVI、DVIR 或 DDDR。

五、永久起搏器的安置

目前对适合安装永久心脏起搏器的患者，均选用经静脉心内膜导管起搏。可供选择的静脉途径有头静脉，锁骨下静脉，颈内、外静脉。头静脉切开术是常用的血管途径，头静脉解剖位置恒定，体表标志明确，位置较深且固定，导线不易因肢体活动牵拉而脱位。但其也有缺点，如 10%～15% 患者血管较细、畸形、严重扭曲、狭窄或缺如。遇到上述情况，只能改用其他血管途径。锁骨下穿刺途径应用方便、切口小、快捷，是最常用的血管途径。但锁骨下静脉穿刺可出现并发症，以及电极导管被锁骨和肋骨磨损，导致起搏失败。

1. 头静脉途径左、右头静脉均可选用

（1）患者仰卧在 X 线检查床上，常规消毒颈部和胸部皮肤，铺消毒巾。

（2）1% 利多卡因作局部浸润麻醉，在右锁骨中外 1/3 交界下方 2 cm 处作 4～5 cm 长横切口，逐层分离皮下组织，达胸大肌肌膜，沿胸大肌找出胸大肌与三角肌之间的肌间沟，顺此沟向下分离脂肪层，即可暴露出其内的头静脉，分离出 2～3 cm 长。结扎头静脉远端。

（3）用眼科手术剪刀剪开头静脉口径约为头静脉的 1/3 或 1/2，将电极头轻轻插入。

（4）在 X 线透视下将电极由头静脉送入锁骨下静脉、无名静脉、上腔静脉、右心房，再利用远端呈弯曲弧形的导向钢丝使电极进入右心室尖部，嵌在心肌小梁内。通过胸透、心腔内心电图及起搏阈值确定电极位置。

（5）定位：X 线透视下，平卧位时电极头端指向心尖，吸气时应在横膈上，侧位透视导管头端应指向前胸壁，几乎与前胸壁相贴。心腔内心电图呈 rS 型，r 波振幅变动不超过 15 mV。ST 段明显抬高，看不到 P 波或 P 波很低，深呼吸，体位改变心腔内心电图无改变。测起搏阈值在 0.5～1.0 V（脉宽 0.5 ms 时），起搏心电图呈 R_I、S_{II}、S_{III}、V_I 呈 rS 型。符合上述条件才能确定起搏导管头端已嵌入右心室心尖部。

（6）主动电极的植入：先用头端形成 180° 的弯钢丝将电极送入右室流出道，撤出钢丝，继而对直钢丝进行塑形并送至电极头端，在后前位投照体位下逐渐回撤到达室间隔。在左前斜 45° 投照体位下确认电极头端垂直指向室间隔，此时电极头必须垂直指向脊柱，也就是垂直指向室间隔，这样可保证电极指向室间隔。心电图 QRS 综合波无相对宽大畸形，心电图 Ⅱ、Ⅲ、aVF 导联 QRS 波群直立，电轴不偏。测定起搏阈值、阻抗、R 波振幅，达到要求后（阈值 < 1.0 V，阻抗 500～2 000 Ω，R 波 > 5.0 mV），后将螺旋电极旋入心内膜下。一般旋出电极以 8～10 圈为宜，透视中看到电极头端旋出标志分离即可，不要旋转电极过多。再次复测各项参数。测试满意后，经深呼吸、咳嗽等动作观察电极是否脱位，然后调整导线张力，缝扎固定电极。

（7）心房电极的植入：起搏心房用的 J 型电极进入右心房后，在下腔静脉口附近退出钢丝 10 cm 左右，使远端呈自然 J 型弯曲，在右前斜位 45° 透视下，旋转导管，使电极指向前方（胸骨），再轻轻回撤导管，使电极头端进入右心耳内。进入右心耳的标志是透视下见导管顶端指向左前上，正位透视下见电极头端随心搏向右沿纵轴明显摆动。测心房起搏阈值应 <1.5 V，心腔内心电图显示 PR 段明显抬高。

（8）透视下调整电极导管在心腔内的屈曲度，然后结扎头静脉近端，使电极导管固定。

（9）1%利多卡因浸润麻醉将要埋入起搏器处的皮肤。

（10）可用同一切口或再作一切口制作囊袋。囊袋的位置在锁骨中外 1/3 交界下方第二前肋间向下的部位。钝性分离皮下组织至胸大肌肌膜上，胸壁很薄的患者，囊袋可在胸大肌前筋膜内。囊袋要稍大于起搏器，故放入的起搏器应离囊袋口 2 cm 左右，以免张力过大不易缝合及张力过大引起皮肤压迫坏死。

（11）将电极导管尾端与起搏器上的插孔相接，然后拧紧固定螺丝。

（12）将起搏器放入皮下囊袋内，调整电极导管的位置，将多余的导线近肌肉面放置，避免形成锐角。起搏器有字一面朝外放入囊袋内。再记录起搏心电图，X 线透视电极导管的位置。

（13）逐层缝合皮下组织及皮肤，囊袋内彻底止血，如有渗血，可于囊袋底部放置橡皮片引流条一根。也有应用凝血酶处理囊袋内出血。为了减少术后感染，一般不放置引流条。手术完毕，切口用敷料覆盖，及时放置沙袋压迫止血。

2. 颈外静脉途径

颈外静脉途径如头静脉太细或走行异常，可选用颈外静脉。该血管暴露好，手术操作方便。手术方法：仰卧位，不用枕头，头转向左，常规消毒皮肤，铺手术巾。右颈静脉切口取位于右锁骨中点上方 2~3 cm 处，作 2~3 cm 长横切口，切开皮肤、浅筋膜和颈阔肌，暴露颈外静脉。结扎远端，近端切开，插入起搏电极导管。起搏器囊袋仍制作在前胸部，电极导管经皮下隧道达囊袋处。电极导管可以经锁骨上或下穿过，在锁骨下穿过易损伤血管。经锁骨上穿过时，皮下隧道应尽量靠内侧。因为锁骨的胸骨头活动幅度小，可减少对电极导管的牵拉。其他步骤与头静脉途径相同。此途径不美观，患者不易接受，故应尽可能选择其他途径。

3. 锁骨下静脉途径

一般认为锁骨下静脉途径比颈外静脉途径好，最适合作生理性双腔起搏，但有可能出现气胸、出血等并发症。具体操作过程：取仰卧位，穿刺侧肩部略垫起，头转向对侧。常规消毒皮肤。铺手术巾。选择锁骨中内 1/3 交界下方约 2 cm 处为穿刺点，先用 1% 利多卡因麻醉，切开皮肤约 1 cm，用血管钳分离切口深部皮下组织和肌肉。然后用尾部接有生理盐水的 5 mL 注射器的穿刺针，抽吸成负压，针头斜面向下，进针方向为向上向内，指向胸骨上窝和甲状软骨之间，针超过锁骨的后缘后，基本与胸壁保持平行，不宜过深，以免穿破胸膜或损伤神经与动脉。当阻力突然消失，见有静脉回血时，固定穿刺针，取下注射器，插入导引钢丝，并在 X 线下将其软端送达右心房，退出穿刺针，沿导引钢丝插入可纵行撕开的外套管与扩张管。退出扩张管和导引钢丝。迅速将起搏电极导管通过外套管插入右心房中下部，然后退出外套管，并将其与电极鞘管脱离。其他步骤与头静脉途径相同。如需同时放置两根电极导管，可经鞘管放置两根导引钢丝至上腔静脉，退出鞘管，再先后分别经导引钢丝插入扩张管和鞘管，退出导引钢丝和扩张管，经鞘管送入电极导管。

4. 腋静脉途径

锁骨下途径植入电极可以出现电极磨损断裂并发症，故为了保证起搏安全，可选穿刺腋静脉途径放置起搏电极。选锁骨中点下缘 1.5 cm 为 A 点，锁骨中点内侧 2.5 cm 为 B 点，A 点与 B 点连线的反向延长线距 A 点 2 cm 为穿刺进针点（C 点），朝锁骨 A 点方向进针，穿刺针与胸壁成 30°~45°穿刺，进针 2~4 cm 即可到血管。也可根据解剖定位、静脉造影定位和超声定位进行。

六、安置起搏器患者的术后护理

（1）术后记录 12 导联体表心电图。

（2）术毕摄正、侧位胸片，观察电极位置及导线系统，以便随访参考。

（3）进监护室进行心电监护，观察起搏效果、按需功能等。

（4）术后卧位，少活动，特别是囊袋侧上肢应避免大幅度活动，以免电极脱位。

（5）术后 24 h 左右拔除橡皮片引流条，及时更换敷料，用抗生素 3 d。

（6）治疗原发病，纠正电解质紊乱及其他心律失常。

（7）详细填写手术记录单。填写安置起搏器患者随身携带的登记卡，包括患者姓名、住址、安置起搏器的医院、医生及其联系电话号码，安置起搏器的日期、起搏器型号，以备随访和发生意外时处理。

（8）术后7d拆线。

（9）切口应用黏合剂的患者，可以不更换敷料，可在术后3d出院。

七、安置人工心脏起搏器的并发症及其处理

人工心脏起搏器的并发症可分为：手术并发症、伤口并发症和后期并发症（表11-3）和起搏器功能障碍。随着起搏器质量的提高和手术经验的积累，这些并发症已很少见。

表11-3 安置起搏器的并发症

分类	并发症
手术并发症	胸血管损伤、空气栓塞、心脏穿孔、心包填塞、电极移位、神经损伤（膈神经和喉返神经损伤）、囊袋内积气
伤口并发症	血肿、感染、皮肤破溃、起搏器移位、骨骼肌抽搐
后期并发症	静脉血栓、肺栓塞、Twidder综合征、缩窄性心包炎、三尖瓣关闭不全、起搏器综合征

1. 手术并发症

当电极进入心室腔、安放心外膜或心肌电极时，由于机械性刺激，可引起室早、室速、室颤，或心室停顿。因此，在手术前必须作好一切准备，必要时在安置永久起搏电极之前先行临时性起搏保护。采用锁骨下静脉途径，可并发气胸、血管损伤、气栓及起搏器囊袋内积气。囊袋积气可继发于气胸，或在囊袋关闭时留有空隙。电极导管经颈内静脉可引起膈神经和喉返神经损伤。各种途径插入的电极都可引起心肌穿孔。因此，术中定位时要求ST段抬高不应超过8 mV，过分抬高可能发生心肌穿孔。发生心肌穿孔时，一般只需在X线透视下将电极稍退回心脏重新安置即可，多数不需要外科手术。心肌穿孔时很少发生心包内积血及心包填塞，如出现心包积血、压塞表现，应考虑心包穿刺引流，或心脏修补。电极脱位多发生在术后1月内，发生率为5%左右，术中仔细定位，以及让患者深呼吸、咳嗽试验，可减少电极脱位的危险。因电极移位导致起搏失效时，应立即重新调整电极的位置。

此外，冠状静脉窦内放置电极可并发冠状静脉穿孔、夹层等，以及心包压塞。

2. 伤口并发症

最常见的伤口并发症是血肿形成。因此，术中需认真止血，术后应用沙袋压迫止血。如血肿较大，可开放切口，取出血凝块。更换起搏器的患者应去除多余的囊壁，以防止无菌性浆液瘤形成。伤口感染是少见的并发症。严格无菌操作和术前、术中及术后预防性应用抗生素可避免发生。通常一旦发生感染应取出起搏器和电极导管，静脉注射抗生素，必要时安置临时心脏起搏器，待感染完全消除后，再从对侧静脉途径重新植入起搏器。皮肤坏死为起搏系统埋置浅，引起局部皮肤缺血所致，常见于消瘦的患者。故对消瘦的患者，应将起搏器埋入皮下组织较深的部位或埋入胸大肌下。起搏器常发生向胸外侧面移位，此时可发生皮肤压迫坏死，将靠近起搏器的电极导管缝扎在深筋膜上可防止移位发生。当发现皮肤受压变色时，应及时更换起搏器的位置。

3. 后期并发症

不常见的并发症有上腔静脉血栓形成，引起上腔静脉综合征，以及颅内静脉窦血栓及右心房、室血栓形成。在低心排出量并有右心房或右心室有血栓的患者可发生肺栓塞。有报道经静脉途径或经胸放置电极的患者发生缩窄性心包炎。三尖瓣关闭不全是非常少见的并发症，可继发于电极导管的置入或去除后。起搏器在囊袋内可发生旋转移位（Twidder综合征）。心室起搏的患者，由于心房和心室收缩的不同步，可使心室充盈量减少，而致心搏量减少，血压降低，脉搏减弱，可伴有相应的症状，称为人工心脏起搏器综合征，发生率可达15%左右，如症状明显需换用心房同步或房室顺序起搏或左右心室同步化起搏。

4. 起搏器功能障碍

生物医学工程技术的发展已使起搏器寿命延长，质量非常可靠。但是，起搏器功能障碍仍有发生。因此，对安置起搏器的患者行适当的长期随访。起搏器功能障碍可表现为预置起搏频率的改变（加速或减慢）、

不规则起搏、感知失灵。这几种表现可单独存在，或并存。起搏频率突然加速称奔放，可引起室性心动过速或室颤，导致患者死亡，故需紧急处理。可行电极复律，切断电极导管，然后重新安置新的起搏器。心率变慢是起搏器功能障碍最常见的表现，多为电池耗竭引起。不规则起搏也多见电池临近耗竭时，可伴有起搏频率加快或变慢，也可见于电极导管间歇断裂、电极移位、穿孔或阈值升高。感知功能失灵可单独出现，但也可伴有起搏脉冲不能心室夺获。不能感知的原因有信号太小、电极移位、电池不足、电路故障。当感知电路故障时，按需型起搏器仅作为固定频率起搏器工作。起搏脉冲不能心室夺获，表现为持续性或间歇性出现。最常见的原因是电极移位或导管断裂。电极移位多发生在起搏器植入后1个月内。而在后期可能是电极周围纤维化、心脏原发病变的发展、严重高血钾或低血钾，以及药物中毒，尤其是奎尼丁和普鲁卡因胺。如不存在以上因素可能是起搏器本身的故障。骨骼肌电位有时抑制单极起搏系统的按需型起搏器。由深吸气、用力或咳嗽产生的膈肌收缩也可暂时抑制按需型起搏器功能。电离辐射也能引起新一代程控起搏器故障，应避免接触。与固定频率起搏器相比，按需型起搏器产生室颤的可能性很小，但它更易受各种电磁源如雷达的干扰，应避开高能量的电磁源，以免发生意外。新型的起搏器基本上克服了受外界磁场的干扰。目前市场上已经有可以接受磁共振检查的起搏器，即强磁场不影响起搏器的功能。

八、安置人工心脏起搏器患者的随访

使用永久起搏器的患者，经常随访检查是确保患者安全和起搏长期有效的重要措施。出院前向患者及其家属介绍有关起搏器的知识和注意事项。嘱患者每晨醒后检查自己的脉搏并随时记录，发现心率改变及时与医生联系。根据起搏器厂家的警告，告知患者相关的注意事项，如避免进入有电磁场的环境，以防起搏器电路受干扰而引起的起搏或感知失常。

出院后2个月内应每2～3周随访1次，2个月至1年内每1～2个月随访1次。1年后每3～6个月随访1次。在起搏器预期寿命到达前半年，增加随访次数至每3个月或每月1次。发现电池有耗竭倾向时，宜每周随访1次，直至更换新的起搏器。随访检查的主要项目如下。

1. 心电图

通过心电图记录，可观察起搏器的按需功能和起搏功能。如脉冲频率下降10%，应更换起搏器。必要时行动态心电图检查。

2. 起搏阈值测定

术后6周左右进行测定。测定方法因起搏器类型和厂家不同而异。一些起搏器通过缩短脉宽逐渐降低输出强度，而另一些起搏器通过降低输出电压来降低输出强度，通过观察夺获丧失点，确定起搏阈值。还有一些起搏器通过将磁铁放在起搏器的上方，该起搏器便自动开始递减其输出强度的周期，从心电图上观察其起搏失败的起始脉冲，从而可推算出起搏阈值。由于在术后开始几周内，起搏阈值可能上升，故在4～6周内不应降低输出强度。6周后，为延长电池使用寿命，可降低输出强度，但应维持输出强度是起搏阈值的2倍，以策安全。

3. 胸部X线拍片

拍摄正、侧位胸片以了解电极位置是否良好，有无移位或电极有无断裂。

4. 起搏脉冲图检查

用脉冲分析仪测量脉冲周期和脉冲宽度，根据脉冲周期计算脉冲频率。方法简单、直观。或通过示波器做类似心电图标准导联Ⅱ或Ⅰ的连接，观察起搏脉冲的波形、频率和脉宽，并与该起搏器原来的参数比较。如脉宽增加15%，脉冲幅度下降20%，提示电池临近耗竭，需更换起搏器。但是，目前其已经基本不用，但在无程控仪的条件下，仍可作为评价起搏功能的一种方法。

第三节 临时心脏起搏器

临时心脏起搏为非永久性置入起搏电极的一种起搏方式。起搏电极一般放置1～2周，患者心动过缓恢复正常或引起心动过缓的原因去除后，就可终止临床起搏器的应用。

一、临时心脏起搏的适应证

（1）AMI 伴有Ⅲ度或高度 AVB 者或下壁 AMI 伴有Ⅲ度或高度 AVB 经药物治疗无效者。
（2）急性心肌炎或心肌病伴阿-斯综合征者。
（3）药物中毒引起阿-斯综合征发作者。
（4）心脏手术后发生Ⅲ度 AVB 者。
（5）电解质紊乱（如高血钾）引起高度 AVB 者。
（6）超速抑制以诊断及治疗其他方法不能终止的室上性心动过速或室性心动过速。
（7）预防性应用于更换或安置永久型起搏器、冠状动脉造影、电击复律及外科手术治疗。

二、临时起搏器置入术

1. 静脉途径

静脉途径包括锁骨下静脉，颈内、外静脉，股静脉和肱静脉。其中股静脉、颈内静脉及锁骨下静脉是最常用的静脉入路。

2. 电极定位

临床心脏起搏通常采用单腔按需起搏器，即 VVI，在体表心电图指引下应用漂浮导管电极，不需 X 线指导。心腔内心电图可指导电极的定位：电极到达右房时呈现巨大 P 波，进入右心室时记录到巨大 QRS 波，电极接触到心内膜时 ST 段呈弓背向上抬高 1.5~3.0 mV 是重要的定位指标。

右心室心尖部起搏时体表心电图呈左束支传导阻滞及左前分支阻滞样图形，心电轴显著左偏 $-30°\sim 90°$，V_5、V_6 导联 QRS 波形态可表现为以 S 波为主的宽阔波。右心室流出道起搏时 QRS 波群呈类似左束支传导阻滞样图形，Ⅱ、Ⅲ、aVF 导联的主波向上，心电轴正常或右偏。

3. 并发症

并发症的发生与术者技术水平、起搏器电极的留置时间及术后护理状况密切相关。最常见的并发症是导管移位，其次是穿刺并发症、心律失常、膈肌刺激、感染、导管断裂、心肌穿孔等。

第四节 心脏的再同步化治疗

心脏的再同步化治疗（cardiac resynchronization therapy，CRT）是通过双心室起搏的方式治疗心室收缩不同步的心力衰竭患者。理论上讲，左右心室同步起搏可恢复正常的左右心室及心室内的同步激动，减轻二尖瓣反流，从而增加心输出量。

一、CRT 适应证

CRT 适应证详见表 11-4。

表 11-4 CRT 治疗适应证（2010 年 ESC《心力衰竭患者器械治疗指南》）

CRT-D 或 CRT-P 置入推荐	患者人群	推荐级别和证据水平
推荐降低患病率/病死率	心功能 NYHA Ⅲ级或可走动的 Ⅳ级、LVEF ≤ 35%、QRS 宽度 ≥ 120ms、窦性心律且接受了最佳的药物治疗	Ⅰ A
推荐降低患病率预防疾病进展	心功能 NYHA Ⅱ级；LVEF ≤ 35%、QRS 宽度 ≥ 150ms、窦性心律且接受了最佳的药物治疗	Ⅰ A
可考虑用于降低患病率	永久性房颤房室结消融后起搏器依赖者、心功能 NYHA Ⅲ~Ⅳ级，LVEF ≤ 35%、QRS 宽度 ≥ 130ms	Ⅱ A, B
可考虑用于降低患病率	永久性房颤伴缓慢心室率且起搏比率 ≥ 95% 者、心功能 NYHA Ⅲ~Ⅳ级、LVEF ≤ 35%、QRS 宽度 ≥ 130ms 并接受了最佳的药物治疗	Ⅱ A, C

续表

CRT-D 或 CRT-P 置入推荐	患者人群	推荐级别和证据水平
推荐降低患病率	Ⅰ级起搏器植入适应证、心功能 NYHA Ⅲ～Ⅳ级、LVEF ≤ 35%、QRS 宽度 ≥ 120ms	Ⅰ B
可考虑用于降低患病率	Ⅰ级起搏器植入适应证、心功能 NYHA Ⅲ～Ⅳ级、LVEF ≤ 35%、QRS 宽度 < 120ms	Ⅱ A, C
可考虑用于降低患病率	Ⅰ级起搏器植入适应证、心功能 NYHA Ⅱ级、LVEF ≤ 35%、QRS 宽度 < 120ms	Ⅱ B, C

二、CRT 置入技术

除常规右心房、右心室起搏部位外，CRT 还需要进行左心室起搏。目前左心室起搏的主要途径是经冠状静脉窦将起搏电极送至心脏静脉起搏左心室。

冠状静脉窦电极导线的置入方法如下。

1. 冠状静脉窦插管

一般选择左锁骨下静脉穿刺或分离头静脉送入导引钢丝，然后将特殊设计的冠状静脉窦长鞘送入冠状静脉窦。

2. 逆行冠状静脉窦造影

在置入冠状静脉窦电极导线前，首先应进行逆行冠状静脉窦造影，了解冠状静脉窦及其分支血管的走形。

3. 冠状静脉窦电极导线置入

冠状静脉窦逆行造影后，撤出造影导管，再沿静脉鞘将电极导线送入心脏静脉，最好选择左室侧或后静脉，也可选择其他血管。

4. 心室起搏阈值测定

因为是心外膜起搏，因此左心室起搏阈值较高。记录左心室心电图及体表心电图。最后再将右心房、右心室电极导线置入，分别测试右心房、右心室及双心室起搏阈值。

三、并发症及处理

除了与常规起搏器植入类似的并发症外，CRT 独特的并发症主要与冠状静脉窦和左室起搏导线有关。与导线有关的常见并发症：①左室起搏导线置入未成功：左室导线的置入是 CRT 的关键环节。目前认为最佳的起搏点通常是在左室侧静脉或侧后静脉。据报道左室起搏导线置入失败率为 5%～13%。②冠状静脉窦夹层、穿孔，发生率为 2%～4%。一般夹层仅表现为造影剂在局部潴留，只需密切观察病情进展。如夹层严重影响冠状静脉窦血液回流，并向心包腔内弥散，应及时终止手术并采取相应措施。③心肌穿孔、心脏压塞：预防的关键在于轻柔操作，遇到阻力适当回撤导线。大部分穿孔在导线撤出后自行愈合，较少发生心脏压塞。一旦发生心脏压塞要严密观察，立即进行心包穿刺和引流。④膈肌刺激：膈肌刺激主要表现为随起搏出现的呃逆或腹肌抽动，发生率为 1.6%～3%。术中导线固定后应行高电压刺激试验，观察是否有上述现象。如有发生需要调整导线位置。

第十二章 先天性心脏病的介入治疗

第一节 房间隔缺损的介入治疗

一、概述

房间隔缺损（atrial septal defect，ASD）是指房间隔在其发生、吸收的过程中出现异常，致使其不完整，在左、右心房之间残留房间孔。房间隔缺损的发病率占先天性心脏病的 10%～20%，女性多于男性约为（2～3）：1，是成人最常见的先天性心脏病。

二、房间隔缺损病理解剖

房间隔缺损可分为原发孔型和继发孔型，原发孔型房间隔缺损是指胚胎心脏发生过程中原发房间隔发育不良或心内膜垫发育异常，致使两者不能会合，形成第一房间孔不能闭合，常合并二尖瓣、三尖瓣裂，亦称为部分型心内垫缺损或部分型房室隔缺损。由于原发孔型房间隔缺损前下缘紧邻房室瓣，且合并二、三尖瓣关闭不全，故不能用封堵术治疗，需行手术修复。与封堵治疗有关的是继发孔型房间隔缺损。在心脏胚胎发生过程中先由第一间隔向房室孔方向延伸生长，与心内膜垫会合将原始心房分为左、右两侧心房，第一房间隔与心内膜垫融合后，在第一房间隔的根部自行吸收形成左、右交通，称为继发间孔；同时继发房间孔右侧又从前上向后下生长的第二房间隔遮挡第二房间孔。如果第一房间隔吸收不多或第二房间隔发育不良，致使第二房间隔不能完全遮挡第二房间孔，则称为继发孔房间隔缺损。根据继发孔房间隔缺损的部位、大小及其形成机制，可分为四型：中央型、上腔型、下腔型和混合型。中央型是最常见的一种，约占全部房间隔缺损的 80%，缺损位于卵圆窝或其附近，周围为心房间隔组织，缺损面积一般较大，直径多为 1～4 cm；上腔型为高位缺损，缺损位于上腔静脉入口下方，下缘为房间隔，从上腔静脉回流来的血液可以直接流入左、右心房，常合并右上肺静脉异位引流；下腔型为低位缺损，下缘缺乏心房间隔组织，直达下腔静脉入口处，有较大的下腔静脉瓣；混合型为两种或两种以上的缺损同时存在，心房间隔几乎完全缺如，其血流动力学变化与单心房相似。

三、房间隔缺损病理生理

通过房间隔缺损的左向右分流的量和方向取决于缺损的大小、心室的相对顺应性和肺循环、体循环的相对阻力。在小型房间隔缺损或卵圆孔未闭者，左房压力可超过右房几个毫米汞柱；当缺损较大时，两房压力差不多相同。左向右分流主要在心室收缩晚期和舒张早期，当心房收缩时增加，分流使右室舒张期负荷增加，并使肺血流增加。出生后数天至数周，肺循环阻力下降，体循环阻力上升，有利于右室排空，妨碍左室排空，左向右分流增加。在婴儿早期，通过大的心房间交通的左向右分流常受到新生儿右室肥大、顺应性降低、肺循环血管阻力增高、体循环阻力降低等因素的限制。

房间隔缺损时心房水平左向右分流可导致右心容量负荷增加，逐渐发生右房、右室扩大。由于肺循环阻力低容量大，可容纳大量的房间隔缺损分流，故早期肺动脉压力可维持在正常水平。长期分流，肺循环血流量持续增多，可逐渐导致肺动脉高压。初期肺动脉高压属于动力性肺动脉高压，晚期肺小血管出现纤维化等病理改变，逐渐形成阻力性肺动脉高压。由于肺动脉高压导致右室壁逐渐增厚和右心衰竭，出现肺动脉高压后，房水平左向右分流逐渐减少或出现房水平的双向分流。随着肺动脉压力进一步升高，出现右向左为主的双向分流或全部右向左分流，患者出现发绀，形成艾森门格综合征。

文献报道房间隔缺损自然性闭合的发生率为 14% ~ 66%。Cockerham 等研究发现自然闭合的机会大多在 2 岁以内。Radzik 等应用超声心动图连续对 104 例继发孔型房间隔缺损的患者观察 0.7 ~ 8.1 年，结果表明自然闭合的主要影响因素是初始诊断时房间隔缺损的大小，33 例小缺损（<6 mm）中 3 例闭合，7 例增加至中等大小，3 例增加至大缺损；40 例中等缺损（<12 mm），3 例减小，8 例增加；30 例大缺损（≥ 12 mm），无一例减小。因此，房间隔缺损患者选择治疗的时机应该注意自然闭合的规律研究。

四、房间隔缺损的诊断

1. 症状

房间隔缺损症状轻重不一，常见症状有劳累后心悸、气短、乏力，有些病例可有咳嗽、咯血，患者易患感冒，肺部感染，晚期发生肺动脉高压，使肺循环阻力增高而出现右向左分流时，患者出现口唇和皮肤发绀、杵状指（趾）。

2. 体征

生命早期可无症状，常常是体检时发现心脏杂音而促使做进一步心脏检查。常见杂音为经肺动脉瓣血流量增加引起的收缩中期肺动脉喷射性杂音，若分流量大，增多的血流流经三尖瓣从而产生三尖瓣的相对狭窄，形成了三尖瓣区的舒张早中期隆隆样杂音。第二心音的固定分裂，是房间隔缺损的典型体征，部分是由于右束支传导阻滞造成。此外，比较大的心房间分流使体循环回流至右心房的血流量因呼吸的影响而波动消失，这导致在整个呼吸周期静脉回流至右心房的血流量增大而致第二心音分裂固定。如果肺血管阻力增高，使左向右分流减少，肺动脉瓣和三尖瓣杂音强度均减弱，肺动脉第二心音增强或亢进，第二心音的两个成分融合呈单一，肺动脉瓣关闭不全而产生舒张期杂音。

3. 辅助检查

①心电图显示完全性或不完全性右束支传导阻滞，轻度的右心室肥厚是儿童房间隔缺损常见表现。②超声心动图能够准确地发现心房间隔缺损的位置、大小，有无合并畸形等。③心脏 X 线可见肺血增多，肺动脉段突出，右心房室不同程度增大，主动脉结小，大量分流时有肺门舞蹈。④心导管检查导管易通过房间隔缺损到达左房，右心房平均血氧含量超过上、下腔静脉平均含量 15 mL/L，或右心房血氧饱和度大于上、下腔静脉血氧饱和度 9%，可诊断房水平有左向右分流存在，多用于肺动脉高压时判断血流动力学改变。

五、房间隔缺损介入治疗的选择和方法

以往房间隔缺损均采用传统的外科手术修补方法，此项技术相当成熟，死亡率已低于 1%。但外科手术治疗需要开胸和体外循环，术中输血，创伤较大，有一定并发症，如切口处留下瘢痕，有可能并发晚期心律失常，出现房室传导阻滞和房性心律失常，以及输血可能带来的并发症等。为了避免外科手术的缺点，多年来诸多医师在不断探索创伤小、并发症少的介入治疗方法。1976 年，King 和 Mills 首次使用的双伞形装置行经导管房间隔缺损封堵术，但因运载补片的导管系统粗达 23 F，临床上难以接受。20 世纪 80 年代，Rashkind 等先后研制出单盘带钩闭合器、无锚钩双面伞关闭器。1989 年，Rashkind 和 Lock 将堵闭 PDA 的 Rashkind 装置改良成为蚌状夹式闭合器（Clamshell），输送鞘管从 16 F 减小至 11 F，并进行了大量的动物实验，显示有较好的疗效，但在临床试验中发现残余分流率高达 27% ~ 44%，补片弹簧臂断裂发生率相当高而中止了临床试用。1990 年，Sideris 发明风筝状的纽扣式补片关闭 ASD，其优

点是能通过 8 F 导管传送系统，但操作复杂，补片易移位，残余分流率高，置入成功率仅 87%。1991 年又在原蚌状夹关闭器的基础上研制出 CardioSEAL 新的一代封堵器，CardioSEAL 封堵器采用具有抗疲劳特性的合金骨架和聚酯涤纶片组成的盘状结构，具有很好的安全性，但该方法需 11 F 输送鞘管，对 ≤ 2 岁或体重 ≤ 8 kg 的小儿不适用，且封堵器型号少，只适用于封堵 20 mm 以下的缺损。1997 年，Amplatz 发明了双盘状的镍钛合金封堵器。它由超弹性镍钛合金丝编织而成，外形呈圆盘形，两个圆盘中间部分为圆柱形，长 4 mm，圆盘部分比中间部分的直径左房面大 14 mm，右房面大 10 mm。封堵器中缝有 3 层聚酯片，封堵器两端受力牵拉时呈线条状，放松后可自行恢复原状。其自 1998 年起在全球应用和推广，累计 3 万余例患者的治疗结果表明，此项技术操作简单、安全，并发症少，是一项值得推广的技术。国内也已有类似的房间隔缺损封堵器应用于临床，2002 年，经国家食品药品管理局批准注册的生产厂家有 3 家。上海形状记忆合金材料有限公司研制的房间隔缺损封堵器，已在国内应用 1 000 余例，封堵器最大直径为 46 mm，已成功治疗了直径 40 mm 的房间隔缺损，最长随访时间达 5 年以上未出现不良反应。国产封堵器的质量与性能与进口的封堵器无显著差别，价格仅为进口同类产品的 1/3 左右。

1. 适应证和禁忌证

（1）适应证：根据 2004 年《中华儿科杂志》"先天性心脏病经导管介入治疗指南"中，房间隔缺损封堵术的适应证：①年龄通常 ≥ 3 岁。②直径 ≥ 5 mm，伴右心容量负荷增加，≤ 36 mm 的继发孔型左向右分流房间隔缺损。③缺损边缘至冠状窦，上、下腔静脉及肺静脉的距离 ≥ 5 mm；至房室瓣 ≥ 7 mm。④房间隔的直径 > 所选用封堵伞左房侧的直径。⑤不合并必须外科手术的其他心脏畸形。

（2）禁忌证：①原发孔型房间隔缺损及静脉窦型房间隔缺损。②心内膜炎及出血性疾患。③封堵器安置处有血栓存在，导管插入处有静脉血栓形成。④严重肺动脉高压导致右向左分流。⑤伴有与房间隔缺损无关的严重心肌疾患或瓣膜疾病。

2. 封堵器材

目前国内外使用的房间隔缺损封堵器主要有以下几种。

（1）CardioSEAL 封堵器：由蚌状夹式装置的双伞和八个放射状可张开的镍钛金属臂构成，上面覆有高分子聚合材料薄膜。该封堵器直径约 17 ~ 40 mm，可关闭 20 mm 以下的继发孔 ASD。优点是不易移位，操作装置简便，成功率高；封堵器金属含量较低；其盘状结构更易贴壁，最小贴壁边缘仅需 2 mm，适应证相对扩大。缺点是只能封堵 20 mm 以下的继发孔房间隔缺损；需 11 F 输送鞘管，不适于婴幼儿。FDA 已于 2001 年批准其用于继发孔房间隔缺损。STARFlex 封堵器是 CardioSEAL 封堵器的改良型，两个伞面之间由高弹性镍钛合金丝连接，具有自行中心定位功能，输送鞘管直径进一步缩小，可通过 10 F 的输送鞘管进行释放和回收，释放前封堵器可以旋转，释放后较少引起房间隔扭曲，有利于更好地定位。封堵器大小不合适可以回收，目前有 5 种规格：17 mm、23 mm、28 mm、33 mm、40 mm，但临床应用表明残余分流率较 CardioSEAL 并没有明显下降。

（2）Amplatzer 封堵器：由美国 AGA 公司生产的具有自膨胀性的双盘及连接双盘的腰部三部分组成，双盘及腰部均是由镍钛记忆合金编织而成的密集网状结构，双盘内填充高分子聚合材料，根据腰部直径决定封堵房间隔缺损的大小。封堵器的型号有 6 ~ 40 mm，直径大小为封堵器的腰部圆柱直径，每一型号相差 2 mm，封堵器的左房侧的边缘比腰部直径大 12 ~ 14 mm，右心房侧比腰部直径大 10 ~ 12 mm。目前国内也有类似产品用于临床，封堵器最大直径 46 mm，最长随访 5 年以上，未出现不良反应，但由于封堵器的金属成分多，长期疗效尚需长期观察。

（3）HELEX 封堵器：最新型的封堵器，由可延伸的聚四氟乙烯（ePTFE）补片缝合在超弹性镍钛合金丝支架上，ePTFE 补片表面有亲水涂层，封堵器受外力牵拉时可呈线条状，释放后自然恢复成双盘状。输送系统包括 9 F 的输送鞘管、6 F 的操作导管和一根中心导丝，操作导管上配有一根 Gore-Tex 制成的回收绳，用于调整封堵器位置和回收封堵器。封堵器有 15 ~ 35 mm 共 5 种规格（每个相差 5 mm）。与 Amplatzer 封堵器相比，其金属成分含量明显减少。优点是输送鞘管较短，在输送过程中引起空气栓塞的机会较少；压缩直径较小，有利于快速输送；突出的优点是即使封堵器已经与推送系统分离，若发现封堵器与房间隔贴靠或位置不好，仍可以通过与封堵器相连的由 GoreTex 制成的回收绳将封堵器拉出体外。

其缺点是仅能封堵直径在22 mm以下的房间隔缺损,选择封堵器直径与房间隔缺损直径的比值为1.6∶1;另外操作过程较复杂,封堵器无自行中心定位功能,对术者的操作要求高。

3. 操作步骤

主要介绍目前在国内应用最多的Amplatzer封堵器的操作过程。

(1)术前准备:行常规血、尿检查,行X线、心电图及超声心动图检查,了解房间隔缺损的基本情况,决定是否适合行封堵治疗,常规履行签字手续,向患者及家属交代介入过程中可能发生的并发症,经同意后方可进行手术。

(2)麻醉:年长儿及成人用1%利多卡因或普鲁卡因溶液局麻,小儿用静脉氯胺酮复合麻醉。

(3)刺股静脉,行右心导管检查。

(4)肝素化:首剂静脉推注肝素100 U/kg,如术中超过1小时,追加初始肝素剂量的半量。

(5)将端孔导管或Judkin右冠造影导管由右股静脉、下腔静脉通过房间隔缺损置于左上肺静脉,沿右心导管将0.035 in(260 cm长)加硬导丝置于左上肺静脉内。

(6)沿该导丝送入测量球囊明确房间隔缺损的伸展直径,选择适宜的房间隔缺损封堵器。沿导丝送入测量球囊导管远端至左心房,以稀释造影剂充盈球囊,在超声心动图和X线透视监测下调整球囊大小,使其与房间隔缺损边缘充分接触,球囊呈现凹陷的腰部时,分别用超声心动图及X线测量房间隔缺损球囊凹陷直径,根据球囊内造影剂的量在体外充盈球囊并测量其球囊的直径。小房间隔缺损选择封堵器要大于球囊伸张直径1~2 mm,大房间隔缺损的封堵器要大于缺损直径4~6 mm,并要测量房间隔的总长度,保证封堵器放置后心房内有足够空间。进口封堵器有6~40 mm型号,国产封堵器有6~46 mm型号可供选择。

(7)沿导丝退出测量球囊后再更换输送鞘管于左房内;将合适的封堵器安装于输送器的远端经输送鞘管送至左房内,在透视及超声心动图监测下,先打开封堵器的左房侧伞,回撤至房间隔缺损的左房侧,然后固定输送导丝,继续回撤鞘管打开封堵器的右房侧伞。

(8)经透视及超声心动图下监测封堵器位置及形态满意,且无残余分流时,可少许用力反复推拉输送鞘管,重复超声及透视,当封堵器固定不变,可操纵旋转柄释放封堵器。

(9)撤出鞘管压迫止血,局部置沙袋4~6 h,24 h后可下地活动。

(10)术后处理:皮下注射肝素100 U/(kg·d)×2 d,连续用抗生素3 d预防感染,一旦有感染迹象可延长使用抗生素时间;阿司匹林口服3~6个月[儿童按5 mg/(kg·d)]。

六、房间隔缺损介入治疗的并发症及处理

据多中心统计,使用Amplatzer封堵器封堵ASD的并发症发生率为6.1%~11.1%,其并发症主要包括如下几点。

1. 术后残余分流

国内外报道显示Amplatzer封堵器术后即刻闭合率约81.4%~98%,3个月闭合率为90%~98%,6个月闭合率为91.4%~100%,1年完全堵塞率达94.9%。术后残余分流主要是由于封堵器大小不合适或封堵器移位引起,微量及少量的分流可随着封堵器的血栓形成而逐渐消失,封堵术前应仔细行超声心动图检查观察缺损的大小、数目,选择合适的封堵器。

2. 心律失常

操作时导丝、鞘管及封堵器的刺激和压迫有关。通过Holter观察术后短期内心律失常,90%患者的基本心律正常,约7%的患者术后出现一过性的房室传导阻滞,考虑为封堵器植入后局部受刺激或局部组织水肿导致房室结及其周围组织传导功能降低所致;约63%的患者有房性早搏发生,多为一过性;偶有一过性下壁导联ST段抬高,这主要由于导管及封堵器压迫、损伤心内膜传导系统所致。术中操作动作应轻柔规范,以减少对心房的刺激,术后常规行心电图检查,注意观察病情变化,及时发现病情进行处理,以防止意外发生。

3. 栓塞

栓塞主要为血栓栓塞和气体栓塞。血栓栓塞的原因是左、右心房的封堵器表面形成的血栓随血流运送至全身，可引起相应的器官栓塞，如外周动脉栓塞、视网膜动脉栓塞和肺栓塞等。气体栓塞主要是未能排尽封堵器内的气泡，或导管及输送鞘管排气不彻底或推送封堵器时带入气体；另外，操作时患者处于仰卧位，右冠状动脉开口朝上，一旦气体进入左心房左心室升主动脉后极易发生右冠状动脉空气栓塞。如发生血栓栓塞可用尿激酶溶栓、肝素抗凝及血管扩张剂罂粟碱等药物，效果较好，发生冠状动脉空气栓塞后应立即吸氧，并酌情使用阿托品及血管扩张药，对于脑栓塞等也应尽快行高压氧治疗，减少气栓。

4. 封堵器移位或脱落

封堵器位置不当可导致栓塞，发生在术中时可尝试通过鹅颈状的圈套或网篮器将封堵器打捞，重新收回至输送系统，若失败需急诊行外科手术。封堵器离瓣膜太近或放置时操作不当损伤瓣叶，可引起二尖瓣关闭不全、三尖瓣关闭不全、冠状窦回流障碍、肺静脉回流受阻等。精确测量房间隔缺损、选择合适大小的封堵器可减少此类并发症。

5. 主动脉右心房瘘

Chun 等报道 1 例用 Amplatzer 封堵器的患者，于术后 3 个月发生主动脉右心房瘘，可能与右心房的盘片损伤主动脉有关。Aggoun 报道 1 例 Amplatzer 房间隔缺损封堵器放置 3 周后，因发生冠窦 - 左心房瘘而引起急性溶血，需要急诊外科手术治疗。

6. 镍过敏

目前大部分封堵器的支架部分含有镍成分，有研究显示在封堵器植入体内后，血中镍的水平明显升高，但仍在正常范围。说明镍钛合金封堵器植入体内后有镍的释放，如对镍过敏应引起治疗方面的问题。

7. 眼镜蛇样变形

眼镜蛇样变形指在释放封堵伞时，左房面伞打开时仅左房面伞部分打开，右房伞和伞腰部扭曲不能打开，而形成眼镜蛇样变形。产生机制可能为输送过程中封堵装置扭曲及伞前部顶在左房游离壁与瓣膜上致使封堵器在释放中扭曲。有效的处理方法为将封堵伞回收至输送鞘内，甚至可将封堵器回拉出体外，用手解除扭曲后可使其恢复至正常形状。

8. 血肿和动脉 - 静脉瘘

静脉穿刺尽管放置的长鞘直径较粗，但静脉压力低，很少引起血肿。发生血肿可能是静脉穿刺同时穿过动脉，术后压迫止血不当造成血肿。

9. 其他少见并发症

此项包括急性左心衰、髂静脉血栓形成、腹股沟血肿形成、心脏压塞、测量球囊破裂、周围血管如下肢动脉血栓形成、术后猝死、感染性心内膜炎、左房血栓形成等。减少术中粗暴操作，适当应用抗血小板凝集药物及抗生素可减少此类并发症。

七、房间隔缺损介入治疗的疗效评价

早期房间隔缺损封堵主要应用双面伞和 Sideris 纽扣补片为主，在 5 组 420 例报告显示，有 26.3% ~ 44.4% 随访中有残余分流，高于外科手术的 7.8% ~ 16.4%，限制了其临床应用。STARFlex 闭合器，可减少并发症，降低残余分流。Sideris 纽扣式第四代补片成功率虽可达 98.6%，但其有效率为 90%，仍有 5% 需要再次介入治疗。一组国际多中心研究，总结应用 Amplatzer 封堵器介入治疗 4 008 例房间隔缺损的报告，其成功率达 97.3%，1 年完全封堵率 94.9%。成人房间隔缺损经 Amplatzer 封堵器关闭后左心大小和形态的变化，发现房间隔缺损封堵术后 48 h 患者左心已开始增大，左心功能有所改善。术后 3 个月左心室明显增大，左室功能显著改善，对于介入治疗房间隔缺损远期效果仍需要进一步的长期随诊观察。房间隔缺损的介入治疗目前已在国内大部分三级医院临床上广泛应用，并进行远期疗效的随访观察。此项技术成功率高，并发症低，已成为治疗房间隔缺损的首选方法。

第二节　室间隔缺损的介入治疗

一、概述

室间隔缺损（ventricular septal defect，VSD），指左右心室间隔的完整性遭受破坏，导致了心室间的异常交通，绝大多数为先天性，少数为后天性。先天性室间隔缺损系由于胚胎期心室间隔发育不全而形成，是新生儿期最常见的先天性心脏病，其发生率占先天性心脏病的20%～25%，它可单独存在，也可为复杂心内畸形的组成部分之一，如法洛四联症、完全性房室管畸形、大动转位、三尖瓣闭锁和永存动脉干等。后天性室间隔缺损包括外伤引起的室间隔破裂和急性心肌梗死伴发的室间隔穿孔等，其通常为肌部缺损，常常因缺损口较大引起急性血流动力学障碍，死亡率很高。

二、室间隔缺损的病理解剖

室间隔是由纤维组织构成的膜部间隔和心肌组织为主构成的肌部间隔两部分组成。肌部又分为流入道间隔、心尖小梁部间隔和流出道间隔三个部分（图12-1）。

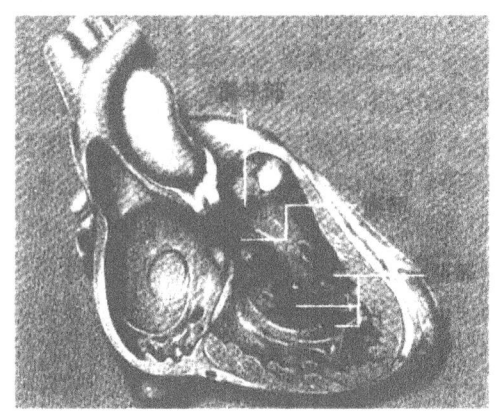

图12-1　室间隔缺损分型示意图

室间隔缺损可出现于室间隔的任何部位，主要发生于膜部间隔和肌性间隔，或其交接处。室间隔缺损多为单发缺损，也可为多发缺损，缺损的大小差异较大，可小至针尖，大到几乎整个室间隔，多数呈圆形或接近于圆形，少数呈不规则形。一般室间隔缺损直径多在1 cm左右，临床习惯将直径小于主动脉口径1/3的缺损为小型室间隔缺损，直径为主动脉口径1/3～2/3的缺损认为中型室间隔缺损，而缺损等于或大于主动脉口径则为大型室间隔缺损。室间隔缺损命名亦不统一，Kirklin将其分为：室上嵴上型、室上嵴下型、隔瓣下、肌部、室间隔完全缺如。目前根据胚胎发育、形态学特征和临床实用意义将室间隔缺损分为三大类型，即膜部、漏斗部和肌部。膜部室间隔缺损分为单纯膜部、膜周部和隔瓣下型；单纯膜部缺损仅限于膜部间隔的小缺损，缺损边缘均为纤维组织，有的与三尖瓣隔瓣腱索粘连，有的纤维组织或腱索可横跨于缺损上将其分为两个或多个孔隙，当缺损超出膜部界限延伸到流入道、流出道或室间隔小梁部位，称之膜周部缺损，约占70%～80%；隔瓣下型缺损又称流入道型，位于三尖瓣隔瓣下方，其上缘多有膜样间隔组织残留，后缘直接由三尖瓣环构成，前缘是肌肉，距主动脉瓣较远而靠近房室结和希氏束，约占5%；漏斗部缺损包括干下型和嵴内型，多是由于圆锥部间隔融合不良所致，亦占5%左右，干下型室间隔缺损多位于肺动脉瓣下方，室上嵴上方，缺损上缘由肺动脉瓣环构成，没有肌肉组织，缺损临近主动脉右冠瓣，最高可达右冠瓣与左冠瓣交界处，容易造成主动脉右冠瓣缺乏支撑而脱垂，形成关闭不全，由于缺损位置较高，由左心室分流入右心的血液可直接喷入肺动脉；嵴内型缺损位于室上嵴结构之内，四周均为肌肉缘，其上方有一漏斗隔的肌肉桥将肺动脉瓣环隔开，左心室分流来的血液喷入右心室流出道；肌部缺损较少见，是由肌部室间隔处肌小梁发育不全，排列稀疏，留有小孔而成，约占室间隔缺损的10%～15%，可发生于肌部小梁间隔的任何部位，最常见的发生部位在心尖部。室间隔完全缺如是由共同房室瓣或左、右房室瓣为入口的单一心室腔，又称为单心室，需根据情况外科手术治疗。室间隔前部缺损和多发性室间隔缺损在临床上很少见。

近年来通过左心室造影所显示的室间隔缺损形态学改变，又分为漏斗形、管形、囊袋形和窗形4种类型，其中漏斗形的室间隔缺损最为常见，漏斗形、管形和窗形室间隔缺损较容易封堵，而囊袋形室间隔缺损的封堵治疗有一定的难度，需要不断地积累经验和随访封堵治疗后的长期疗效。目前除了嵴上型及室间隔完全缺如不宜行介入治疗外，其他各种类型室间隔缺损均有介入治疗成功的病例报道。

房室结位于冠状窦口至室间隔膜部之间、卵圆窝下方、三尖瓣隔瓣瓣环上方的右房心内膜下，其远端逐步集中即为希氏束。希氏束分为穿支部和分支部，穿支部穿过中心纤维体，多数沿室间隔膜部下缘到达肌部室间隔顶端的左室面，然后分为左、右束支。在膜周型缺损，传导束多在缺损的下缘或后下缘行走，很接近缺损边缘，少数的隔瓣后型室间隔缺损传导束在缺损的前上缘走行。漏斗部的边缘距传导束比较远，对房室传导系无影响。肌部室间隔缺损位于室间隔较低部位，相当于室间隔光滑部或小梁部，与传导束关系不大，如果合并膜周室间隔缺损，传导束的走行同膜周型缺损，位于膜周和肌部缺损之间。高位后上部肌部缺损，传导束位于缺损前上缘。

三、室间隔缺损的病理生理学改变

正常入右室的收缩压仅及左室的 1/6～1/4，肺循环阻力为体循环阻力的 1/10 左右。室间隔缺损对血流动力学的影响，决定于缺损面积大小及体肺循环的差异。小型缺损分流量小，对血流动力学的影响小，不易发生肺动脉高压，右心室压和肺动脉压均在正常范围内或轻度增高，左心室的容量负荷不明显，可长期无症状或仅有轻微症状，此为低阻力、小分流状态。中等或较大缺损产生左向右分流量大，肺血流量增多，右心室压力和肺循环阻力有不同程度升高，左心房压增高，左心室扩大。如果肺血管阻力明显增高，肺血管已发生广泛的器质性病变，右心室压力升高接近或超过左心室压力，左向右分流将显著减少，甚至形成双向分流或右向左分流，肺循环血流量等于或小于体循环血流量，肺动脉压力仍保持高水平，这种情况称为艾森曼格综合征，一般开始于少儿期，也是成年期的常见表现之一。

小型室间隔缺损常可自发性关闭，自然关闭的时间文献报道不一。一般统计，室间隔缺损自发缩小或关闭多发生于3岁以内，其后闭合的可能性很小。部分大型室间隔缺损随着病程推移，缺损也可缩小，但很难自然关闭。大型室间隔缺损的新生儿在出生后2～3周内肺血管阻力逐渐下降至正常水平，左右心室压力阶差加大，左向右分流量剧增，左心容量负荷加重，导致急性左心衰而早期死亡。有些大室间隔缺损的婴儿，因肺循环血流量很多，可能在两岁以内肺血管病变发展很快，阻力急剧增强，很快达到体循环压力水平，甚至有的婴儿出生后肺血管保持胎儿型阻力很大而且不下降。对于此类患者应该密切随访观察，警惕出现容量负荷过高、肺动脉高压、主动脉反流、感染性心内膜炎等并发症。由于室间隔缺损导致左房、左室容量负荷增加的患者应该及早手术以防止并发症的发生。

四、室间隔缺损的诊断

1. 症状

缺损小，血液分流量少，可以没有自觉症状，缺损较大者可有发育不良，劳累后心悸、气短、咳嗽、乏力和易患肺部感染等。

2. 体征

胸骨左缘第3、4肋间可闻及较响亮而粗糙的全收缩期杂音，有时可触及震颤，如缺损大使左向右分流量增大的患者，可闻及因二尖瓣口相对狭窄而产生的心尖部短促的舒张期隆隆性杂音，肺动脉瓣区第二音增强或正常。随着病情的发展，肺血管阻力的增高，临床可出现发绀，杂音常常减轻，肺动脉瓣区第二音明显亢进。

3. 特殊检查

（1）心脏X线：室间隔缺损小时仅有少量左向右分流，右心室压力可正常，心脏外形没有明显改变，或仅有肺动脉纹理增粗增多，肺动脉段延长或轻微凸出，双心室圆隆或轻度增多，主动脉结多正常，X

线表现很难与正常区别，此时诊断主要靠超声心动图和临床体征。中至大的缺损，左、右心室可见增大，通常右心室增大较明显，左心房也多增大，肺动脉段凸隆，肺门搏动增强，肺内血管扩张、充血，主动脉段正常或相对较小等；如见到右心室显著增大，右心房增大和肺动脉段高度凸隆，肺门血管及主要肺动脉分支粗大呈"残根状"而外围分支变细小，两肺野变为清晰时，则提示合并肺动脉高压。

（2）心电图：小缺损大多正常或有左心室高电压；中等缺损心电图示左心室肥厚，并随肺血管阻力逐步增高，心电图也由左心室肥厚转变为双室肥厚；大缺损者则表现为右心室肥厚、心房扩大及右束支传导阻滞的心电图。

（3）超声心动图：能够显示室间隔缺损的部位、大小和合并畸形，特别对于介入治疗患者的选择、术中监测和术后随访起着非常重要的作用。

（4）心导管检查及心血管造影：对室间隔缺损的诊断及选择治疗手段均有重要参考意义，右心室平均血氧含量超过右心房平均血氧含量的 9 mL/L 以上，或右心室内某一标本的血氧含量突出升高，均表明心室水平由左向右分流。但小型缺损、分流量小或伴有较重肺动脉高压达不到诊断标准或心室内血氧含量无差异，应做具体分析。心导管检查测定肺动脉压力和计算肺血管阻力是用以判断病情、临床选择手术适应证的重要指标之一。

五、室间隔缺损介入治疗的选择和方法

（一）适应证

根据 2004 年《中华儿科杂志》"先天性心脏病经导管介入治疗指南"，我们认为如下条件可作为室间隔缺损介入治疗的适应证：

（1）患者年龄 ≥ 3 岁，文献报道室间隔缺损 3 岁以内约有 40%～60% 的自然闭合概率。

（2）对心脏有血流动力学影响的单纯性室间隔缺损，缺损左室面直径 3～12 mm，少儿缺损直径一般 ≤ 8 mm。右室面呈多孔缺损时，其缺损大孔直径应 ≥ 2 mm。膜周部室间隔缺损伴发膜部膨出瘤时，缺损左室面直径 ≤ 18 mm，右室面膨出瘤出口小，且粘连牢固。

（3）室间隔缺损上缘距主动脉右冠瓣 ≥ 1 mm，无主动脉冠状窦脱入室间隔缺损内和主动脉瓣反流；缺损缘距三尖瓣距离 ≥ 2 mm，无明显三尖瓣发育异常及中度以上三尖瓣反流。

（4）肌部室间隔缺损直径通常 ≥ 5 mm。

（5）外科手术后残余分流。

（6）合并可以介入治疗的心血管畸形。

（7）心肌梗死后室间隔穿孔、外伤性室间隔缺损等。

（二）禁忌证

（1）膜部室间隔缺损有自然闭合趋势者。

（2）膜部室间隔缺损合并严重的肺动脉高压导致右向左分流出现发绀者。

（3）膜部室间隔缺损局部解剖结构不适合或放置封堵器后影响主动脉瓣或房室瓣功能。

（4）膜部室间隔缺损合并其他不能进行介入治疗的先天性心脏畸形者。

（5）感染性心内膜炎，心内有赘生物，或引起菌血症的其他感染。

（三）室间隔缺损封堵器材的选择

1988 年，由 Lock 等采用 Rashkind 双面伞封堵器封堵室间隔缺损成功，随后出现了 Clamshell、CardioSEAL 封堵器。1994 年，Sederis 应用纽扣补片式封堵器关闭室间隔缺损，但上述封堵器由于操作复杂，伞面直径需大于缺损直径的 2 倍，置入过大的伞状闭合器，容易影响主动脉瓣的正常活动和左心室收缩功能，术后残余分流大，并发症多，限制了在临床上的广泛应用。由于室间隔缺损解剖位置的复杂性，根据具体患者的室间隔缺损位置、大小、形态来选择合适的封堵器及传送装置更为合理，但目前临床上往往只能依据现有的条件来选择合适的病例，许多临床研究正是建立在严格选择病例的基础上。

1. Amplatzer 膜部室间隔缺损封堵器

美国 AGA 公司（AGA Medical Corp, Golden Valley, MN, USA）2000 年生产。该封堵器是一自膨胀

镍钛合金金属网结构的非对称型双面伞，左室盘靠近主动脉端边缘比腰部直径大 0.5 mm，靠近心尖端边缘比腰部直径大 5.5 mm，其向下边缘端有一铂金标记点作为释放时定位标志，右室盘两端边缘均比腰部直径大 2 mm，由 4～18 mm 不同型号组成，每一型号以 2 mm 递增。

2. Amplatzer 肌部室间隔缺损封堵器

其是由 0.004～0.005 in 的高弹性镍钛合金丝编织成的盘状结构，两盘片之间连接部分呈圆柱形，长 7 mm，盘片和圆柱部分中都缝有聚酯片，左室面的圆盘直径比圆柱部分大 4 mm，右室面直径比圆柱部分大 3 mm，封堵器的两端由 316 L 不锈钢圈固定，其中一端有与推送杆相匹配的螺纹。肌部封堵器直径由 4～24 mm 不同型号组成，每一型号以 2 mm 递增，需要 6～12 F 的传送鞘。AGA 公司的输送系统包括两根特制的输送钢丝和有一定弧度的输送长鞘。两根钢丝中一根是中空的，另一根是实心钢丝，空心钢丝中间可以通过实心钢丝。在空心钢丝一端的内面有一平台，其形状和大小与封堵器的右心室面的固定钢圈相匹配。

3. 国产膜部室间隔缺损封堵器

国产的膜部室间隔缺损封堵器有两种，一种为对称型双盘状膜部室间隔缺损封堵器，由直径 0.1 mm 的高弹性镍钛合金丝编织盘状结构，两盘片之间连接的腰部呈圆柱形，长 2 mm，盘片和腰部都缝有聚酯片，左、右室面盘片直径比腰部大 4 mm。封堵器的两端由 316 L 不锈钢圈固定，其中一端有与推送杆相匹配的螺纹。腰部直径规格 4～18 mm，10 mm 以内封堵器之间相差 1 mm，10 mm 以上相差 2 mm。另一种为偏心型膜部室间隔缺损封堵器，封堵器腰部长 2 mm，两盘片的边缘呈不对称型，在靠近主动脉侧的边缘较其对侧的盘片小，边缘为 0 或 0.5 mm，与其相对的边缘为 5～6 mm，右心室侧的盘片比腰部直径大 2 mm。腰部直径规格同对称型封堵器。偏心型封堵器的优势是减少对主动脉瓣膜的损伤。

4. 非对称型封堵器

非对称型封堵器为上海医用形状记忆合金有限公司新近生产的一种新型封堵器，封堵器左室面盘片直径比腰部大 8 mm，右室面盘片直径比腰部大 4 mm，主要用于膜部室间隔缺损伴发较大膜部瘤，右室面多孔、最大孔径较小的病例。封堵器设计的优点是腰部小、左盘大、腰部伸展大、封堵器成形好，右心室侧盘小以减少对三尖瓣的影响。

5. 输送系统封堵器

输送系统封堵器可通过 6～9 F 鞘管推送，目前多选用抗折鞘。国产封堵器的传送系统不同于进口产品的是只有一根实心推送钢丝。

6. 其他器材

①鹅颈圈套器：选用 Bard 公司或 CooK 公司生产的圈套器。②特殊导丝：0.81 mm×60 cm 泥鳅导丝，其前端较软、光滑，容易直接通过室间隔缺损进入右心室、肺动脉或腔静脉；或 0.89 mm×300 cm 面条导丝，导丝很软，容易将输送鞘管引入左心室。③5 F 或 6 F 右冠状动脉造影导管和 Cobra 导管用于通过室间隔，以便建立轨道。

（四）室间隔缺损封堵术操作

1. 术前准备

主要检查血常规、尿常规、粪便常规以及肝肾功能，心电图、心脏超声心动图等，以排除手术禁忌证；患者家属及本人签手术知情同意书；手术前 1 天静脉应用抗生素。

2. 心脏超声

心动图检查①左心室长轴切面测量室间隔缺损上缘距主动脉右冠瓣距离及缺损口大小；②大血管短轴（主动脉根部短轴）切面测量室间隔缺损上缘距三尖瓣隔瓣距离及缺损口大小，一般适合封堵治疗的位置在 9～11 点；③胸骨旁、心尖、剑下五腔心切面主要测量室间隔缺损上缘距主动脉右冠瓣距离及缺损口大小。西京医院对比研究了二维超声和左心室造影的关系，发现大血管短轴和五腔心切面测量缺损口大小与左心室造影测量值最接近。

3. 麻醉

年长儿童及成年人用1%普鲁卡因或利多卡因溶液局部麻醉，小儿用基础诱导麻醉，术前禁食水 4～6

小时，同时给予适量的糖盐离子液体静脉滴注。

4. 心导管检查和心血管造影

常规腹股沟处消毒铺巾，穿刺右或左股动、静脉，分别置入6 F动脉鞘管。全身肝素化（100 U/kg体重），如术程超过1小时，每小时追加半量。先行右心导管检查，测量右心房、右心室和肺动脉压力，并测定各部位血氧饱和度，计算Qp/Qs。将6 F的猪尾巴导管送入左心室，在左前斜45°～60°加头20°～25°的体位行左心室造影，以确定室间隔缺损的形态、大小和缺损上缘距主动脉右冠瓣的距离，必要时行升主动脉造影确定有无主动脉瓣脱垂和反流。

5. 建立动静脉轨道

根据左心室造影室间隔缺损的形态，选择5 F或6 F右冠造影导管，从股动脉导入左心室，逆时针旋转导管使其顶端指向室间隔缺损口处，缓慢移动导管，顶端会跳动穿过室间隔缺损口到达右心室，然后固定导管，将面条导丝（或泥鳅导丝）导入肺动脉或上、下腔静脉。从股静脉侧将圈套器送到肺动脉或上、下腔静脉，套住面条或泥鳅导丝，将导丝从股静脉侧拉出体外，建立动静脉轨道，沿此轨道，将右冠导管送到下腔静脉。然后从静脉侧沿导丝插入6～9 F传送长鞘与右冠导管对接，固定导丝，推送传送长鞘至升主动脉，然后将长鞘管送入左心室，退出导丝、右冠导管和鞘内扩张器，将长鞘留在左心室内。若难以将传送长鞘送入左心室，也可将此长鞘保留在升主动脉内。

6. 封堵

室间隔缺损根据造影测量的缺损直径选择封堵器，通常封堵器的直径比造影直径大1～2 mm。将装载封堵器的短鞘连接到传送长鞘内向前推送封堵器，将封堵器送到左心室，先释放出左心室面伞，对称型封堵器不需要调整方向，而偏心型封堵器的左心室侧伞的标记应指向心尖处。使封堵器的左心室伞紧贴室间隔，通过手感、透视和超声甚至心室造影确定封堵器的位置，如位置合适，超声检查无明显分流，则可固定推送钢丝，回撤传送长鞘，释放出封堵器的右心室伞。重复左心室造影和升主动脉造影，检查有无分流和主动脉瓣反流。经胸心脏超声检查证实不影响三尖瓣、主动脉瓣功能，左心室造影确认封堵器的位置良好后，逆时针旋转推送钢丝，释放出封堵器。拔除传送长鞘，局部压迫止血包扎，手术完毕。

7. 术后处理

术后卧床24 h，皮下注射1天肝素100 U/kg，连用3天抗生素，预防感染，一旦有感染迹象可延长用抗生素时间；连续心电监测5～7 d，病情稳定出院，口服阿司匹林3～6个月［儿童按5 mg/（kg·d）］。

六、膜部室间隔缺损封堵治疗的并发症和防治

1. 封堵

装置移位和栓塞发生率为0.3%，多由于封堵器放置或选择不当引起。准确测量缺损的大小，选择合适的封堵器会使封堵器发生移位的概率降低。封堵器可以脱落到左室、升主动脉或右室、肺动脉等处，封堵器一旦移位可以经导管用圈套器取出。若采用介入方法不能取出时，可用外科手术取出，并行室间隔缺损的修补；操作中气栓发生率很低，精细的导管检查能够降低该并发症的发生率。

2. 残余分流

残余分流发生率为9%左右，小的分流在术后早期常会遇到，一般不影响血流动力学方面的指标，不能造成不良后果。如果是微量分流可随着封堵器内的血栓形成而消失。大的残余分流若对血流动力学影响较大时，应通过网篮或外科手术取出移位的封堵器，再实施介入治疗或外科手术修补。

3. 主动脉瓣和三尖瓣穿孔、关闭不全

其发生率约为0.6%，主动脉瓣穿孔主要发生在右冠瓣，三尖瓣穿孔多发生在隔瓣，多由于封堵器离主动脉瓣、三尖瓣太近或放置封堵器时操作不当。轻微的三尖瓣关闭不全不需处理，若封堵装置严重移位造成严重的瓣膜关闭不全，应及时开胸手术取出封堵器同时进行修补。

4. 传导阻滞

在封堵器植入过程中或封堵后可出现左、右束支传导阻滞、房室传导阻滞等，多为一过性，发生率约为12%。严重者不能恢复，需放置永久起搏器或经外科手段取出封堵器。目前认为可能是由于封堵器

对膜部室间隔内的传导束局部压迫，周围组织水肿而造成，水肿期多发生在术后 5～7 天，适当地给予激素等治疗大多会消失。

5. 溶血

溶血发生率约 0.5%，一般发生在有较大的残余分流的情况下造成机械性溶血。轻微的溶血可暂时观察，给予激素和碳酸氢钠碱化尿液等治疗，严重病例必须取出封堵装置。因此，应准确测量缺损的大小，选择合适的封堵器合理放置以避免和减少发生封堵器移位和残余分流。

6. 心脏压塞

发生的心脏压塞比较少见，多是由于送入传送鞘管时操作动作不规范所致。如果术中患者出现血压低、意识淡漠、心影增大等现象，应该及时识别。一旦确诊，立即行心包穿刺回抽心包腔内血液，并经股静脉鞘管输入体内，绝大多数患者能够转危为安；上述处理无效时应急诊外科手术治疗。

7. 感染性心内膜炎

这是极少见而严重的并发症，因此要严格无菌操作和术后常规用抗生素预防感染和密切观察体温及血象变化。

8. 血管损伤、出血、动静脉瘘、颈神经丛损伤等

由于常规穿刺引起的并发症，一般做相应的处理。

七、膜部室间隔缺损封堵治疗的疗效评价

自从 Amplatzer 膜部室间隔缺损封堵器临床应用以来，效果令人满意。Holzer 等人报道了用 Amplatzer 膜部室间隔缺损封堵器进行膜部室间隔缺损封堵 61 例，成功率为 97%，死亡率为 0，1 例由于出现了完全房室传导阻滞而行永久起搏器植入术。Arora 等人做的室间隔缺损封堵大样本研究显示，包括 137 例膜部和肌部室间隔缺损患者，其中 130 例封堵成功（94.8%），死亡率为 0，90 例采用 Amplatzer 肌部室间隔缺损封堵器，17 例采用膜部室间隔缺损封堵器，29 例使用 Rashkind 双面伞，弹簧圈封堵 1 例。Amplatzer 封堵器组成功率 97.1%，24 小时有残余分流 1 例（占 0.9%），Rashkind 双面伞成功率 86.2%，24 小时残余分流者占 32%，此结果充分显示了 Amplatzer 封堵器短期的优势。国内秦永文等应用自制双盘形室间隔缺损封堵器闭合膜部室间隔缺损 196 例，191 例患者封堵成功，成功率 97.4%；未成功的 5 例中，3 例因导管未能通过室间隔缺损处，2 例因封堵器放置后影响主动脉瓣关闭，而放弃封堵治疗。180 例术后左心室造影、经胸心脏超声检查显示完全封堵，11 例术后即刻造影示少量分流，1 个月后超声复查，8 例完全封堵，并发右房室瓣少量反流 3 例。术中并发短暂的左、右束支传导阻滞和一过性完全性房室传导阻滞各 2 例。封堵治疗术后 1 个月至 2 年随访期间，未发生感染性心内膜炎、血栓栓塞和溶血等并发症。沈阳军区总医院报道了 292 例膜周部室间隔缺损封堵成功，出现右束支传导阻滞 44 例（17.2%）；三度房室传导阻滞 3 例（1.1%）；2 例恢复正常，1 例转为左束支传导阻滞；房室交界性心律共 11 例（4.3%），非阵发性交界性心动过速共 4 例（1.5%），后转为正常。随访 2 年无一例发生残余分流。

综上所述，室间隔缺损介入治疗近中期效果满意，具有住院时间短、痛苦少、无手术瘢痕及心脏切口瘢痕所致远期心律失常的优点，因此被越来越多的患者所接受，至于远期疗效则需要严格的、大规模的、多中心的长期临床随访才能得出结论。随着器材的改进和操作技术的提高，更多的室间隔缺损患者将会受益。

第三节 动脉导管未闭的介入治疗

一、概述

动脉导管未闭（patent ductus arteriosus，PDA）是临床上最常见的先天性心脏病之一，是指主动脉和肺动脉之间的一种先天性的异常通道，多位于主动脉峡部和左肺动脉根部之间。其发病率约占先天性心

脏病的15%～21%，女性是男性的2倍，大约每2 500～5 000例存活新生儿中即可发生1例动脉导管未闭。早产儿中发病率明显增加，出生体重＜1 000 g者，其发病率可高达80%。发病率的增加与多种因素有关，包括导管壁平滑肌减少、平滑肌对氧的敏感性降低、血液循环中扩血管性物质如前列腺素增高以及遗传因素等。动脉导管未闭可以是单一的畸形，也可与其他先天性心脏畸形同时存在。

二、动脉导管未闭病理解剖改变

导管通常位于主动脉峡部和肺总动脉的左肺动脉侧（图12-2）。正常人为左位主动脉弓，未闭动脉导管的肺动脉端通常开口于左、右肺动脉分叉处略偏左侧，而主动脉端一般位于左锁骨下动脉起始于主动脉前侧壁。右位主动脉弓者，动脉导管位于无名动脉根部远端的主动脉和右肺动脉之间，双侧动脉导管者极为罕见。若为镜面型右位主动脉弓，则导管走行可左可右：右行者导管连接于主动脉弓与右肺动脉之间；左行者导管位于左锁骨下动脉与左肺动脉根部之间。未闭导管长短多在0.5～10 mm，管径粗细差异很大，一般为1～20 mm不等。小儿动脉导管未闭前，内径约5～6 mm，最长约12.5 mm。根据未闭动脉导管的形态学改变分为漏斗型、管型和窗型3种类型，漏斗型较多见，长度与管型相似，但近主动脉处粗大，近肺动脉处狭小，呈漏斗状，有时甚至类似动脉瘤形；管状导管连接主动脉和肺动脉的两端口径相近，管壁厚度介于主动脉与肺动脉之间，此型最为多见；窗型者动脉导管极短，口径极粗，外观似主动脉，呈肺动脉窗样结构，管壁往往极薄，此型较少见。Krichenko根据动脉导管未闭造影的具体形态分为5种类型（图12-3）：A型呈漏斗形，最狭窄端位于肺动脉，根据与气管的关系分为1型、2型和3型；B型动脉导管短，肺动脉与主动脉紧贴呈窗状，一般直径较大；C型呈管状，长度约在10 mm内，导管两端基本相等，无狭窄；D型多处狭窄；E型形状怪异，呈伸长的喇叭状结构，最狭窄处远离支气管前缘。动脉导管未闭除上述变化外还可有肺动脉及其分支扩张，甚至类似动脉瘤样改变，导管内可有血栓形成，若导管粗大可有左右心室肥厚与扩张。

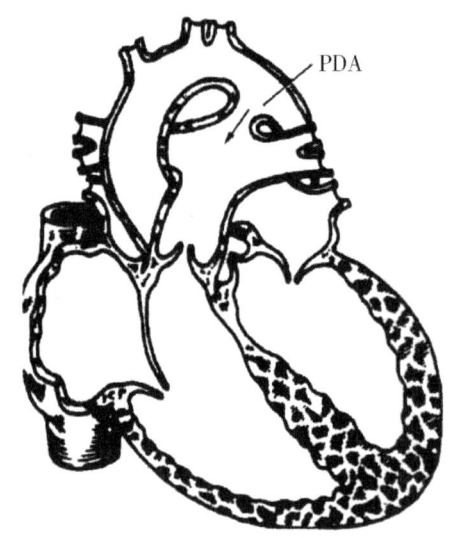

图12-2　未闭动脉导管的解剖位置示意图

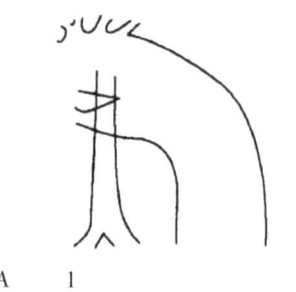
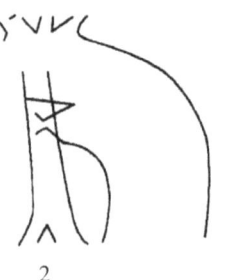
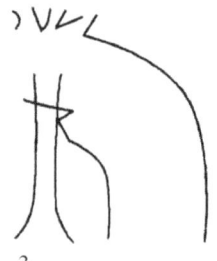

A　　1　　　　　　　2　　　　　　　3

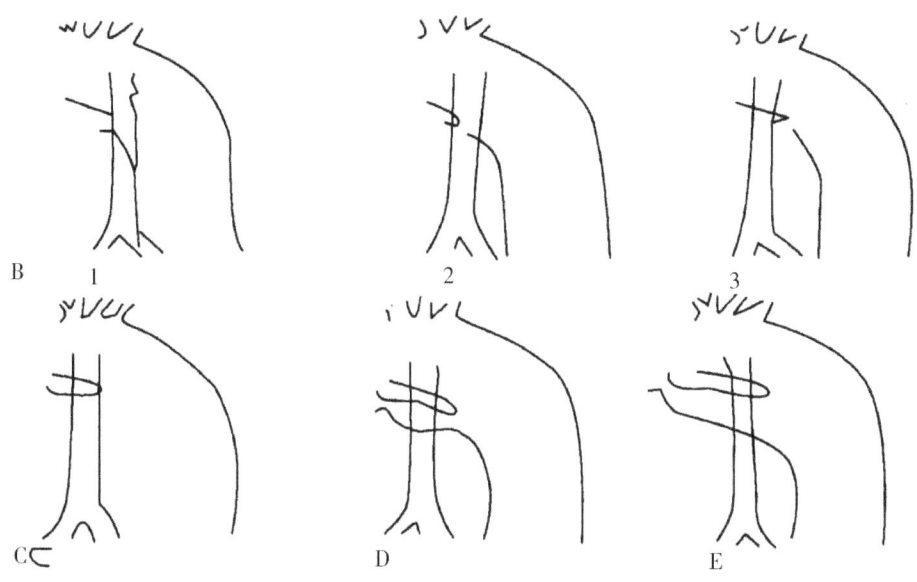

图 12-3 Krichenko 根据动脉导管未闭造影的形态分类示意图

三、动脉导管未闭病理生理改变

动脉导管是胚胎发育的第 5～7 周，在主动脉弓系统发育过程中，由第 6 对腮弓的左背侧部演变而成，是胚胎期胎儿赖以生存的肺动脉与主动脉之间的生理性血流通道。胎儿时肺呈萎陷状态，不能进行气体交换而处于肺循环系统的高阻力、高压力状态，右心室血液大部分经未闭动脉导管流入降主动脉，构成胎儿期血液循环的主要通路。生后随着肺膨胀，肺循环阻力减低，右心室血液直接进入肺循环而不通过动脉导管。在胚胎 4 个月左右，动脉导管壁的内弹力纤维层发生局部断裂，修复组织即形成内膜垫，伴随出生后管壁平滑肌收缩而填塞导管腔，使之密闭。若内弹力纤维层不发生断裂，不能正常形成局部内膜垫，则出生后无法如期关闭，是动脉导管未闭的重要原因。出生后动脉导管壁由肺纤维构成的平滑肌组织收缩保证将管腔闭合，不会使导管缩短而引起主动脉和肺动脉的局部变形。亦有人注意到出生后影响动脉导管的闭合有许多因素，如导管壁平滑肌对不同物质的敏感性、妊娠期长短均有较密切关系。足月胎儿出生后，随呼吸功能的开始，流经导管血流氧张力增高，使导管壁平滑肌收缩而促进闭合；前列腺素 E 系列则延缓动脉导管闭合。早产儿的动脉导管壁平滑肌对高氧的敏感性降低而对前列腺素的敏感性升高，从而造成早产儿动脉导管未闭发生率极高。多普勒超声心动图研究显示，正常足月胎儿 30% 在分娩 1h 内导管腔内有由内膜和中层增生而形成的突起和黏液充填；8h 有 96% 的婴儿发生此类变化；82%～96% 的动脉导管于出生后 48h 完成功能性闭合，通常于生后 2～3 周完成纤维化的解剖闭合从而形成连接于降主动脉和肺动脉之间的动脉韧带。少数动脉导管未闭是复杂先天性心脏病的一部分，有时甚至是生命导管，如主动脉离断时的动脉导管是维持生命必需的通道。

生理状态时，主动脉压明显高于肺动脉压，当存在未闭的动脉导管，血流不论收缩期或舒张期，均由主动脉流向肺动脉，形成主动脉与肺动脉间的左向右分流。分流量大小取决于导管的直径大小与主、肺动脉间的压力阶差，每分钟可达 4～18 L。进入肺循环的血液再返回左心房和左心室，使左心容量负荷增加，为弥补主动脉向肺动脉的分流对体循环的损失，左心室代偿性增加心排血量，从而可造成左心房与左心室肥厚、扩大，最终导致左心衰竭。由于主动脉血流入肺动脉，引起动脉舒张压降低，致脉压增大，而发生末梢血管现象。少量的左向右分流仅增加左心容量负荷，不会导致右心压力改变。若导管内径较粗，肺循环血流量增多并长期冲击肺动脉系统，使肺动脉内压力增高、右心室排血受阻、压力负荷增加，逐步产生右心室肥厚。早期大量的左向右的分流所引起的肺动脉高压，为动力性肺动脉高压。如未能及时进行阻断分流的手术，会使上述改变进一步加重，肺血管阻力增高，肺小动脉发生硬化，造成永久性病理改变，而成为阻力性肺动脉高压。当肺动脉压接近或超过主动脉压时，则使分流减少或停止，甚至肺动脉血逆流入主动脉，产生双向或右向左分流，从而引起发绀或杵状趾。因分流在降主动脉左锁骨下动脉之下，所以发绀以下肢为主，称为"差异性发绀"。

四、动脉导管未闭诊断

根据动脉导管未闭管径大小而有不同的临床表现。

1. 症状

动脉导管未闭患者的症状与导管的解剖形态及病理生理改变相一致。小动脉导管未闭（内径≤2 mm）早期无明显症状，多在体检时偶然发现心脏有连续性血管性杂音或单纯性收缩期杂音。中、大动脉导管未闭（Qp/Qs≥1.5~2.0）者，有活动后心悸气短乏力和反复上呼吸道感染史，可逐步产生左心功能不全症状。大导管并重度肺高压者，导管的解剖直径大多≥6 mm，常生长发育不良，有感染和心衰病史，或由于肺动脉压力过高而产生右向左分流的差异性发绀。动脉导管未闭患者容易并发细菌性心内膜炎，此时患者可有高热、大汗、心力衰竭及周围血管脓性栓塞等症状；某些患有巨大动脉导管未闭的婴儿，在生后3~6周即可有呼吸急促、喂养困难、多汗虚弱、体重不增等发育障碍。患者以自然病程发展预期寿命不超过50岁。

2. 体征

根据动脉导管未闭大小和肺动脉压力高低有不同的心脏杂音体征，可分为典型连续性隆隆样或机器样杂音、两期性杂音、单纯性收缩期杂音、单纯性舒张期杂音和哑性5种。连续性隆隆样杂音紧随第一心音之后逐渐增强，多掩盖第二心音，后渐弱至下一次第一心音开始，杂音性质粗糙，于胸骨左缘第2肋间最明显，可扪及连续震颤，并向左锁骨下传导。当患者的动脉导管未闭极细小时，临床上可听不到杂音。如动脉导管较小，杂音可呈高调而局限的单纯性收缩期杂音。巨大导管的杂音可向全胸廓传导，同时由于左心血流量增加，出现二尖瓣相对狭窄，于心尖部可听到舒张早中期隆隆样流量性杂音。婴幼儿由于肺血管阻力较大，于出生数周内可无心脏杂音或仅有收缩期杂音，典型杂音在两岁时才开始。随病程进展，肺血管阻力增大进而分流量逐步减少，或发生心力衰竭、血压下降时，舒张期杂音逐渐减弱甚至消失，当病理进展到右向左分流或双向分流时，杂音可消失，或仅留有第二心音亢进及分裂。由于舒张期主动脉－肺动脉的分流使主动脉舒张压降低，脉压增大，大导管时主动脉脉压可达收缩压的一半以上，检查周围血管时，可触及水冲脉，观察到颈动脉搏动，于大动脉表浅部可听到枪击音，于甲床及黏膜部可发现毛细血管搏动。

3. 特殊检查

（1）心脏X线平片：可见肺部充血，肺纹理明显增多，心脏右1~2 cm向下垂直，心脏左移左心室增大，主动脉增宽有漏斗征占37%~48%。心胸比值与动脉导管未闭管径的大小相关：≤0.5 cm者心胸比值正常；0.6~1.0 cm者心胸比值增大占80%；≥1.0 cm者心胸比值增大占95%。肺动脉高压时可见右心室增大、肺动脉段隆起、肺门血管影加深，呈肺充血表现。约一半患者在平片上可见左心房增大的双心房影。

（2）心电图：心电图表现为左室肥厚、双室肥厚或右室肥厚。心房颤动发生率约10%。中度以上的动脉导管未闭者，可在心电图上发现左心室肥厚和左心房增大。但随着病程进展，肺血管阻力和右心压力增大，心电图逐渐从单纯左心室肥厚向左右心室肥厚和右心室肥厚发展，同时可有电轴右偏。

（3）超声心动图：是确诊动脉导管未闭最好的非创伤性检查。应用二维超声可探明主动脉及肺动脉的导管连接部；超声多普勒可探及肺动脉内的异常血流，在明确动脉导管未闭诊断的同时还可以排除或探明其他心内畸形。超声心动图显示左房左室内径增大，在肺动脉分叉处与降主动脉有一通道，可见异常血流束通过。

（4）心导管及造影检查：一般不需要进行心导管检查，当有重度肺动脉高压和伴有其他心血管畸形，决定患者能否进行手术矫治用以判断血流动力学时，才需做心导管检查。通常肺动脉平均血氧含量高于右心室平均血氧含量5 mL/L即可诊断肺动脉水平有左向右的分流，再根据Fick法计算出分流量的大小。多数患者行右心导管检查时，心导管可通过动脉导管达降主动脉。某些干下型室缺或主肺动脉窗的患者，检查时导管从异常位置进入升主动脉，其走行与动脉导管有明显差别。主动脉弓降部造影是施行动脉导管未闭封堵术不可缺少的必要步骤，常规选择左侧位 90° 造影。成人动脉导管由于钙化、短缩，在此位置不能清楚显示时可加大左侧位角度至 100°～110° 或采用右前斜位 30° 加头位 15°～20° 来明确解剖形态。注入造影剂的总量为 ≤ 5 mL/kg。

五、动脉导管未闭介入治疗的选择和方法

1938 年，Gross 成功地为 1 例 7 岁女孩进行了动脉导管未闭结扎手术，开创了外科动脉导管未闭的手术治疗。1966 年，Porstmann 首先应用经导管泡沫塑料塞子栓塞动脉导管未闭获得成功，此后许多学者相继开展相关的研究和应用，并对栓塞方法和材料进行了改进。如 1986 年 Rashkind 研制了双盘伞状闭合器；1990 年 Sideris（buttoned double disc device）纽扣式双盘状封堵器的应用补片；1992 年 Cambier 采用 Cook 弹簧圈，1995 年德国 pfm 公司研制 Duct-Occlud 弹簧圈，1997 年 Masura 报道首例 Amplatzer 蘑菇形封堵器治疗动脉导管未闭成功。国内方面，1983 年上海儿童医院钱晋卿等在 Porstmann 方法的基础上加以研制，率先开展了经皮动脉导管未闭栓塞术，1998 年 Amplatzer 蘑菇形封堵器在许多医院相继使用，尤其是国产化的封堵器材的临床推广普及，传统的开胸手术已逐渐被动脉导管未闭封堵术所替代。以往外科动脉导管未闭结扎手术，创伤大，住院时间长，其手术并发症为：死亡率 0.5%～1%，左喉返神经麻痹 2%～5%，动脉导管未闭再通 2%～10%。介入性治疗动脉导管未闭具有疗效可靠，操作方法安全、简便，术后恢复快，并发症少等特点，并适用于手术结扎后再通者，随着介入治疗技术和应用材料的不断改进，临床应用范围得到进一步扩大。目前临床上已经不采用 Porstmann 等方法，在此不予介绍，本专题仅就弹簧圈和 Amplatzer 封堵器的应用进行讨论。

（一）适应证

根据 2004 年《中华儿科杂志》"先天性心脏病经导管介入治疗指南"，动脉导管未闭封堵术的适应证是：

（1）Amplatzer 法：①左向右分流不合并需外科手术的心脏畸形的动脉导管未闭，动脉导管未闭最窄直径 ≥ 2.0 mm，年龄通常 ≥ 6 个月，体重 ≥ 4 kg；②外科术后残余分流。

（2）弹簧栓子法：①左向右分流不合并需外科手术的心脏畸形的动脉导管未闭，动脉导管未闭最窄直径（单个 cook 栓子 ≤ 2.0 mm，单个 pfm 栓子 ≤ 3.0 mm），年龄通常 ≥ 6 个月，体重 ≥ 4 kg；②外科术后残余分流。

动脉导管未闭诊断一旦成立，即可不计年龄进行手术。在小儿，动脉导管未闭可能并发生长发育迟缓，屡发呼吸道感染、心脏增大和心力衰竭、肺叶气肿或不张、细菌性动脉内膜炎，并随着年龄增长，动脉导管管腔钙化逐年加重，发展为不可逆的阻力性肺动脉高压，使生存期明显缩短，所以手术不宜犹豫延误。我们认为年龄 ≥ 3 个月、体重 3 kg 以上的患儿诊断明确后即应考虑介入治疗。

（二）禁忌证

（1）感染性心内膜炎，动脉导管未闭内有赘生物者。
（2）严重肺动脉高压出现右向左的分流，肺总阻力 > 8 Wood 单位。
（3）同时合并有需要外科手术矫治的心内畸形。

（三）封堵器材选择

1. 可控弹簧圈

主要应用于临床的是德国 pfm 公司生产的 Duct-Occlud 弹簧圈及美国 Cook 公司生产的 Gianturco 弹簧圈和 Detachable 弹簧圈，上述弹簧圈均具有回收功能。1994 年，D. Redel 发明了 pfm 螺旋状弹簧圈，此可控螺旋弹簧圈的头部和尾部较大，中间较小，呈哑铃状，根据弹簧圈两端螺旋连接镍钛记忆合金而分为标准型（无记忆合金）、加强型（主动脉侧为记忆合金）和 S 型（两端均有记忆合金），可根据动脉导管未闭形态和直径选择不同型号；适用于直径 < 3.5 mm 的动脉导管未闭，输送鞘管均为 5 F 或 4 F 输送系统，带有内芯和锁扣装置及控制手柄，具有释放和回收双重保险功能，提供使用的安全可靠性。Cook 弹簧圈由白金和合成纤维制成，适用于直径 < 2.0 mm 的动脉导管未闭，动、静脉径路均可以输送，

根据弹簧圈的直径及圈数可分为 3 mm 5 圈（MWCE3-PDA5）、5 mm 5 圈（MWCE-SPDA5）、8 mm 5 圈（MWCE-8-PDA5）等型号，目前 Cook 公司防磁性的弹簧圈已用于临床。

2. Amplatzer 蘑菇伞封堵器

Amplatzer 蘑菇伞封堵器为美国 AGA 公司制造，多用于直径 > 2 mm 的 PDA，经静脉途径输送。封堵器由镍钛记忆合金编织，呈蘑菇形孔状结构，内有三层高分子聚酯纤维，具有自身膨胀性能，反复牵拉不变形，耐疲劳性较好，植入体内后无金属支架折断现象。用激光技术焊接铂标记在 X 线下可显示封堵器的位置，封堵器的长度有 5 mm、7 mm、8 mm 三种规格；肺动脉侧直径分为 4～16 mm 不同直径的 7 种型号，用旋钮与输送器相连能够回收，输送器由长鞘管和装载器组成。国内已能生产且价位较低，国产的封堵器腰部直径呈圆柱形，腰部直径有 4 mm、5 mm、6 mm、7 mm、8 mm、9 mm、10 mm、12 mm、14 mm、16 mm、18 mm、20 mm、22 mm、24 mm 共 14 种型号，已广泛应用于临床。与以往应用的封堵器相比，主要优点是输送鞘管细（6～9 F），通过静脉传送，能闭合较大内径的动脉导管未闭，操作方便，当封堵器选择不合适时也容易退回导管鞘内，便于取出，使用更安全可靠。

（四）操作步骤

（1）术前准备常规履行签字手续，与患者及其家属交代介入治疗中可能发生的并发症，并取得同意后方可进行手术。

（2）婴幼儿采用静脉氯胺酮麻醉，术前 6 h 禁食，2 h 禁水，同时给予一定比例的钾镁等渗盐水和足够热量的葡萄糖静脉补液。较大儿童能够配合者和成人选用局麻。

（3）常规穿刺右股动静脉，送入动静脉鞘管，4 kg 以下婴幼儿动脉最好选用 4 F 鞘管，以防动脉损伤。先行右心导管检查后再作主动脉弓降部正侧位造影，测量动脉导管未闭形态、大小，选择合适的封堵材料。术中可用少量肝素 0.5 mg/kg。

（4）将端孔导管送入肺动脉，经动脉导管至降主动脉，若动脉导管未闭较细或异常而不能通过时，可从主动脉侧直接将端孔导管或用导丝通过动脉导管未闭送至肺动脉，采用动脉侧封堵法封堵或用网套导管从肺动脉内套住通过端孔导管的交换导丝，拉出股静脉外建立输送轨道。

（5）经导管送入 260 cm 长交换导丝至降主动脉后撤出导管。

（6）沿长交换导丝送入相适应的传送器（导管或长鞘管）至降主动脉后撤出内芯及交换导丝。

（7）弹簧圈堵塞法选择适当的弹簧栓子装置到传送导丝顶端，并顶入端孔导管内，小心将其送出导管顶端 2～3 圈。回撤全套装置，使该弹簧圈封堵动脉导管的主动脉一侧。端孔导管退至动脉导管的肺动脉侧，回撤导丝内芯，并旋转传送装置，使弹簧栓子在肺动脉侧形成 1.5～2 圈后旋转传送柄，使弹簧栓子释放。从动脉侧放置弹簧圈方法基本与经静脉途径相同，不同的是增加股动脉穿刺，经鞘管送入猪尾导管，行主动脉造影评价封堵效果。

（8）Amplatzer 封堵法要选择比动脉导管未闭最窄处内径大 3～6 mm 的 Amplatzer 封堵器连接于输送导丝前端，将输送杆通过装载鞘管与伞的螺丝口旋接，将用生理盐水浸泡的封堵伞完全浸在盐水中回拉输送杆，使伞进入装载鞘管内。用肝素盐水冲洗传送长鞘管，保证鞘管通畅及无气体和血栓。从传送鞘管中送入封堵器至降主动脉打开封堵器前端，将封堵器缓缓回撤至动脉导管未闭主动脉侧，嵌在动脉导管未闭主动脉端，回撤传送鞘管，使封堵器腰部镶嵌在动脉导管内，观察 5～10 分钟，重复主动脉弓降部造影，封堵器位置良好，无明显造影剂反流可释放封堵器。

（9）撤除长鞘管及所有导管，压迫止血。

（五）术后处理

（1）术后卧床 24 h。静脉给予抗生素 3～5 日。

（2）一般不需服用阿司匹林，术后 24 h，1、3、6 个月及 1 年时复查心电图、超声心动图和心脏 X 线片。

六、动脉导管未闭介入治疗的并发症及处理

应用弹簧圈和 Amplatzer 封堵器介入治疗的并发症发生率低，文献报道 2 836 例接受弹簧圈和 1 327 例接受 Amplatzer 封堵器治疗的患者，总并发症分别为 7.6% 和 2.2%。主要包括以下并发症。

1. 死亡率

死亡率小于 0.1%，仅见 1 例 Amplatzer 封堵器的死亡报道，死亡原因为 Amplatzer 封堵器严重阻塞降主动脉。因此，规范化操作是非常重要的，可以避免死亡。

2. 封堵器脱落发生率

其发生率为 0.3%，主要为器材本身质量问题所致，个别操作不当也可引起。封堵器植入体内前应仔细检查，包括输送鞘管及其附件等。术中推送封堵器切忌旋转动作以免发生脱载。一旦发生弹簧圈或封堵器脱落可酌情通过网篮或异物钳将其取出，栓塞重要脏器而难于取出时要急诊外科手术。严格按照操作规程，选择合适的封堵器材，一般不会造成脱落。

3. 溶血

溶血发生率为 < 0.8%。主要与术后残余分流过大或封堵器过多突入主动脉有关。其可发生于术后 1～24 h 内。尿颜色呈洗肉水样，严重者为酱油色，可伴发热、黄疸、血色素下降等。防治措施：尽量避免高速血流的残余分流；一旦发生术后溶血可使用激素、止血药、碳酸氢钠碱化尿液，保护肾功能等治疗，多数患者可自愈。残余分流较大者，内科药物控制无效时，可再植入一个或多个封堵器（常用弹簧圈）封堵残余缺口后溶血能治愈。若患者持续发热、溶血性贫血及黄疸加重等，则应酌情外科处理。

4. 降主动脉狭窄

应用 Amplatzer 封堵器的降主动脉狭窄的发生率为 0.2%，主要发生在婴幼儿，封堵器过多突入降主动脉造成。轻度狭窄（跨狭窄处压差小于 15 mmHg）可严密观察，如狭窄较重需考虑接受外科手术。

5. 左肺动脉狭窄

左肺动脉狭窄主要由于封堵器突入肺动脉过多造成。应用弹簧圈的发生率为 3.9%，Amplatzer 封堵器的发生率为 0.2%。与动脉导管未闭的解剖形态有关，如动脉导管较长，入口较大而出口较小，如选择封堵出口，封堵器占据左肺动脉的管腔较多，就有可能发生左肺动脉狭窄。因此术中应对动脉导管未闭的形态有充分的了解，根据解剖形态选择合适的封堵器来避免发生此种并发症。术中可行超声监测，观察封堵前后血流速度的变化。如血流速度明显增加，应调整弹簧圈的位置。必要时行肺动脉造影评价。轻度狭窄可严密观察，若狭窄较重则需要外科手术。

6. 动静脉血管损伤

尤其是婴幼儿操作应十分小心细致。由于穿刺、插管损伤引起动脉痉挛，术后下肢不能活动，伤口加压致血流缓慢，在穿刺口处形成血凝块，造成动脉栓塞或部分栓塞。因此，在拔出动脉套管时，应用食指轻轻压迫穿刺部位 10～15 min，压迫的力量以穿刺部位不出血且能触及足背动脉搏动为标准，止血后再包扎伤口。如足背动脉搏动不能触及，下肢皮肤温度低，要考虑有股动脉栓塞；个别出现下肢颜色紫暗，肿胀明显时要考虑有股静脉的风险形成；这两种情况时均应行抗凝、溶栓和扩血管治疗。如药物治疗后上述症状不能缓解，应考虑外科手术探查。股动脉的出血、血肿形成，多是由于穿刺后未能适当加压或外鞘管较粗，血管损伤大造成。一般小血肿可自行吸收，大血肿则将血肿内血液抽出后再加压包扎。

7. 封堵术后残余分流

动脉导管未闭封堵后再通，弹簧圈的发生率为 0.9%，Amplatzer 封堵器的发生率 ≤ 0.1%。一般封堵后再通，可以采用一个或多个弹簧圈将其封堵，必要时接受外科手术。封堵器移位的发生率为 0.4%，需严密观察，如移位后发现残余分流明显或移位至影响正常心脏内结构，须行外科手术取出封堵器。

8. 失血过多

失血过多需接受输血治疗的发生率为 0.2%，全都发生在婴儿。

9. 心前区闷痛

Amplatzer 封堵器发生率为 0.3%，主要由于植入的封堵器较大，扩张牵拉动脉导管及周围组织造成，一般随着植入时间的延长逐渐缓解。

10. 一过性高血压

如短暂血压升高和心电图 ST 段下移，多见于较大的动脉导管未闭患者在动脉导管封堵后，动脉系统血容量突然增加等因素所致,可用硝酸甘油或硝普钠静脉滴注,也可自然缓解。部分患者出现术后高血压可用降压药物治疗。

11. 声带麻痹

Liang 等报道 1 例小的动脉导管未闭,应用弹簧圈封堵后出现声带麻痹。作者分析可能是动脉导管较长,直径较小。植入弹簧圈后引起动脉导管张力性牵张和成角,导致对其附近的左侧喉返神经的损伤。认为在年龄小于 1 岁的幼儿,动脉导管长度 ≥ 12 mm,直径 < 1 mm 者是发生喉返神经损伤的危险因素。

12. 感染性心内膜炎

患有动脉导管未闭的患者多有反复呼吸道感染病史,机体抵抗力差,若消毒不严格,操作时间过长,术后发热而抗生素应用不当,都有患感染性心内膜炎的可能。因此,导管室的无菌消毒、规范操作、术后抗生素的应用,是防治感染性心内膜炎的有力措施。

13. 术后出现心律失常

上海长海医院报道一例大直径动脉导管未闭合并肺动脉高压和心衰,术后因心功能改善,尿量增加,继之发生低血钾。术后 18 小时发生扭转型室速、室颤,经心肺复苏 2 小时后心跳恢复,人工呼吸 2 周,住院 2 个月后完全康复。另一例 65 岁患者,术中发生心室率较快的心房颤动,心室率达 160 ~ 180 次/分,出现血压下降和急性左心衰,经电击后恢复窦性心律,心衰控制后继续完成封堵治疗。

综上所述,严谨的操作步骤及娴熟的心导管技术是提高成功率、减少并发症的保证。

七、动脉导管未闭介入治疗的疗效评价

应用弹簧圈和 Amplatzer 蘑菇伞封堵器介入治疗动脉导管未闭均取得了满意的疗效。文献报道,弹簧圈的手术技术成功率为 94.7%,Amplatzer 蘑菇伞的手术技术成功率为 98.9%,不成功的病例主要是因为动脉导管未闭的直径过小或者是特别大的导管。术后残余分流是评价动脉导管未闭介入治疗疗效的最主要指标,上述病例中,弹簧圈的即刻术后残余分流发生率为 36.2%,术后 24 ~ 48 h 为 17.7%,术后 1 ~ 6 个月为 11%,术后 1 年为 4.3%;而 Amplatzer 蘑菇伞术后即刻残余分流发生率为 34.9%,其中主要为微量至少量分流,术后 24 ~ 48 h 为 12.3%,术后 1 ~ 3 个月为 1%,术后 6 个月为 0.2%。沈阳军区总医院从 1998 年以来,选用弹簧圈和 Amplatzer 封堵器治疗 600 余例动脉导管未闭患者(年龄 3 个月 ~ 68 岁,体重 3.5 ~ 76 kg,动脉导管未闭最窄内径 1.2 ~ 14.7 mm,平均肺动脉压 11 ~ 97 mmHg),结果显示:2 例出现残余漏,1 例选用 Amplatzer 蘑菇伞在原伞中重新封堵,另 1 例采用外科修补,均治愈;发生重度溶血 1 例,轻度 3 例,均用药物治疗痊愈;早期因封堵伞器材原因脱落 2 例,外科手术治疗;血管损伤包括股动脉搏动消失 4 例,股静脉血栓形成 2 例,经溶栓、抗凝等治疗好转,无其他严重并发症。随访 6 个月至 1 年以上的中重度肺高压患者心功能都得到明显改善,心悸气短症状完全缓解,增大的心室腔缩小,心电图左右心室肥厚减轻甚至消失。国内许多研究已经发现介入治疗术后心功能是可以逐步改善的。

第十三章 经皮心脏瓣膜成形术

第一节 适应证和禁忌证

一、经皮二尖瓣球囊成形术的适应证和禁忌证

（一）适应证

1. 理想适应证
（1）瓣口面积≤1.5 mm²，瓣膜柔软，无钙化和瓣下结构异常（Wilkins超声计分<8分）。
（2）窦性心律，无体循环栓塞史。
（3）不合并二尖瓣关闭不全及其他瓣膜病变。
（4）无风湿活动。
（5）年龄在50岁以下。
（6）有明确临床症状，心功能为NYHA Ⅱ～Ⅲ级者。
2. 相对适应证 瓣口面积≤1.5 cm²，合并下列情况者
（1）二尖瓣叶弹性较差及钙化，Wilkins超声计分>8分，或透视下二尖瓣有钙化者。
（2）外科闭式分离术后或PBMV术后再狭窄者。
（3）合并轻度二尖瓣关闭不全或主动脉瓣关闭不全。
（4）心房颤动患者食管超声心动图证实无左心房血栓（需抗凝治疗4～6周）。
（5）合并仅限于左心房耳部机化血栓或无左心房血栓的证据，但有体循环栓塞史者（需抗凝治疗4～6周）。
（6）高龄患者需行冠状动脉造影。
（7）合并中期妊娠者。
（8）合并急性肺水肿者。
（9）合并其他可行介入治疗的先天性心血管畸形患者，如房间隔缺损、动脉导管未闭、肺动脉瓣狭窄及肺动静脉瘘等。
（10）合并其他不适合外科手术情况的患者，如心肺功能差或因气管疾患等不宜手术麻醉者。
（11）合并其他心胸畸形如右位心或明显脊柱侧弯者。
（12）已治愈的感染性心内膜炎且经超声心动图证实无瓣膜赘生物者。

（二）禁忌证

（1）合并左心房新鲜血栓者。
（2）有活动性风湿病者。
（3）未控制的感染性心内膜炎或有其他部位感染疾患者。

（4）合并中度以上二尖瓣关闭不全、主动脉瓣关闭不全及狭窄者。
（5）瓣膜条件极差，合并瓣下狭窄，Wilkins 超声计分 >12 分者。

二、经皮主动脉瓣球囊成形术的适应证和禁忌证

（一）适应证

1. 明确适应证

典型主动脉瓣狭窄，心排血量正常时经导管检查跨主动脉瓣收缩压差 ≥ 50 mmHg，无或仅轻度主动脉瓣反流。

2. 相对适应证

（1）重症新生儿主动脉瓣狭窄。
（2）隔膜型主动脉瓣下狭窄。
（3）有明显主动脉瓣狭窄的临床表现而不宜行主动脉瓣置换术者。
（4）迫切需行非心脏手术的主动脉瓣狭窄者。
（5）老年钙化性主动脉瓣狭窄：
①不能耐受手术者。
②严重主动脉瓣狭窄需急诊手术者。
③主动脉瓣狭窄导致急性心力衰竭或心源性休克者。

（二）禁忌证

（1）伴中度以上主动脉瓣反流。
（2）发育不良型主动脉瓣狭窄。
（3）纤维肌性或管道样主动脉瓣下狭窄。
（4）单纯主动脉瓣上狭窄。

三、经皮肺动脉瓣球囊成形术的适应证和禁忌证

（一）适应证

（1）单纯肺动脉瓣狭窄，跨肺动脉瓣收缩压差 ≥ 35 mmHg；最佳年龄 2～4 岁，其余各年龄均可施行。
（2）重症肺动脉瓣狭窄伴心房水平右向左分流。
（3）合并其他可行介入治疗的心脏畸形，如动脉导管未闭、继发孔型房间隔缺损及室间隔缺损等。
（4）轻、中度发育不良型肺动脉瓣狭窄。
（5）复杂性先天性心脏病合并肺动脉瓣狭窄的姑息疗法，以此来缓解发绀及促进肺动脉发育；部分隔膜型室间隔完整的肺动脉闭锁，先行射频穿孔闭锁的瓣膜，再采用 PBPV 术建立右室 – 肺动脉间的交通。

（二）禁忌证

（1）合并右室流出道重度狭窄或以其为主者（造影示心室收缩与舒张期狭窄程度变化不大）。
（2）重度发育不良型肺动脉瓣狭窄。
（3）伴重度三尖瓣关闭不全需外科处理者。
（4）其余同一般心血管造影术。

第二节　危险性和并发症

一、经皮二尖瓣球囊成形术的危险性和并发症

（1）心脏穿孔或急性心脏压塞。
（2）重度二尖瓣关闭不全。

（3）冠状动脉或体循环栓塞。
（4）医源性房间隔损伤及其所致的房水平分流。
（5）心律失常，包括心房颤动、房室传导阻滞等。
（6）急性肺水肿。
（7）股动静脉瘘。
（8）球囊破裂。
（9）死亡。

二、经皮主动脉瓣球囊成形术的危险性和并发症

（1）严重心律失常，包括心动过速、心室颤动等。
（2）心脏穿孔或心脏压塞。
（3）重度主动脉瓣关闭不全。
（4）二尖瓣损伤。
（5）穿刺部位动脉大出血、栓塞及股动静脉瘘等。
（6）死亡。

三、经皮肺动脉瓣球囊成形术的危险性和并发症

（1）心脏穿孔或心脏压塞。
（2）心律失常，包括心动过缓、心脏骤停等。
（3）三尖瓣腱索或乳头肌断裂致重度三尖瓣关闭不全。
（4）肺动脉瓣关闭不全。
（5）球囊导管嵌顿。
（6）股动静脉瘘。
（7）死亡。

第三节 经皮二尖瓣球囊成形术

经皮二尖瓣球囊成形术（percutaneous balloon mitral valvuloplasty，PBMV）是利用球囊扩张的机械力量使粘连的二尖瓣叶交界处分离，以缓解瓣口狭窄程度。根据所用扩张器械的不同可分为Inoue球囊法，聚乙烯单球囊法、双球囊法及金属机械扩张器法。目前临床普遍应用的是Inoue球囊法。自1984年日本心外科医生井上宽治（Kanji Inoue）首先在临床开展以来，此项技术在全世界各大医疗机构迅速推广，成为瓣膜病介入治疗中应用最为广泛的技术之一。

一、操作方法及程序

（一）术前准备

（1）体检、化验、心电图、X线胸片及超声心动图检查，必要时行影像增强器透视，了解有无心律失常、二尖瓣膜条件、有无钙化、狭窄的程度、瓣下结构有无异常及是否合并二尖瓣关闭不全等。心房颤动者应行经食管超声心动图检查，以除外左心房内血栓。
（2）药品：1%利多卡因溶液、肝素、造影剂及各种抢救药品。
（3）器械：血管穿刺针，动脉鞘管（5~7F），0.032 in导引钢丝（长145 cm）猪尾型导管及端侧孔导管（5~7F），Inoue球囊导管及附件，房间隔穿刺针及其鞘管。
（4）C形臂心血管造影机。
（5）多导生理记录仪、心脏监护仪、临时起搏器和心脏电复律除颤器。
（6）备用氧气、心包穿刺包及气管插管等器械。

(7)向患者说明术中需与医生配合的注意事项。

(8)向患者及其家属或监护人解释术中可能出现的并发症并签署知情同意书。

(二)手术方法

(1)局麻下经皮穿刺股静脉(或颈内静脉),股动脉插管,常规测左心室、主动脉及肺动脉压。

(2)将猪尾型导管置于主动脉根部监测动脉压。

(3)穿刺房间隔后,撤出房间隔穿刺针,将房间隔穿刺针套管送入左心房并测左心房压力;猪尾型导管送入左心室并测跨二尖瓣压差。

(4)经房间隔穿刺针套管将左心房导丝(环形导丝)送入左心房;撤出房间隔穿刺针套管,用扩张管沿环形导丝依次扩张经皮穿刺点、股静脉及房间隔后退出体外,保留环形导丝于左心房内。

(5)观察患者症状、心率、心律、血压及透视下心脏搏动均无异常后,静脉推注肝素 0.5~1.0 mg/kg。

(6)**球囊直径的选择**:首次扩张直径的选择应根据患者的二尖瓣条件确定。对于理想适应证患者,首次扩张直径(mm) = [身高(cm)/10] + 10。属于相对适应证患者,则应按上述公式减 2 mm 或更小直径开始扩张。

(7)将备好的 Inoue 球囊导管沿环形导丝送入左心房,撤出延伸器及环形导丝。在右前斜位透视监测下送入二尖瓣探条,逆时针方向旋转二尖瓣探条并同时前后推送球囊导管(前端球囊应酌情部分充盈),使其通过二尖瓣口达左心室心尖部。确定球囊于左心室处于游离状态后,将前端球囊进一步充盈并回撤球囊导管使其卡在二尖瓣口的左心室面,此时快速充盈后端球囊,然后迅速回抽使其退至左心房(图 13-1 ~ 图 13-4)。

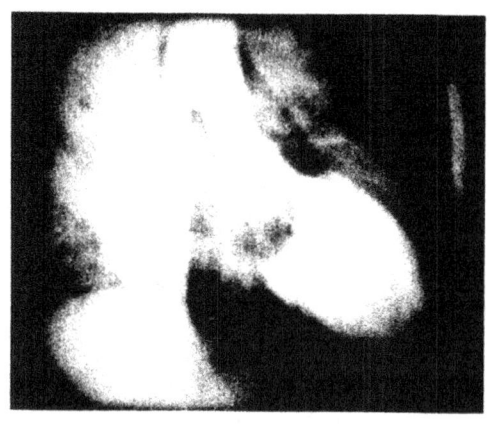 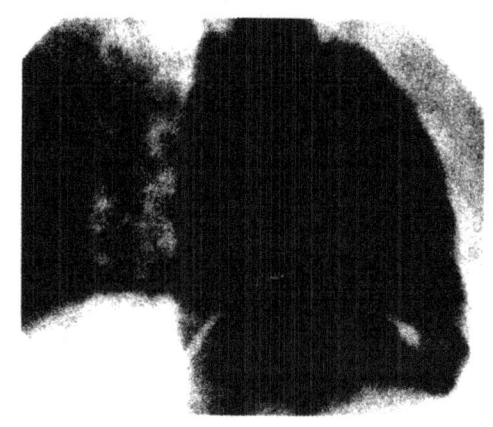

图 13-1 右前斜位左心室造影示二尖瓣开放受限呈圆顶状　　图 13-2 球囊导管进入左心室心尖部图

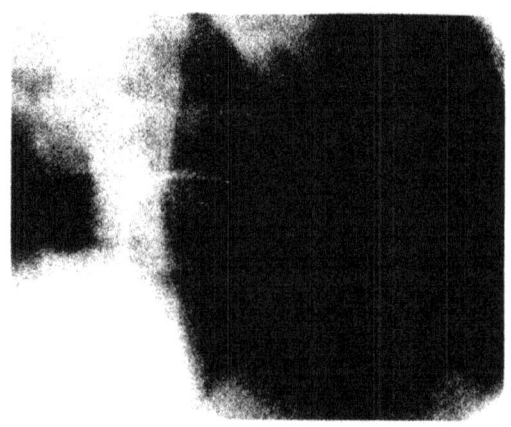 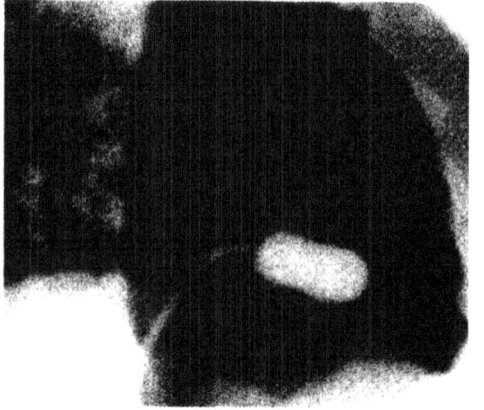

图 13-3 前半部球囊充盈卡在二尖瓣口的左心室面　　图 13-4 整个球囊充盈扩张狭窄的二尖瓣

(8)核对心尖部杂音,重复测定左心房压力及跨二尖瓣压差。

(9)效果满意后将球囊导管退至右心房,再用二尖瓣探条将球囊导管送至肺动脉,测定肺动脉压力。

（10）操作完毕后，撤出导管，局部压迫止血。

二、疗效评价

二尖瓣球囊成形术后测左心房、室压及跨二尖瓣压差，超声心动图测量二尖瓣口面积。术后无严重并发症，理想适应证患者左心房平均压 <11 mmHg，二尖瓣平均跨瓣压差 ≤ 6 mmHg，二尖瓣口面积 ≥ 2.0 cm^2，心功能提高 Ⅰ 级以上者疗效为优。相对适应证患者左心房平均压及二尖瓣平均跨瓣压差术前测量值较正常值增高的部分下降 50% 以上、二尖瓣口面积 ≥ 1.5 cm^2、心功能提高 Ⅰ 级以上者可为成功。

三、术后处理

（1）穿刺侧肢体制动 8 h，卧床 20 h，局部沙袋压迫 6 h。
（2）严密观察心率、心律、心音、心脏杂音、呼吸及血压情况。
（3）密切注意穿刺部位有无血肿、渗血、下肢浮肿及足背动脉搏动情况。
（4）经静脉给予抗生素 1 ~ 3 d 以预防感染。
（5）口服肠溶阿司匹林 150 ~ 300 mg，1 次/日（2 个月）。
（6）心房颤动患者，术后继续应用洋地黄或 β 受体阻断剂控制心室率；若不复律者，应长期服用肠溶阿司匹林或华法林抗凝。
（7）术后 24 ~ 48 h 复查超声心动图、心电图、X 线心脏正位及左侧位（服钡）片。

四、并发症的预防及处理

（一）心脏穿孔、心脏压塞

这两种症状多发生于开展介入治疗早期，术者缺乏介入治疗及房间隔穿刺经验或对心脏 X 线解剖不熟悉等原因所致。术中应严密观察患者的一般状况、心率、血压及心脏搏动等，尤其是穿刺及扩张房间隔确认无心脏压塞后可将肝素推注体内。若术中发现大量心包积液，应立即行心包穿刺，将心包腔内的血液抽出后可经静脉通道注入体内，既能降低心包腔内的压力又可避免失血性休克。若发现扩张管已穿破心包腔，切忌退管，应尽快施行外科手术。

（二）二尖瓣关闭不全

对瓣膜条件较差者首次扩张球囊直径不宜过大，且重复扩张时应每次球囊直径增加 0.5 mm 为妥，以防止二尖瓣关闭不全发生。若 PBMV 术后发生轻至中度二尖瓣关闭不全，可酌情保守治疗随诊观察；重度二尖瓣关闭不全者应择期施行外科瓣膜置换术。

（三）冠状动脉栓塞、脑栓塞

术中应注意心导管腔内保持含肝素的生理盐水，球囊导管内要排气完全，防止血栓栓塞及空气栓塞的发生。心房颤动患者术前应行严格抗凝治疗。

（四）急性肺水肿

对合并重度肺循环高压患者，术前给予利尿剂，术中应尽量简化操作程序，力争首次扩张成功。

（五）心律失常

并发的心律失常包括房性早搏、室性早搏、心房颤动及房室传导阻滞等。术中操作要轻柔，房间隔穿刺点准确；酌情应用药物处理或安装起搏器。

（六）医源性房水平分流

撤出球囊导管前应尽量抽瘪球囊。一旦发生较大量的医源性房水平分流可采用介入方法进行封堵。

（七）股动静脉瘘

穿刺点要准确，防止入径困难及股动静脉瘘的发生。术中一旦疑有股动静脉瘘，切忌再插入更大直径的导管或扩张管。若瘘口直径 < 3 mm 者可采用局部压迫法或随访观察；若瘘口直径 > 3 mm 者可施行外科手术或带膜支架置入术。

（八）球囊导管破裂

避免重复使用球囊导管及过度充盈球囊。

（九）死亡

总死亡率 <0.5%。发生心脏压塞或心脏穿孔等后应判断准确、及时，并采取适当的处理措施。

五、注意事项

（1）对妊娠患者，术中应尽量简化操作程序，以降低 X 线量。

（2）窦性心律患者术后一般不用洋地黄类药物。

（3）有风湿活动患者，一般在风湿活动控制后 3 个月以上才施行 PBMV。

（4）有感染性心内膜炎者，若无赘生物，在治愈 3 个月后才施行 PBMV。

（5）应于术后 6 个月、12 个月等定期复查超声心动图、心电图及 X 线胸片。若发生术后再狭窄可酌情施行再次扩张术或二尖瓣置换术。

第四节　经皮主动脉瓣球囊成形术

经皮主动脉瓣球囊成形术（percutaneous balloon aortic valvuloplasty，PBAV）是利用球囊扩张的机械力量使粘连的主动脉瓣叶交界处分离，以缓解瓣口狭窄程度。根据所用扩张器械的不同可分为聚乙烯单球囊法、双球囊法及 Inoue 球囊法。1984 年，Lababidi 等首次报道应用经皮球囊扩张术治疗先天性主动脉瓣狭窄，取得了良好的临床效果。1985 年，Cribier 等采用该技术治疗老年性主动脉瓣狭窄获得成功。我国于 1986 年引进该技术，由于该病发病率较低，操作技术要求高，术后发生严重并发症的概率也高，且其远期效果有待进一步评价，因此，国内开展的单位及病例数较少。

法国的 Alec Vahanian 教授在 2004 年欧洲心脏学会上做"未来的心脏瓣膜介入治疗"的讲座中指出，由于效果与安全问题，各国基本上已不做经皮主动脉瓣球囊成形术；最新的进展是经皮主动脉瓣置换术经初步试验是可行的，但还需进一步准确评估其效果与危险，尤其是与外科手术的对比研究尚缺乏大组的临床资料。目前仅用于不能耐受手术的患者，一旦临床证明其效果满意时，其指征有望扩大到常规患者。

一、操作方法及程序

（一）术前准备

（1）检查：体检、化验、心电图、X 线胸片及超声心动图检查，了解主动脉瓣狭窄的类型及其狭窄程度等。

（2）心导管术前常规准备，必要时配血备用。

（3）药品：1% 利多卡因溶液、肝素、造影剂及各种抢救药品。

（4）器械：血管穿刺针，动脉鞘管，0.035 in 导引钢丝（长 145 cm），0.032 in 导引钢丝（长 145 cm 及 260 cm 各一根），猪尾型导管及端侧孔导管，适宜的聚乙烯球囊导管或 Inoue 球囊导管及附件，房间隔穿刺针及其鞘管。

（5）C 形臂心血管造影机。

（6）多导生理记录仪、心脏监护仪、临时起搏器和心脏电复律除颤器。

（7）备用氧气、心包穿刺包及气管插管等器械。

（8）向患者说明术中需与医生配合的注意事项。

（9）向患者及其家属或监护人解释术中可能出现的并发症并签署知情同意书。

（二）手术方法

1. 诊断性心导管术

局麻或全麻下（小儿）经皮穿刺股静脉及股动脉插管，先行右心导管检查、升主动脉测压及造影（左前斜位或正、侧位），观察有无主动脉瓣反流及其程度。然后采用指头普通导丝或超滑导丝经猪尾巴导管或端侧孔导管或右冠状动脉造影导管插入左心室，测压后再行左室造影（长轴斜位），了解跨瓣压差及瓣膜狭窄类型，测量瓣环直径。

2. 球囊扩张术

（1）经动脉逆行插管法（聚乙烯单球囊法）：

①最常用的是股动脉途径，一些特殊情况下也可采用颈动脉（适用于小婴儿）或腋动脉插管法行主动脉瓣球囊成形术。

②经导管将 0.035 in 导引钢丝（长 260 cm）送至左心室内，退出导管，保留导丝。

③球囊直径的选择：球囊/瓣环直径比值为 0.8～1.0 或更小。

④将备好的球囊导管沿导丝送至狭窄的主动脉瓣区，用 1 : 3 稀释的造影剂快速充盈球囊至腰部切迹消失（图 13-5，图 13-6），立即抽空球囊并将其撤至升主动脉。

⑤核对心脏杂音及主动脉瓣第二心音情况。

⑥更换导管，测跨主动脉瓣收缩压差及行升主动脉造影，若效果满意，撤出导管，压迫止血。

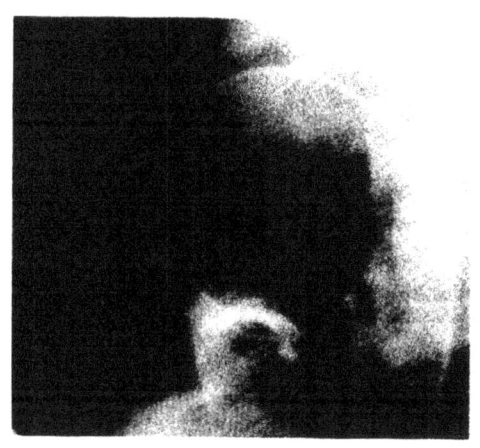
图 13-5　左侧位左心室造影示主动脉瓣开放
　　　　受限，升主动脉呈梭形扩张

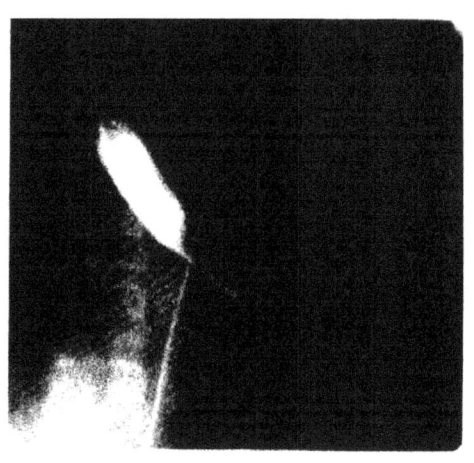
图 13-6　采用聚乙烯球囊扩张狭窄的
　　　　主动脉瓣（后前位）

（2）经静脉顺行插管法（聚乙烯单球囊法或 Inoue 球囊法）：

①经股静脉插管，穿刺房间隔（或经开放的卵圆孔）。

②经导管将 0.032 in 导引钢丝（长 260 cm）通过房间隔左心房-左心室-升主动脉送至降主动脉，退出导管，保留导丝。

③将备好的球囊导管沿导丝经上述途径送至狭窄的主动脉瓣区，用 1 : 3 稀释的造影剂快速充盈球囊至腰部切迹消失，立即抽空球囊并将其送至升主动脉。

④余操作同前。

二、疗效评价

根据主动脉瓣球囊成形术后的跨瓣压差、升主动脉造影的结果及主动脉瓣口面积来判定其疗效。扩张术后跨主动脉瓣压差下降 50% 以上、无主动脉瓣关闭不全、主动脉瓣口面积增大 25% 以上为效果良好。

三、术后处理

（1）穿刺侧肢体制动 8 h，卧床 20 h，局部沙袋压迫 6 h。

（2）严密观察心率、心律、心音、心脏杂音、呼吸、血压及尿量情况。

（3）密切注意穿刺部位有无血肿、渗血及足背动脉搏动情况。

（4）术后 24 h 内复查超声心动图。

（5）经静脉给予抗生素 1～3 d 以预防感染。

（6）术后第1、3、6个月及12个月以上复查超声心动图、心电图及X线胸片。

四、并发症的预防及处理

（一）严重心律失常
措施有操作轻柔、扩张时球囊导管定位要准确、酌情使用抗心律失常药物等。

（二）左心室穿孔或心脏压塞
尽量将长导丝头端（软头）在左心室内呈大弧形，扩张时（逆行法）避免聚乙烯球囊导管过多进入左心室内。

（三）重度主动脉瓣关闭不全
球囊直径不宜过大。

（四）二尖瓣损伤
顺行法时避免导管和导丝穿过腱索或乳头肌。

（五）穿刺部位动脉大出血，栓塞等
多见于逆行法，酌情使用适宜的动脉鞘管，术后压迫要得当。

（六）死亡
死亡主要由于操作中发生严重心律失常或心脏穿孔等治疗无效所致。术前应做好必要的抢救预案，包括紧急手术等。

五、注意事项

（1）Inoue球囊法扩张后主动脉瓣口面积增加较聚乙烯球囊法大，但前者仅适用于顺行法。

（2）双球囊法扩张后主动脉瓣口面积较单球囊法大，但前者操作较复杂，需穿刺双侧股动脉，增加了血管并发症的概率，且费用也较高。

（3）术后1、3、6及12个月以上复查超声心动图、心电图及X线胸片。

第五节　经皮肺动脉瓣球囊成形术

经皮肺动脉瓣球囊成形术（percutaneous balloon pulmonary valvuloplasty，PBPV）是利用球囊扩张的机械力量使粘连的肺动脉瓣叶交界处分离，以缓解瓣口狭窄程度。1982年，Kan等首先采用经皮肺动脉瓣球囊成形术治疗单纯肺动脉瓣狭窄获得成功，此后该技术在国内外被广泛应用。根据使用的球囊不同可分为聚乙烯球囊法和Inoue球囊法。

一、操作方法及程序

（一）术前准备
（1）体检、化验、心电图、X线胸片及超声心动图检查，了解肺动脉瓣狭窄的类型、狭窄程度及除外其他心血管病畸形并存等。

（2）药品：1%利多卡因溶液、肝素、造影剂及各种抢救药品。

（3）器械：血管穿刺针，动脉鞘管，0.035 in导引钢丝（长145 cm），0.035 in导引钢丝（长260 cm），猪尾型导管及端侧孔导管（5~7 F），适宜的聚乙烯球囊导管或Inoue球囊导管及附件。

（4）C形臂心血管造影机。

（5）多导生理记录仪、心脏监护仪、临时起搏器和心脏电复律除颤器。

（6）备用氧气及气管插管等器械。

（7）向患者说明术中需与医生配合的注意事项。

（8）向患者及其家属或监护人解释术中可能出现的并发症并签署知情同意书。

（二）手术方法

局麻或全麻下经皮穿刺右股静脉插管，常规测定肺动脉-右心室压力。行左侧位右心室造影，测量肺动脉瓣环直径。对较重的患者应动态监测血压。

1. 聚乙烯球囊法（单球囊法）

（1）经导管将 0.035 in 导引钢丝（长 260 cm）送至左下肺动脉，退出导管，保留导丝。

（2）球囊直径的选择：一般球囊直径/瓣环直径比值为 1.2～1.4。

（3）将备好的球囊导管沿导丝送至肺动脉瓣区，用 1∶3 稀释的造影剂轻充球囊，若位置准确无误后快速充盈球囊至腰部切迹消失（图 13-7），立即抽空球囊并将其送至肺动脉。

（4）核对心脏杂音及肺动脉瓣第二心音情况。

（5）更换导管，测跨肺动脉瓣收缩压差，若效果满意，撤出导管，压迫止血。

2. Inoue 球囊法（一般用于成人及体重 > 25 kg 的儿童）

（1）经导管将环形导丝送至右心房或主肺动脉内，退出导管，保留导丝。

（2）沿环形导丝引入 14 F 扩张管，扩张穿刺口，退出扩张管，保留导丝。

（3）沿环形导丝送入 Inoue 球囊导管至右心房，撤出环形导丝及延伸器，换入成形探条（或沿环形导丝送入 Inoue 球囊导管至主肺动脉内）。

（4）操纵成形探条，将球囊送至右心室-肺动脉（或沿环形导丝直接送入 Inoue 球囊导管至主肺动脉内）。

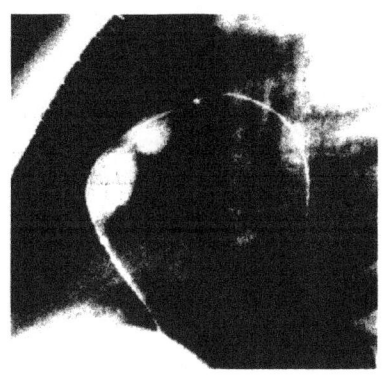

图 13-7　聚乙烯单球囊法扩张狭窄的肺动脉瓣（左侧位）

（5）球囊直径的选择：同聚乙烯球囊法。三尖瓣关闭不全。

（6）先充盈前端球囊并将其回撤至肺动脉瓣口的肺动脉侧，用 1∶3 稀释的造影剂快速加压充盈后端球囊至腰部切迹变浅或消失后（图 13-8～图 13-10），立即回抽球囊并将其送至肺动脉远端。

（7）核对心脏杂音及肺动脉瓣第二心音情况。

（8）用 Inoue 球囊导管测跨肺动脉瓣收缩压差，若效果满意，撤出导管，压迫止血。若疑有右心室漏斗部反应性狭窄应重复右心室造影，观察肺动脉瓣的扩张效果及漏斗部的情况。

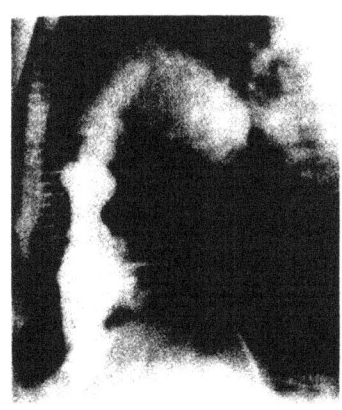

图 13-8　左侧位右心室造影示肺动脉瓣开放受限呈圆顶征及喷射征

图 13-9　前半部分球囊充盈卡在肺动脉瓣口的主肺动脉侧（左侧位）

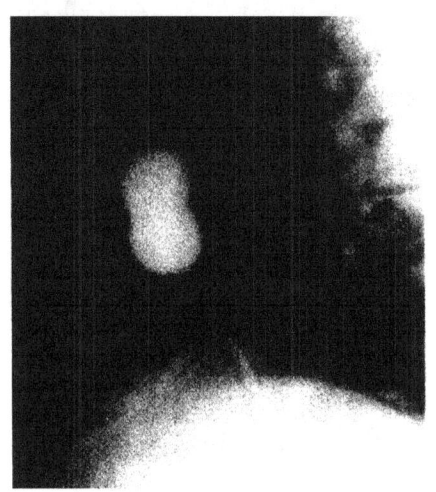

图 13-10　整个球囊充盈扩张狭窄的肺动脉瓣（左侧位）

二、疗效评价

扩张术后肺动脉右心室（漏斗部）之间的跨肺动脉瓣收缩压差 ≤ 25 mmHg，右心室造影肺动脉瓣狭窄已解除为效果良好。部分患者由于继发性右心室漏斗部心肌肥厚及术中导管刺激所致反应性漏斗部狭窄，可使右心室压力下降不满意，但连续压力曲线示肺动脉与漏斗部之间的压差已解除，而漏斗部与右心室入口之间存在压力阶差，表明肺动脉瓣球囊成形术有效。因瓣口的阻力减低，一般随着随访时间的延长，这种压力阶差也会逐渐降低。

三、术后处理

（1）穿刺侧肢体制动 8 h，卧床 20 h，局部沙袋压迫 6 h。
（2）密切注意穿刺部位有无血肿、渗血及下肢浮肿。
（3）经静脉给予抗生素 1～3 d 以预防感染。
（4）术后伴右室流出道反应性狭窄者，给予 β 受体阻滞剂口服，通常 3～6 个月。
（5）术后 24 h 复查超声心动图（了解跨肺动脉瓣压差）。

四、并发症的预防及处理

（1）三尖瓣关闭不全避免导丝及导管穿过腱索或乳头肌；不宜使用过长的球囊。术后发生轻至中度三尖瓣关闭不全且无症状者，可随访观察；重度三尖瓣关闭不全者应酌情保守治疗及择期外科处理。

（2）心律失常包括心动过缓、传导阻滞、早搏等；酌情应用药物、心外按摩及安装起搏器等。

（3）心脏压塞及心脏穿孔避免使用过大直径的球囊。一旦发生该并发症应酌情心包穿刺引流或紧急外科手术。

（4）肺动脉瓣关闭不全一般无血流动力学意义，可随访观察。

（5）股动静脉瘘处理方法同 PBMV 法。

（6）球囊导管嵌顿采用血管鞘可避免该并发症的发生；一旦发生球囊导管嵌顿，经解痉、镇静等治疗措施仍无效者应施行手术处理。

（7）总死亡率 <0.5%，多见于新生儿、小婴儿及重症病例，主要为术中发生心脏压塞、心脏穿孔、右室流出道激惹、痉挛、闭塞或严重心律失常等所致。

五、注意事项

（1）对瓣膜狭窄严重者，球囊/瓣环直径的比值选择可偏小，也可首次采用小直径球囊，再用大直径球囊分次或分期扩张。

（2）球囊长度的选择，20 mm 长的球囊适用于婴儿，30 mm 长的球囊可适用于除婴儿外的所有儿童，成人可用 30～40 mm 的球囊。

（3）应于术后 6 个月、12 个月等定期复查超声心动图、心电图及 X 线胸片。

参考文献

[1] 何胜虎. 心血管内科简明治疗手册[M]. 武汉：华中科技大学出版社，2015.

[2] 李艳芳，聂绍平，王春梅. ACC/ESC心血管疾病研究进展[M]. 北京：人民军医出版社，2015.

[3] 庄建，等. 心血管领域新进展[M]. 长沙：中南大学出版社，2015.

[4] 任卫东，等. 心血管畸形胚胎学基础与超声诊断[M]. 北京：人民卫生出版社. 2015.

[5] 葛均波. 心血管系统疾病[M]. 北京：人民卫生出版社，2015.

[6] 郭继鸿，王志鹏，张海澄，等. 临床实用心血管病学[M]. 北京：北京大学医学出版社，2015.

[7] 王志敬. 心内科诊疗精萃[M]. 上海：复旦大学出版社，2015.

[8] 中国心律学会，中国心电学会. 心律学国际指南2015[M]. 北京：中国环境出版社，2015.

[9] 游桂英，方进博. 心血管内科护理手册[M]. 北京：科学出版社，2015.

[10] 丁淑贞，姜秋红. 心内科护理学[M]. 北京：中国协和医科大学出版社，2015.

[11] 石翔，王福军. 老年心血管病用药手册[M]. 北京：人民军医出版社，2016.

[12] 曾和松，汪道文. 心血管内科疾病诊疗指南[M]. 北京：科学出版社，2016.

[13] 郝云霞，李菀. 心血管病临床护理思维与实践[M]. 北京：人民卫生出版社，2014.

[14] 黄连军. 先天性心脏病介入治疗[M]. 北京：北京大学医学出版社，2015.

[15] 马爱群，王建安. 心血管系统疾病[M]. 北京：人民卫生出版社，2015.

[16] 郭继鸿，王志鹏，张海澄，李学斌. 临床实用心血管病学[M]. 北京：北京大学医学出版社，2015.

[17] 臧伟进，吴立玲. 心血管系统[M]. 北京：人民卫生出版社，2015.

[18] 黄振文，邱春光，张菲斐. 心血管病诊疗手册[M]. 郑州：郑州大学出版社，2015.

[19] 唐发宽，李俊峡，曹雪滨. 心血管疾病介入技术[M]. 北京：人民军医出版社，2015.

[20] 沈卫峰，张瑞岩. 心血管疾病新理论新技术[M]. 北京：人民军医出版社，2015.

[21] 马长生，霍勇. 介入心脏病学[M]. 北京：人民卫生出版社，2016.

[22] 黄连军. 先天性心脏病介入治疗[M]. 北京：北京大学医学出版社，2015.